Beckenboden und Rücken in Balance

AF717387

Anmerkung der Autorin:

In diesem Buch widme ich mich ausschließlich dem weiblichen Körper. Deshalb habe ich aus Gründen der Lesbarkeit im Text die weibliche Form gewählt. Nichtsdestoweniger dürfen sich alle Geschlechter angesprochen fühlen.

Allgemeine Hinweise:

Das vorliegende Buch wurde sorgfältig erarbeitet. Dennoch erfolgen alle Angaben ohne Gewähr. Weder die Autorin noch der Verlag können für eventuelle Nachteile oder Schäden, die aus den im Buch vorgestellten Informationen resultieren, Haftung übernehmen.
Sollte diese Publikation Links auf Webseiten Dritter enthalten, so übernehmen wir für deren Inhalte keine Haftung, da wir uns diese nicht zu eigen machen, sondern lediglich auf deren Stand zum Zeitpunkt der Erstveröffentlichung verweisen.

WO SPORT SPASS MACHT

Katja Hambrecht

BECKENBODEN & RÜCKEN IN BALANCE

MOBILISATION KRÄFTIGUNG ENTSPANNUNG

Meyer & Meyer Verlag

DTB DEUTSCHER TURNER-BUND

Beckenboden und Rücken in Balance

Bibliografische Information der Deutschen Nationalbibliothek
Die Deutsche Nationalbibliothek verzeichnet diese Publikation in der Deutschen Nationalbibliografie; detaillierte bibliografische Details sind im Internet über <http://dnb.d-nb.de> abrufbar.

Alle Rechte, insbesondere das Recht der Vervielfältigung und Verbreitung sowie das Recht der Übersetzung, vorbehalten. Kein Teil des Werkes darf in irgendeiner Form – durch Fotokopie, Mikrofilm oder ein anderes Verfahren – ohne schriftliche Genehmigung des Verlages reproduziert oder unter Verwendung elektronischer Systeme verarbeitet, gespeichert, vervielfältigt oder verbreitet werden.

© 2022 by Meyer & Meyer Verlag, Aachen
Auckland, Beirut, Dubai, Hägendorf, Hongkong, Indianapolis, Kairo, Kapstadt, Manila, Maidenhead, Neu-Delhi, Singapur, Sydney, Teheran, Wien

Member of the World Sport Publishers' Association (WSPA)

Gesamtherstellung: Print Consult GmbH, München

FSC MIX Paper from responsible sources FSC® C084279

ISBN 978-3-8403-7756-3
E-Mail: verlag@m-m-sports.com
www.dersportverlag.de

INHALT

VORWORT

Als Sporttherapeutin habe ich in den letzten 20 Jahren sehr viele Menschen in Kursen, Fortbildungen und beim Training begleiten dürfen und freue mich sehr, wenn der sogenannte *Aha-Effekt* bei meinen Teilnehmerinnen und Patientinnen eintritt. Meist begleitet von einem glücklichen, strahlenden Gesicht. Denn das Gefühl, mit allen erlernten Übungen eine Verbesserung ihres Rückens und Beckenbodens im Alltag zu erlangen, bedeutet für viele eine neue Lebensqualität.

Ein positives Körpergefühl, mehr Mut in der Bewegung, eine gute Körperhaltung, Zuversicht und Vertrauen in den eigenen Körper ist nicht jedem von Natur aus gegeben. Denn Rückschläge in Form von Krankheiten nehmen uns oft das Urvertrauen und schränken uns daher ein. Deshalb ist es umso schöner, wenn wir wieder Kraft aus dem eigenen Körper schöpfen können, wenn das Älterwerden nicht automatisch Einschränkung bedeutet.

Ob in der Prävention oder in der Rehabilitation, in meiner Arbeit in der Trainerweiterbildung, als Therapeutin und als Dozentin in der Physiotherapieschule – überall profitieren wir von der Stärkung der psychischen und physischen Ressourcen im Alltag, von der Steigerung der eigenen Leistungsfähigkeit und Gesundheitskompetenz, von der Verbesserung der Körperwahrnehmung, von der Entwicklung des Verständnisses für ein gesundheitsbewusstes Handeln und vom achtsamen Umgang mit uns selbst.

Aus diesem Grund sind mir nicht nur gymnastische Übungen für Beckenboden und Rücken in diesem Buch wichtig, sondern außerdem das Bewusstsein für die Zusammenhänge der anatomischen Strukturen in Körper, Knochen, Muskeln und Bändern. Ganzheitlich wirkt dazu der Einfluss unserer Psyche, der Umgang mit Belastungen im Alltag, unsere Widerstandsfähigkeit und der Umgang mit länger anhaltendem inneren und äußeren Druck. Und für die Dinge, die wir tun und wahrnehmen – die Achtsamkeit.

Die Achtsamkeit hat ein eigenes Kapitel bekommen. Nehmen Sie sich gerne bewusst Zeit dafür. Finden Sie für sich einen Ort, an dem Sie sich wohlfühlen, an dem Sie Kraft tanken und Ihre Gedanken fließen können.

Ich möchte die muskulären und knöchernen Zusammenhänge zwischen Rücken, Becken und Beckenboden näher beschreiben und damit aufklären, wie sich diese Strukturen gegenseitig beeinflussen.

Unser Organismus und besonders der Urogenitaltrakt ist nämlich sehr viel komplexer und reagiert auf äußere und innere Einflüsse sehr sensibel. Deshalb lohnt es sich, die Symptome zu beobachten, auch wenn sie aus unterschiedlichen Richtungen kommen. Dazu zählen auch die äußeren Faktoren, wie zum Beispiel kurz- und langfristige berufliche oder persönliche Veränderungen. Alle Einzelheiten sind zur Klärung der Ursachen und für eine gezielte Bewegungstherapie wichtig.

Dies bedeutet für Sie als Rücken- und Beckenbodenpatientin, dass Sie versuchen sollten, alle Fakten zusammenzutragen, die als Ursache Ihrer Rücken-/Beckenbodenproblematik infrage kommen könnten.

Dies können sein:

- berufliche/private Belastung;
- genetische Dispositionen (Veranlagung, die in der Familie schon aufgetreten sein könnte);
- Unfälle, Verletzungen, Traumata;
- bei Frauen: Geburten und Geburtsverletzungen, Missbrauch, sexuelle Unzufriedenheit, urogenitale Erkrankungen (Gebärmuttersenkungen, Inkontinenz usw.);
- bei Männern: urogenitale Erkrankungen (z. B. Prostata-, Blasenprobleme usw.), sexuelle Probleme (Erektionsstörungen, vorzeitiger Samenerguss, Impotenz).

Sie werden bemerken, dass eventuell mehrere Faktoren Ihre Gesundheit beeinflusst haben könnten.

Die Übungen, die ich Ihnen ins Buch gepackt habe, sind in verschiedene Bereiche aufgeteilt:

- dem jeweiligen Wirbelsäulenabschnitt entsprechende Mobilisations- oder Dehnübungen;
- Beckenboden – ihn wahrnehmen, erwecken, kräftigen und entspannen in verschiedenen Ausgangsstellungen und Intensitätsstufen;
- Übungen zur Achtsamkeit und Entspannung;
- Mobilisieren und Dehnen der Wirbelsäule (Muskulatur) und des Beckens mit und ohne Overball®;
- Übungen im Sitzen;
- detonisierende Dehnübungen für Rücken-, Rumpf- und Beinmuskeln;
- kraftvolle Übungen mit dem Pezziball sowie ein
- kombiniertes Training für Beckenboden und umliegende Muskelgruppen.

Indem Sie sich mehr und gesundheitsorientiert bewegen, Entspannungsmomente einplanen, sich reflektieren, Ihren Körper bewusster wahrnehmen und die Rückmeldung, die er Ihnen gibt, sinnvoll verwerten, werden Sie erkennen, dass Sie nun wirklich einen großen Schritt für sich in die positive Veränderung gehen.

Wenn Sie mit meinem Buch einen neuen Weg zu Ihrer Gesundung und Gesunderhaltung einschlagen, würde ich mich über Ihr Feedback sehr freuen!

Herzliche Grüße

Katja Hambrecht

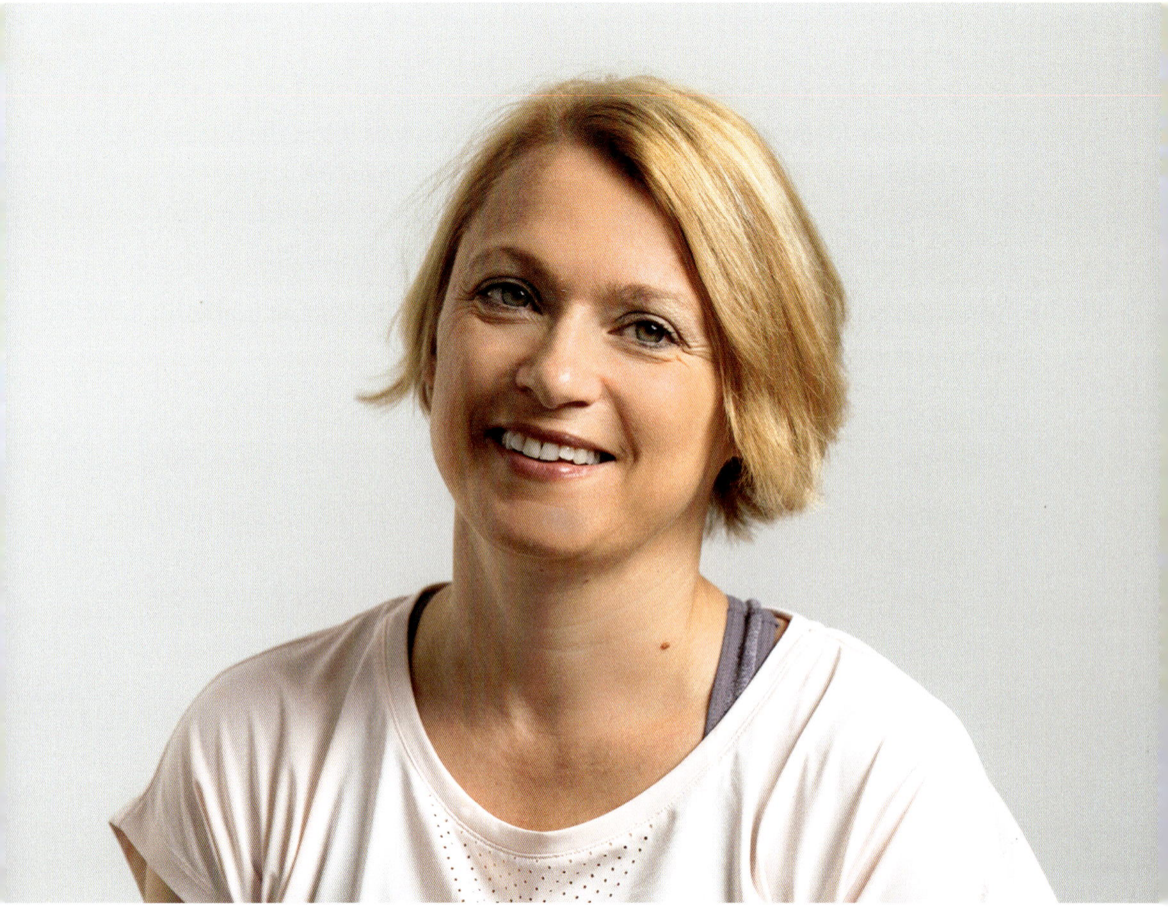

DANKSAGUNG

Meinem liebsten Partner, Freund und Mann - Jürgen

Außerdem danke ich meiner liebsten und längsten Freundin Dani, die in allen Situationen meines Lebens immer mit ihrer ewigen Geduld und Zeit für mich da ist,

meinen wunderbaren und tollen Kindern, die mich als Mama haben reifen lassen,

meinem Papa für den Glauben an mich

und meiner Tante Sigi für die wunderbaren Anatomiezeichnungen.

1

RÜCKEN UND BECKENBODEN IN DYSBALANCE – URSACHEN

Balance und Dysbalance – in diesem Buch spreche ich regelmäßig von diesen beiden Begriffen. Wenn wir den menschlichen Körper genauer betrachten, so ist dieser meistens nicht in (optischer) Balance.

Man könnte eigentlich meinen, alles an uns ist symmetrisch und ausbalanciert, aber viele Faktoren bringen uns im Laufe des Lebens in eine Asymmetrie und dadurch in eine Dysbalance.

Betrachten wir uns anatomisch:

Unser passiver Bewegungsapparat, also das knöcherne Skelett, besteht aus oberen und unteren Extremitäten (Arme und Beine), Schädel, Brustkorb, Wirbelsäule und Becken.

Das knöcherne Becken hat hinten knorpelhafte Verbindungen zu Wirbelsäule, Kreuz- und Darmbein, dem Kreuz-Darmbein-Gelenk (Iliosakralgelenk).

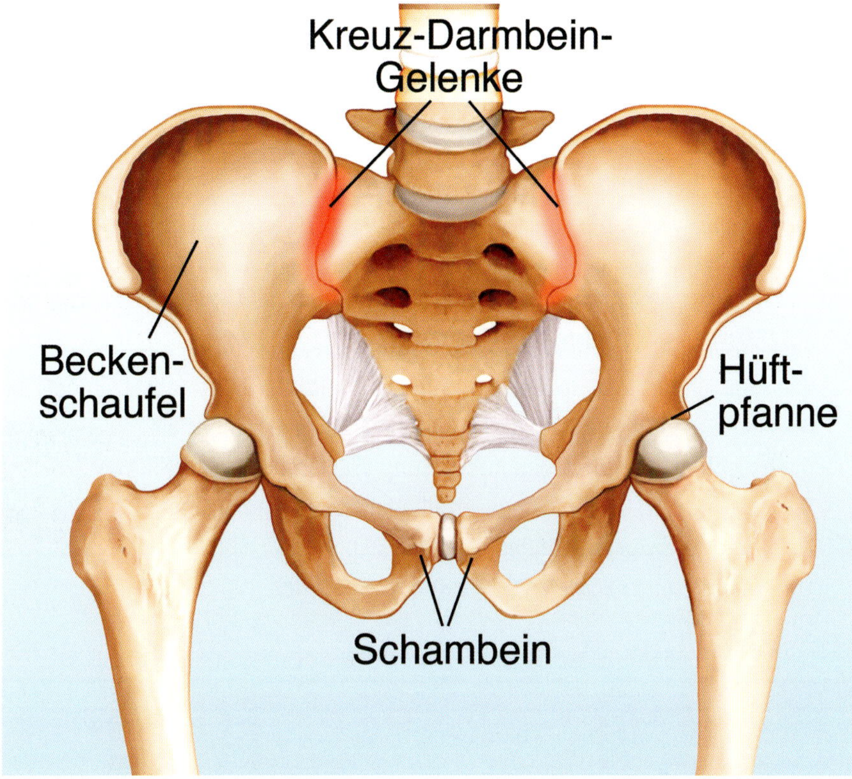

Abb. 1: Das knöcherne Becken mit seinen Verbindungen zur Wirbelsäule und zum Hüftgelenk

Das knöcherne Becken, die Lendenwirbelsäule und die Iliosakralgelenke können unter bestimmten Umständen in Dysbalance geraten – sie kommen aus dem Gleichgewicht.

Außerdem ist die Beweglichkeit häufig eingeschränkt und diese Einschränkung wird leider auch zu selten bewusst wahrgenommen. Dementsprechend leiden muskuläre Strukturen und die gesamte Becken- und Hüftstatik darunter, da ein schiefer passiver Bewegungsapparat (Skelett) den aktiven Bewegungsapparat (muskulär) und umgekehrt in Dysbalance bringen kann. Dies bedeutet, dass Sie Schmerzen, Auswirkungen oder Verspannungen – die Symptome – an einer anderen Stelle spüren, der Ursprung des Problems allerdings ganz woanders liegt.

Aus diesem Grund lohnt es sich, genau hinzuschauen!

1.1 URSACHEN UND AUSWIRKUNGEN

Die Dysbalance kann vielerlei Ursachen und Auswirkungen haben; oft bedingen sie sich auch gegenseitig, zum einen aus dem oberen und unteren Rücken, zum anderen aus dem Hüftbereich:

- eine angeborene Schiefstellung der Wirbelsäule (Skoliose);
- eine über Jahre angeeignete Fehl- oder Schonhaltung, zum Beispiel durch Hüft- oder Knieprobleme;
- eine einseitig ausgeführte Tätigkeit, Haltung oder Bewegung, z. B. wenn Mamis ihre Kleinkinder überwiegend nur auf einer Seite der Hüfte absetzen oder im Arm halten, einseitige Tätigkeit im Berufsalltag, z. B. immer die gleiche Bewegungsrichtung oder in gebeugter Haltung über Stunden arbeiten usw.;
- Schmerzen durch Bandscheibenvorfall oder Ischiasschmerzen;
- Nacken-/Kieferverspannungen, Zähneknirschen;
- Überlastung durch körperliche Arbeit oder Sport und
- Übergewicht.

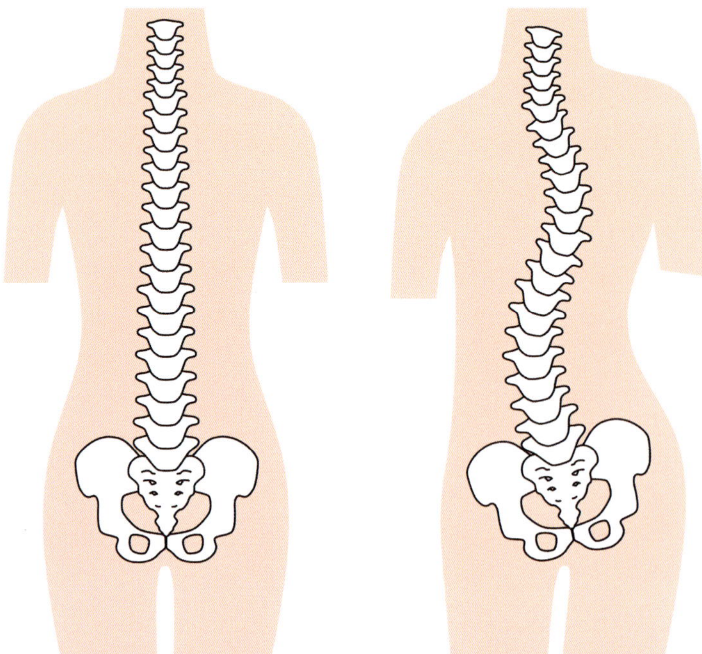

Abb. 2: Links: Die Wirbelsäule (Draufsicht von hinten) ist gerade. Rechts: Die Wirbelsäule bildet deutlich eine S-Kurve (Skoliose).

Aber auch aus der Basis des Beckens, des Beckenbodens und des Urogenitaltrakts kann die Dysbalance ihren Ursprung haben, z. B. durch:

- Inkontinenz;
- Gebärmutterschwäche, -senkung;
- Schwangerschaft/Geburten;
- keine ausreichende Rückbildung nach der Geburt;
- Dammriss/-schnitt;
- sexueller Missbrauch;
- unbefriedigende Sexualität;
- Sport ohne Beckenbodenschutz;
- Operationen im Urogenitaltrakt, zum Beispiel Gebärmutterentfernung, Blasen-OP usw.;
- Geschlechtskrankheiten (häufig und wiederkehrend);
- Erkrankungen im Urogenitaltrakt, zum Beispiel Blasen-/Gebärmutter-/Prostatakrebs, Darmerkrankungen und vieles mehr.

1.2 WIRKUNG DER DYSBALANCE IN RÜCKEN UND BECKENBODEN

Idealerweise ist der Mensch vollkommen gerade. Von vorne und von hinten betrachtet, sind alle Körperteile rechts wie links auf einer Höhe, gleich lang und gleich beweglich, also eine absolute Symmetrie.

Wenn wir aber mal genauer hinschauen, ist kaum etwas von uns symmetrisch. Es gibt Menschen mit unterschiedlich langen Beinen, einer höherstehenden Schulter oder tieferliegenden Beckenschaufel, da sitzt ein Ohr tiefer, ein Auge steht schräger als das andere, der eine Mundwinkel zieht höher oder tiefer. Kein Gesicht ist symmetrisch.

Wenn Ihnen optisch nicht sofort etwas auffällt, bemerken Sie vielleicht eine Asymmetrie in Ihren Verhaltensmustern. Sie tragen die Tasche immer in der gleichen Hand, den Rucksack immer über die gleiche Schulter, drehen sich immer über die gleiche Seite um, haben Seitenpräferenzen beim Schlafen, sind Links- oder Rechtshänder.

Schon als Baby entwickeln wir im Mutterleib eine Lieblingsposition. In meiner Schwangerschaft stand mein Bauch links vom Bauchnabel weiter vor als rechts vom Bauchnabel. Mein Baby hat es sich gerne immer auf dieser weiter vorgewölbten Seite gemütlich gemacht. Vielleicht weil meine Gebärmutter asymmetrisch im Bauchraum liegt? Auch das gibt es.

Diese Asymmetrie, die das Baby im Bauchraum erweitert, kann für die werdende Mama nach der Schwangerschaft, z. B. in der Rückbildungszeit, eine Herausforderung werden. Die Funktionen unseres Körpers greifen sehr komplex ineinander. Bis zu einem gewissen Punkt kompensiert unser Körper viele kleinere und größere Schwächen. Sie stapeln sich und plötzlich kann ein kleiner „Stein" auf dem Stapel alles in Dysbalance bringen.

Wenn ein Baby geboren ist und sich selbst drehen kann, machen sich manche Mütter große Sorgen, wenn sich das Baby immer nur über eine Seite vom Rücken auf den Bauch dreht und wieder zurück. Hier kann ein Osteopath weiterhelfen und die andere Bewegungsrichtung fördern. Aber im Grunde hat das Baby die Seite gefunden, die ihm leichter fällt.

So sprechen wir häufig, was die Beweglichkeit oder Kraft im Körper anbelangt, von unserer *Schokoladenseite*. Diese Lieblingsseite setzt sich dann in unserem Leben immer weiter fort. Bei allen uns bekannten Tätigkeiten führen wir diese mit der stärkeren oder beweglicheren Seite durch. Dadurch wird eine vorhandene Asymmetrie unterstützt.

Noch ist daran nichts Verwerfliches. Unser Körper kann Asymmetrien sehr gut über lange Zeit kompensieren, ohne dass sich daraus Nachteile ergeben.

Nur irgendwann kann diese Situation aus den unterschiedlichsten Gründen kippen. Meistens kommen mehrere Faktoren zusammen oder Sie fühlen schon länger die Grenze Ihrer Belastbarkeit. Sei es durch eine Verletzung, Erkrankung, Überlastung, einen Unfall, fehlende Widerstandskraft (Resilienz) oder eine allgemeine körperliche, muskuläre oder psychische Schwäche.

An den drei folgenden Beispielen möchte ich verschiedene Zusammenhänge zwischen körperlicher und seelischer Belastung und den verschiedenen Ursachen aus Rücken und Becken-(Boden) erklären.

1.2.1 BEISPIEL 1 – GESCHWÄCHTER BECKENBODEN

Frau Ries, 36 Jahre alt, hatte im Abstand von vier Jahren zwei Kinder entbunden. Bei beiden Geburten erlitt sie einen Dammriss, der gut verheilte, sich aber tief nach innen zog. Narbengewebe hatte sich gebildet. Bei den Geburten ist jedes Mal auch ein Teil der Beckenbodenmuskeln in Mitleidenschaft gezogen worden. Eine Überdehnung hatte stattgefunden.

Der Beckenboden ist durch die Schwangerschaft schon sehr überlastet gewesen, denn Frau Ries hatte jedes Mal 20 Kilo zugenommen und hatte vorab schon 15 Kilo Übergewicht. Das Abnehmen fiel ihr nach jeder Schwangerschaft sehr schwer.

Allein das Übergewicht ohne Schwangerschaft belastet den Beckenboden, denn er muss in der Körpermitte das Becken stabilisieren, sorgt für eine stabile Mitte, inklusive des Verschlusses von Blase, Darm und Vagina.

Durch die Verletzungen (Dammriss und Überdehnung) war eine ausgewogene Statik des Beckenbodens nicht mehr gegeben. Man muss wissen, dass der Beckenboden als stabiles Fundament der Wirbelsäule und des Beckens fungiert. Ähnlich wie ein stabiles Fundament eines Hauses dafür sorgt, dass das Haus nicht in sich zusammenstürzt.

Frau Ries hatte mit immer stärker werdenden Schmerzen im unteren Rücken zu kämpfen.

Da die ausgewogene Statik durch einen stabilen Beckenboden nicht mehr gegeben war, entwickelte Frau Ries eine Hyperlordose, durch die sie noch mehr die Kontrolle über eine aktive Körperaufrichtung verlor. Die Muskeln im Bereich der LWS verkürzten sich stark, die Bauchmuskulatur, die sowieso geschwächt war, überdehnte sich und war geschwächt.

Des Weiteren hatte sich der Urogenitaltrakt gesenkt, und Frau Ries kämpfte mit ständigem Harndrang und leichter Belastungsinkontinenz. Sie hatte den Kontakt zum Beckenboden verloren und dadurch die Möglichkeit, mit leichter Beckenbodenaktivierung eine aufrechte, gesunde Rumpfstabilität zu trainieren.

Was war geschehen?

Frau Ries hatte starke Rückenschmerzen in der LWS – ausgelöst durch eine schwache, überdehnte Bauch- und Beckenbodenmuskulatur. Die mangelhafte Rückbildung nach den Schwangerschaften und das Übergewicht spielte ebenfalls eine tragende Rolle.

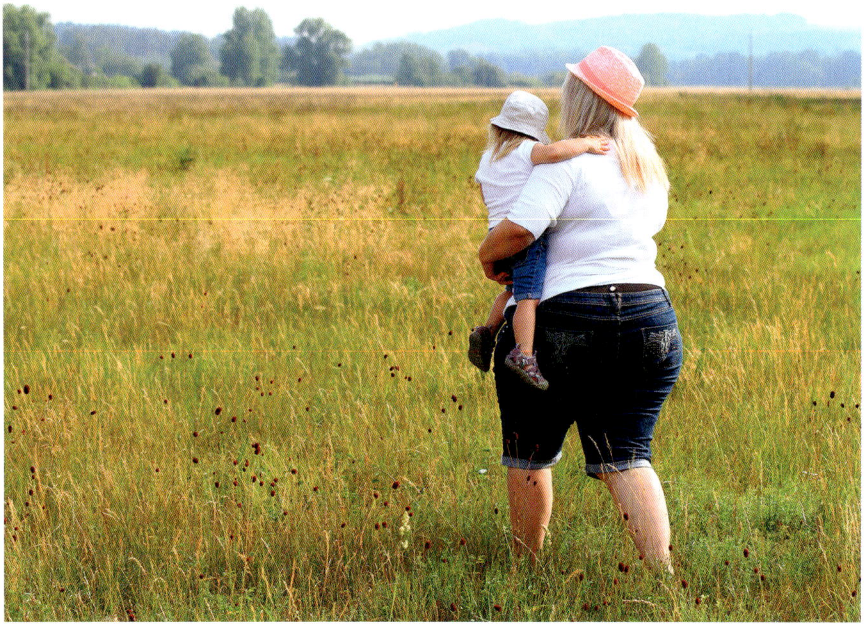

Abb. 3: Frau Ries hat erkannt, dass sie ihrer Gesundheit zuliebe mit Übungen für Rücken und Beckenboden beginnen sollte.

Es ist wichtig, zu erkennen, woher die Probleme kommen! Die Symptome – die Schmerzen sind in der LWS zu finden, die Ursachen liegen jedoch im Urogenitaltrakt, in der fehlenden Beckenbodenwahrnehmung und im Übergewicht.

Indiziert waren nun Gewichtsabnahme, Beckenbodenphysiotherapie mit begleitender Pessartherapie und anschließendes leichtes Bewegungsprogramm ohne Belastung.

Mit viel Geduld war auch hier Verbesserung zu erwarten.

Betrachten Sie Ihre körperlichen Probleme also immer ganzheitlich. Schauen Sie nicht nur auf den Schmerz, auf das Problem, sondern auf umliegende Strukturen und Bereiche!

1.2.2 BEISPIEL 2 – SCHMERZEN UND VERSPANNUNGEN IM OBEREN RÜCKEN UND ATEMPROBLEME

Herr Bast, 45 Jahre alt, arbeitet seit 20 Jahren als Flugbegleiter in Vollzeit. Er liebt seinen Job und ist gerne unterwegs. Damit er fit und schlank bleibt, geht er zu Hause mindestens alle zwei Tage 8-10 Kilometer laufen. Manchmal kommt es vor, dass er morgens noch durch den Wald joggt und nachmittags schon im Flugzeug auf dem Weg nach Tokio ist.

Die Nachtflüge und die Zeitumstellung werden mit zunehmendem Alter immer mehr zur körperlichen Belastung. In seiner Freizeit engagiert er sich im Sportverein und ist Handballtrainer einer Jugendmannschaft.

Eines Morgens wacht er im Hotelzimmer auf und kann sich kaum noch bewegen, starke Schmerzen im oberen Rücken und in der rechten Schulter lassen ihm kaum Luft zum Atmen. Nach circa 30 Minuten gelingt es ihm, unter Schmerzen aufzustehen und heiß zu duschen. Die Schmerzen lassen etwas nach und eine verbesserte Beweglichkeit tritt langsam ein. Am Vormittag kauft er sich in der Apotheke noch schnell eine Schmerzsalbe und kann am Mittag wieder seiner Arbeit im Flugzeug nachgehen. Dort fallen ihm die Bewegungen und das schwere Heben und Tragen schwer.

Am nächsten Tag ist er wieder zu Hause und stellt sich dem Orthopäden vor. Dieser diagnostiziert ein Schulter-Arm-Syndrom, also undefinierbare Schmerzen im Schulter-/Armbereich, eine Skoliose in der Wirbelsäule und sehr starke Verspannungen des oberen Rückens.

Was war geschehen?

Herr Bast hat sich zum einen mit seinem Sportprogramm völlig überlastet, das Laufen bei Wind und Wetter, die fehlende Ruhephase, das Schlafen in durchgelegenen Hotelbetten, die seinem Rücken nicht guttun. Dazu sein Engagement im Sportverein, gepaart mit einem sehr eng getakteten Dienstplan. Herr Bast sollte nun einige Gänge zurückschalten und überlegen, wie er seine Tage gestalten kann, ohne von einer Verpflichtung zur nächsten zu eilen. Dazu mehr Ruhepausen und ausgleichende Gymnastikübungen zur Stärkung seiner Widerstandskraft.

1.2.3 BEISPIEL 3 – RÜCKENSCHMERZEN OHNE ERKENNBARE URSACHE, DAZU EINE LEICHTE INKONTINENZ

Herr Marin, 54 Jahre alt, plagte sich über ein halbes Jahr mit sehr starken Schmerzen im unteren Rücken, die sogar beidseitig über das Gesäß in die Beine ausstrahlten. Anfänglich nur unter Belastung, hatte er nun auch in Ruhe mit diesen Schmerzen zu tun. Nachts wusste er teilweise nicht, wie er liegen sollte. An durchgängigen Schlaf war kaum mehr zu denken.

Dazu bemerkte er hin und wieder eine Inkontinenz in Form der sogenannten *Belastungsinkontinenz*. Unter Belastung, zum Beispiel bei schwerem Heben und Tragen, Niesen und Husten verlor er Urin.

Sein Orthopäde war ratlos, ebenso der Urologe. Bei Herrn Marin wurden starke Verspannungen im Rücken diagnostiziert, ansonsten hatte er keine erkennbaren Ursachen seiner Rückenprobleme. Die Röntgenbilder waren unauffällig.

Der Urologe fragte Herrn Marin nach seinem Privatleben. Ob er in einer Beziehung lebe? Wie es um die Sexualität bestellt sei? Herr Marin gab zu, dass sich seine Frau vor einem Jahr von ihm für einen anderen Mann getrennt hatte. Bisher wurde weder über eine Scheidung noch über eine klare Vorgehensweise nach dieser Trennung gesprochen. Da das Haus Herrn Marin und seiner Frau gemeinsam gehörte, lebte Frau Marin in Trennung in den Räumen im Ober- und Dachgeschoss. Der neue Partner von Frau Marin war kurz darauf bei ihr eingezogen.

Was war geschehen?

Herr Marin musste täglich mitansehen, wie seine Frau mit ihrem neuen Freund im gemeinsamen Haus ein- und ausging. Diese Schmach und dieser Ärger waren für ihn kaum auszuhalten. Herr Marin fühlte sich durch den neuen Freund seiner Frau regelrecht entmannt. Dieser psychische Druck, unter dem er litt, entlud sich über seine Blase in Form der Inkontinenz. Dazu kamen die starken Rückenschmerzen durch die Verspannungen, ausgelöst durch die aufgestaute Wut gegenüber seiner Frau und der Situation mit dem neuen Mann.

Eine emotionale Entlastung musste her. Die Wohnsituation sollte schnellstmöglich verändert werden.

Die Eheleute Marin besprachen sich mithilfe einer Mediatorin und konnten eine für beide Seiten zufriedenstellende Lösung finden. Frau Marin zog mit ihrem neuen Freund in eine andere Stadt. Die Wohnung, in der die beiden im oberen Stockwerk des Hauses gewohnt hatten, wurde vermietet. Herr Marin konnte mit den Mieteinnahmen und einem kleinen Kredit Frau Marin auszahlen, und sie lassen sich nach einiger Trennungszeit scheiden.

Direkt nach Auszug von Frau Marin und ihrem Freund ging es Herrn Marin deutlich besser. Er konnte endlich wieder durchschlafen und bemerkte, wie sich seine Rückenmuskeln mehr und mehr entspannen konnten. Er befand sich seit einiger Zeit in physiotherapeutischer Behandlung, in der er Beckenboden- und Rückenübungen erlernte, die ihm halfen, den Rücken und Beckenboden zu entspannen und zu aktivieren. Dies gelang ihm im Laufe der Zeit sehr gut und die Inkontinenzproblematik wurde weniger. Seine anhaltende Verspannung hatte die Rücken- und Beckenbodenmuskeln nicht mehr angemessen funktionieren lassen. Nach einem knappen Jahr war Herr Marin wieder fit und energiegeladen und konnte ein ausgewogenes Leben führen.

2

ALARMSIGNAL SCHMERZ

Anhand dieser drei vorangegangenen Beispiele erkennen Sie, wie unterschiedlich die Ursachen von Rücken- und Beckenbodenproblemen sein können. Es lohnt sich also, einen Blick auf die Gesamtsituation zu werfen. Nicht immer dort, wo das Problem oder der Schmerz sitzt, ist auch die Ursache zu finden.

Die Ursache entsteht oft durch mehrere Einflüsse, z. B. durch Schonhaltung oder Schmerzen, die von einer körperlichen oder seelischen Erkrankung herrühren, durch eine einseitige körperliche Tätigkeit, schlechte Körperhaltung im Allgemeinen und weitere genetische Dispositionen.

Jeder Mensch ist grundverschieden, und wir fühlen uns oft älter oder jünger als Menschen gleichen Alters. Diese Tatsache ist abhängig von vielen Faktoren: Ernährung, Körpergewicht, berufliche Tätigkeit (Work-Life-Balance), mit welchen Menschen wir uns umgeben, Lifestyle, Resilienz, und nicht zu vergessen – mit welcher psychischen Einstellung gehen wir durchs Leben?

2.1 AKUTER UND CHRONISCHER SCHMERZ

Warnende Schmerzen sind meist die Folge einer möglichen Gewebeschädigung, das heißt, sie machen uns darauf aufmerksam, dass irgendwo im Körper etwas nicht stimmt (z. B. Reizungen, Wunden, Entzündungen). Zusätzlich treten diese Schmerzen oft sehr plötzlich auf, weshalb sie auch als **akute Schmerzen** bezeichnet werden.

Sobald man erkannt hat, woher diese Akutschmerzen kommen und den Auslöser entsprechend behandelt (beispielsweise durch Entlastung, Kühlung, Wärme oder Bewegung), klingen die Schmerzen meist von allein und relativ schnell wieder ab. Ist dies jedoch nicht der Fall und der Schmerz hält trotz Behandlung länger als ein halbes Jahr an, bezeichnet man einen Schmerz als chronisch.

Bei **chronischen Schmerzen** lässt sich das auslösende Problem oft nicht mehr feststellen, sodass der Schmerz an sich zum Problem wird. In diesem Fall hat der Schmerz seine Warnfunktion verloren und entwickelt sich zu einer eigenständigen Krankheit, ausgelöst durch eine Störung in der Schmerzverarbeitung und -wahrnehmung. Die Behandlung von chronischen Schmerzen ist oft schwierig und langwierig, unspezifische Rückenschmerzen sind ein klassisches Beispiel dafür.

Schmerz ist meist also eine Ermahnung des Körpers, damit wir unser Verhalten (z. B. eine akute Bewegung oder eine dauerhafte Fehlhaltung) ändern, um uns vor dauerhaften Schädigungen zu schützen. Er soll uns auch darauf hinweisen, stärker auf unseren Körper und unsere Bedürfnisse zu achten.

Bei über 90 Prozent der Rückenschmerzen gibt es keine eindeutige Diagnose und auch keine Schädigung des Rückens, sodass diese Schmerzen durch eine langfristige Umstellung der Lebens- und Arbeitsgewohnheiten und ein angepasstes Bewegungsprogramm relativ einfach behoben werden können.

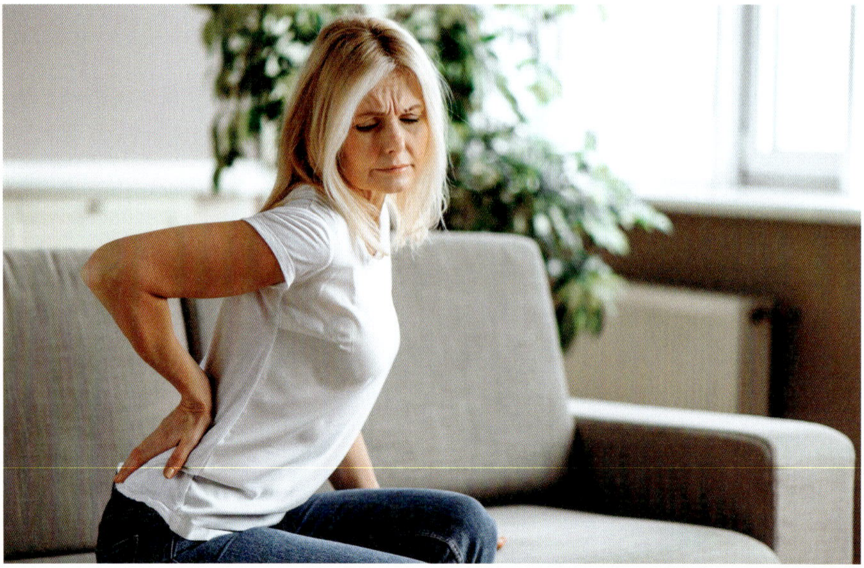

Abb. 4: Häufig kommt der Schmerz plötzlich und unerwartet – die Anzeichen sind allerdings schon vorher da.

2.2 IHR PERSÖNLICHER WENDEPUNKT FÜR RÜCKEN UND BECKEN IN BALANCE

Notieren Sie sich in einem Tagebuch regelmäßig Ihre täglichen Beobachtungen zu Ihren Rücken-/Beckenproblemen und zu Ihrem allgemeinen Wohlbefinden im Beruf und zu Hause. Tragen Sie Ihre aktuellen körperlichen Wahrnehmungen und Stimmungen ein und notieren Sie sich außerdem, wie Sie den Tag persönlich erlebt haben.

- Ist der Tag zufriedenstellend verlaufen, sind Sie mit sich und Ihrem Umfeld im Reinen?
- Gab es Belastungsphasen und wie haben Sie sich dabei gefühlt?
- Hatten Sie Ärger oder Kummer und spüren Sie dazu körperliche Zusammenhänge?

Alle einzelnen Fakten geben Aufschluss zu Ihrem Befinden, im Positiven wie im Negativen. Überlegen Sie sich außerdem, ob Sie am Tagesverlauf nachträglich gerne etwas verändern würden:

- *Wie hätte Ihr Tag verlaufen sollen, wenn Sie jeden einzelnen Moment selbst hätten entscheiden können?*
- *Was können Sie wirklich verändern?*
- *Was haben Sie tatsächlich in der Hand?*

Sie haben tatsächlich viel mehr eigene Entscheidungsmöglichkeiten, als Sie es im Moment vermuten. Versuchen Sie, mit kleinen Schritten kleine Momente selbst zu gestalten bzw. zu entscheiden.

Beispiel: Kurz bevor Sie aus dem Haus gehen, möchten Sie noch schnell eine E-Mail beantworten. Diese Mail dauert im Nachhinein länger, als gedacht. Dadurch verspäten Sie sich auf dem Weg zur Arbeit und fühlen sich gestresst.

Wenn Sie sich zu Hause entschieden hätten, die Mail später zu beantworten, z. B. wenn Sie bei der Arbeit eine Pause einlegen und die Mail auf Ihrem Smartphone schreiben, wären Sie einer entspannten Anfahrt und dem Wunsch nach dem Schreiben der Mail gerecht geworden.

Sie finden sicher reichlich eigene Beispiele, um Stress- und Anspannungsmomente des Tages auf ein Minimum zu reduzieren.

Nun zu Beginn Ihres persönlichen Trainings mit diesem Buch möchte ich Ihnen empfehlen, dass Sie eine persönliche Bestandsaufnahme machen. Dazu haben Sie die Möglichkeit, im Downloadbereich meiner Website www.katjahambrecht.de Ihre Unterlagen herunterzuladen und zu bearbeiten.

Sie können auch alternativ mit folgendem Fragebogen beginnen.

Körper-Check:

Beschreiben Sie Ihr Problem / Schmerz möglichst detailliert:

Wann sind die Probleme / Schmerzen zum ersten Mal aufgetreten?

Wo genau befindet sich das Problem / der Schmerz?

Gibt es andere körperliche oder seelische Probleme, die evtl. zeitgleich, davor oder danach aufgetreten sind? Wenn ja, welche?

Körper-Check:

Unter welchen Voraussetzungen / Bedingungen verschlechtern sich die Probleme / Schmerzen?

Was haben Sie bisher dagegen unternommen?

Welche Maßnahmen helfen Ihnen?

Hier ist Platz für Ihre persönlichen Notizen – zum Ausschneiden oder Downloaden unter www.katjahambrecht.de/downloads.

Stellen Sie sich grundlegende Fragen und notieren Sie sich dazu alles, was Ihnen einfällt. (Im kostenlosen Downloadbereich finden Sie auch den *Notizblock.*):

Privat

- Wie geht es Ihnen im Moment?
- Was bereitet Ihnen Schmerzen oder Unwohlsein?
- Haben Sie ausreichend (Ruhe-)Phasen zur Regeneration?
- Bei welcher Tätigkeit oder in welcher Umgebung fühlen Sie sich wohl? Und wobei fühlen Sie sich unwohl?
- Was würden Sie gerne verändern?

Im Beruf

- Wie hoch ist Ihre körperliche Belastung?
- Wie steht es um Ihre psychische Gesundheit?
- Stehen Sie stark unter Druck?
- Können Sie selbst zu Entscheidungen am Arbeitsplatz beitragen?
- Haben Sie freie Gestaltungsmöglichkeiten?
- Was würden Sie gerne verändern?

Persönliche Notizen

2.2.1 LOKALISATION DES SCHMERZES

- Wo lassen sich Ihre Schmerzen lokalisieren? Stufen Sie diese Verspannungen und Schmerzen auf einer Skala von 1 bis 8 ein.

Benennen oder beschreiben Sie die Bereiche Ihres Körpers, die Ihnen Probleme bereiten und vergeben Sie Punkte von 1 bis 8. Wenn Sie ziehende Schmerzen spüren, zum Beispiel bei einem Ischiasschmerz, bei dem der Schmerz von oben nach unten über eine Gesäßhälfte zieht, markieren Sie dies mit Pfeilen. Woher kommt der Schmerz und wo zieht er hin? Das Gleiche gilt für Verspannungen.

2.2.2 DIE SCHMERZSKALA

Tab. 1: Die Schmerzskala von 1 bis 8

	Wo?	Wie fühlt es sich an?
1 mild		Leichtes Ziehen, das ab und zu vorhanden ist, minimal spürbar.
2 minimal		Leichtes Ziehen, das ständig vorhanden ist, noch keine Bewegungseinschränkungen.
3 unkomfortabel		Unangenehmer Schmerz, der in Bewegung auch leichte Bewegungseinschränkungen hervorruft.
4 mäßig		Schmerz, der auch in Ruhe spürbar ist.
5 störend		Stärkerer Schmerz, bei dem man in Ruhe und in Bewegung Einschränkungen empfindet.
6 ermüdend		Stärkere Einschränkungen im Alltag, es müssen manche Tätigkeiten aufgegeben werden.
7 kaum zu bändigen		Starke Einschränkung der Lebensqualität, der Schmerz ist ständig präsent.
8 intensiv		Quälend und kaum auszuhalten. An einen normalen (Arbeits-) Alltag ist nicht mehr zu denken.

2.2.3 DARSTELLUNG VON PROBLEMSTELLEN, VERSPANNUNGEN UND SCHMERZEN

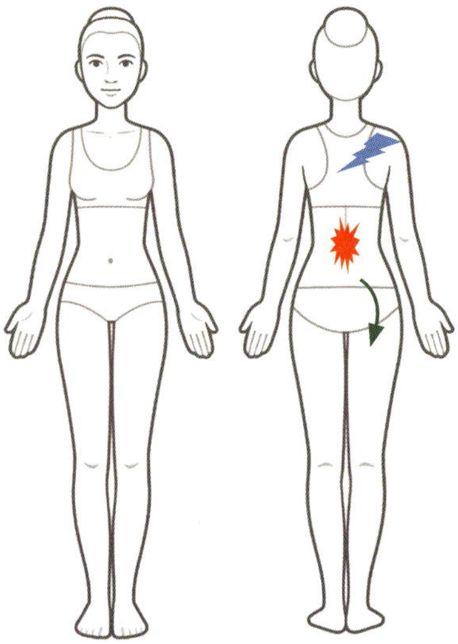

Rot – stärkere Schmerzen, die seit einiger Zeit auch in Ruhe oder leichter Belastung spürbar sind.

Blau – Verspannungen, die seit einiger Zeit bestehen oder hin und wieder nach Belastung spürbar sind.

Grün – ziehende Schmerzen, die z. B. vom unteren Rücken über das Gesäß ins Bein strahlen.

Abb. 5: Lokalisieren Sie mit dieser Abbildung Ihre Schmerz- und Verspannungspunkte.

Anhand dieses Beispiels markieren Sie mit den Farben Rot, Grün und Blau Ihre Rücken- und Beckenprobleme.

Machen Sie sich regelmäßig Anmerkungen – führen Sie ein ***Körpertagebuch***.

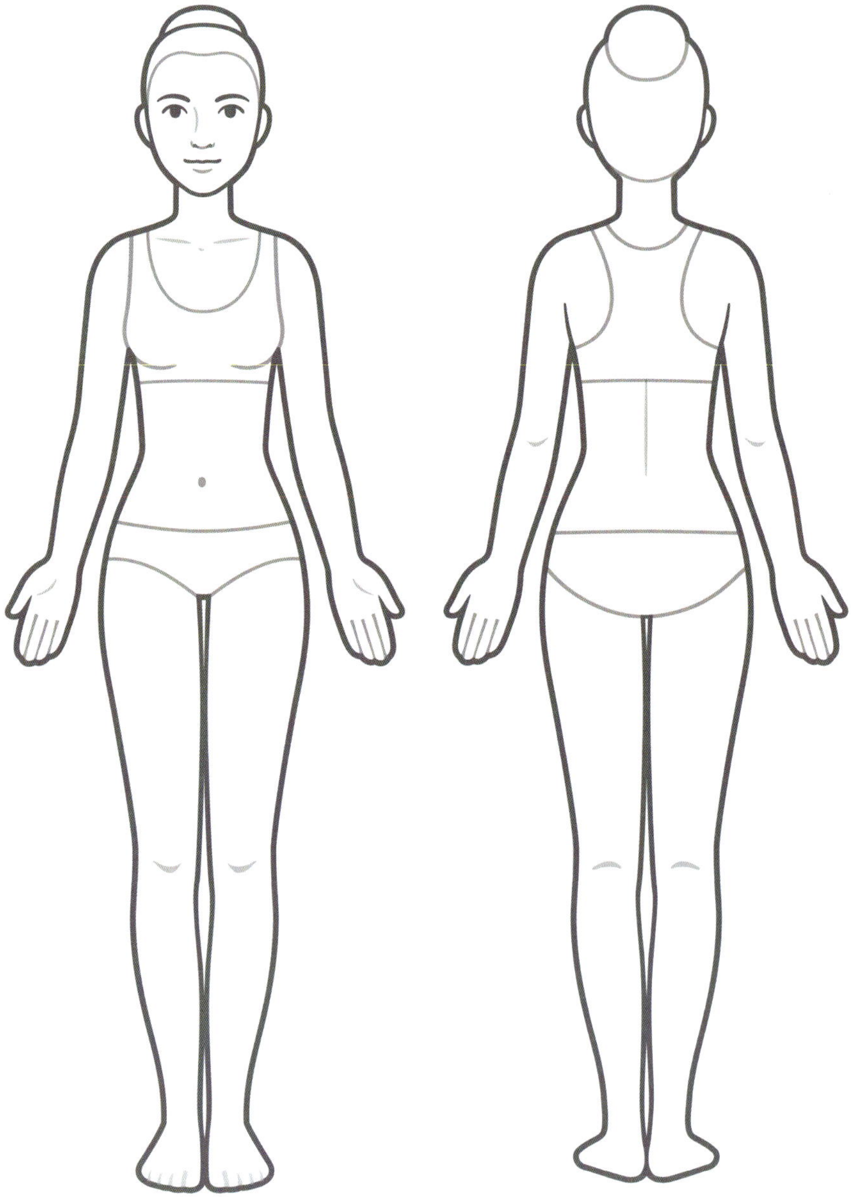

Abb. 6: Kopieren Sie sich diese Seite oder laden Sie sich die Abbildung aus meinem Downloadbereich herunter.

2.3 THINK POSITIVE!

Stärken Sie sich und Ihren Körper mit positiven Glaubenssätzen, die zu Ihnen passen!

Die Psyche und damit Ihre innere Einstellung zu allen Dingen, die geschehen oder die bereits eingetreten sind, hat enormen Einfluss auf Ihr körperliches Wohlbefinden.

Übungsbeispiel:
Überlegen Sie sich jeden Morgen, wofür Sie heute dankbar sind. So rücken auch die kleinen Dinge in den Vordergrund, die Sie vielleicht sonst als zu selbstverständlich erachten. Wenn Sie diese Übung regelmäßig durchführen, werden Sie bald mit einer positiveren Einstellung in den Tag starten. Und jeder dieser Tage wird auch bewusster und positiver wahrgenommen.

Achten Sie außerdem darauf, wie Sie kommunizieren. Sprechen Sie nicht davon, was Sie nicht möchten. Sprechen Sie davon, was Sie möchten: Nutzen Sie dazu die *positive Sprache.*

Beispiel für eine negative Sprache: Das Glas ist halb leer.
Meine Rückenprobleme haben sich nicht wesentlich verbessert. Das Beckenboden- und Rückentraining bringt nichts.

Beispiel für eine positive Sprache: Das Glas ist halb voll.
Ich spüre schon eine kleine Besserung im Bereich der Lendenwirbelsäule, weil ich regelmäßig meine Rücken- und Beckenbodenübungen durchführe.

Aus meiner langjährigen Erfahrung mit Rückenpatienten möchte ich Ihnen Beispiele für Rückenpatienten geben, die sehr unterschiedlich ihre Rückenprobleme kommunizieren:

„Immer bekomme ich alles aufgebürdet", „Bei mir wird alles abgeladen", „Ständig muss ich dieses oder jenes ertragen", „Durch meine Rückenschmerzen habe ich eine schlechte Lebensqualität".

Stellen Sie sich jetzt jemanden vor, der alles aufgebürdet bekommt, der eine große Last tragen muss, der etwas *ertragen* muss. Hier wird sofort klar, dass diese Person defensiv unter Schmerzen leidet. Defensiv heißt in dem Fall, dass die aufgebürdete Last häufig von außen auferlegt wird, oder die Person sie sich selbst auferlegt, weil sie vermeintlich keine andere Wahl hat.

Beispiel: Eine seelische oder körperliche Belastung muss *getragen* werden. Familiär bedingt sind dies häufig Belastungen, wie z. B. Schulden, finanzieller Druck, Spannungen, Krankheiten und vieles mehr.

Beruflich bedingt sind dies Situationen wie Mobbing, wenig arbeitnehmerfreundliche Unternehmensphilosophien, hohe oder kaum zu erfüllende Erwartungen von Vorgesetzten und vieles mehr.

Als Coach für Führungskräfte und Teams in mittelständischen Unternehmen habe ich dies sehr häufig erlebt: Die Mitarbeiter fühlen sich gestresst und leiden unter starken körperlichen und seelischen Problemen. Ein weiteres Signal ist eine hohe Fluktuation im Unternehmen und Vorgesetzte, die nicht als Vorbilder fungieren.

Hier kann ich nur raten: Ziehen Sie eine Grenze! Sie haben immer eine zweite oder dritte Wahl. Alternativen gibt es wie Sand am Meer, halten Sie Ausschau, und Sie werden für sich interessante und bessere Optionen finden.

Ob ich mit Patienten oder mit Klienten arbeite: Die Bereitschaft für eine Veränderung muss

1. von Ihnen selbst gewollt sein.
2. in kleinen Schritten eingeleitet werden.
3. nicht immer 5 vor 12 sein.

Agieren Sie selbstbestimmt, denn Sie sind allein für Ihre Veränderung und damit für Ihr weiteres Leben und Ihre Gesundheit verantwortlich. Vermeiden Sie, andere Menschen für Ihr Leben, für Ihre Probleme verantwortlich zu machen, denn dies gibt den anderen mehr Macht, als sie es verdienen würden.

Selbst wenn Sie dazu neigen, Eltern, Lehrer, Partner, Kinder, Chefs für Ihr bisheriges Leben, Ihre Schmerzen verantwortlich zu machen – nehmen Sie die Verantwortung selbst in die Hand und steuern Sie es ab sofort selbst.

Veränderung ist anstrengend und oft ein Einschnitt in den bisherigen (vermeintlich) bequemen Alltag, den man natürlich umstellen sollte.

Daran führt kein Weg vorbei, und einer Umstellung und Veränderung gehen deshalb viele Menschen aus dem Weg.

Sie kennen sicherlich den Spruch: „Raus aus der Komfortzone." Die Komfortzone ist der Bereich, in dem wir uns täglich bewegen, in dem wir uns bestens auskennen und dessen Grenzen abgesteckt sind.

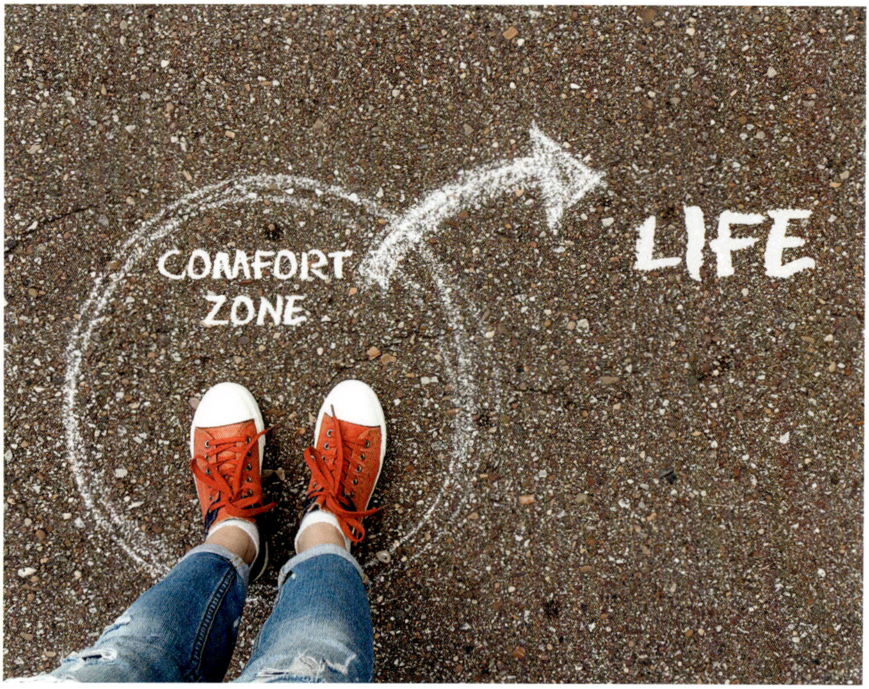

Abb. 7: Kennen Sie Ihre Komfortzone? Was wäre Ihr erster Schritt in die Veränderung zu weniger Rückenproblemen?

Alles ist uns bekannt in der Komfortzone und daher bleiben wir gerne drin. Denn draußen *tobt* das andere Leben. Eine Unbekannte, die viele aus Bequemlichkeit meiden. Die aber vielleicht genau das Leben in sich birgt, wovon wir immer geträumt haben.

Nun stellt sich die Frage: Aber was, wenn es doch möglich wäre?

Ein Leben mit einem kraftvollen, gesunden, entspannten Rücken und einem ebenfalls kraftvollen und stabilen Beckenboden, der nachgiebig und losgelöst sein kann, wenn Sie es möchten?

Und plötzlich nehmen Sie das Leben in die Hand und entscheiden selbst, wie gut es Ihnen gesundheitlich gehen kann.

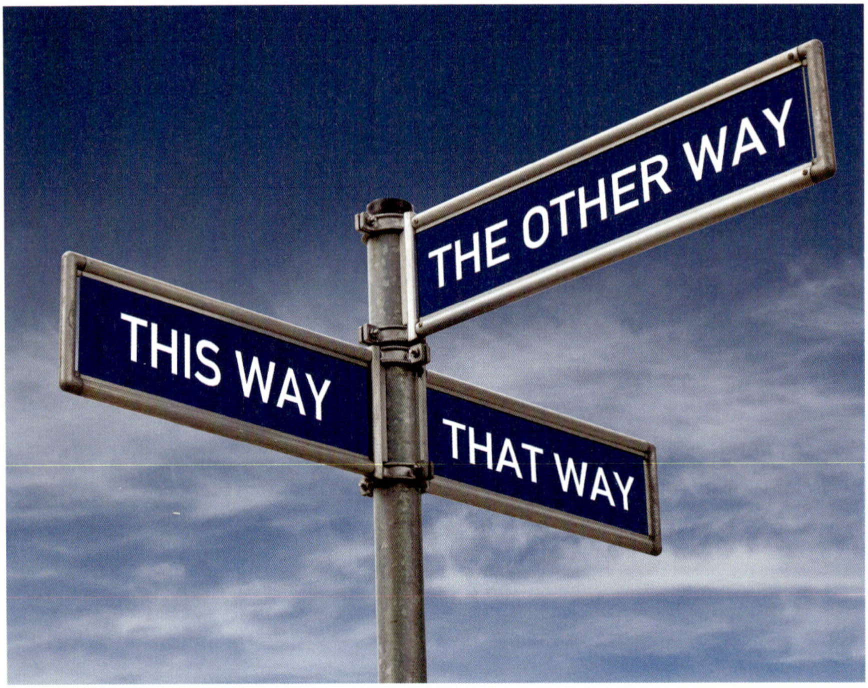

Abb. 8: Sie haben immer mehrere Wahlmöglichkeiten – Sie finden einen Weg aus dem Schmerz!

Diese grundlegende Entscheidung ist mit Arbeit, aber auch mit viel Wohlbefinden verbunden. Lernen Sie Ihren Körper und seine Signale kennen und leiten Sie davon ab, wie viel Sie sich zutrauen möchten und können.

Ich möchte mit diesem Buch dazu anregen und motivieren, einen bewussten, achtsamen Umgang mit sich, dem eigenen Körper, zu erlangen und Verspannungen oder Schmerzen als Zeichen von Überlastung anzuerkennen und umzuwandeln in eine positive, schonende Selbsttätigkeit.

Das Beckenbalancetraining mobilisiert das Iliosakralgelenk und die Beckenbeweglichkeit und verhilft zu mehr Wohlbefinden und zu einer Verbesserung der Beweglichkeit in der gesamten Wirbelsäule. Außerdem lernen Sie, die Beckenbalancemethode als Befunderhebung einzusetzen, um rasche Abhilfe bei auftretenden Rückenproblemen zu schaffen.

Packen Sie es an! Schritt für Schritt mit dem Beckenbalancetraining – mentales und körperliches Training für Ihre Rücken- und Beckengesundheit!

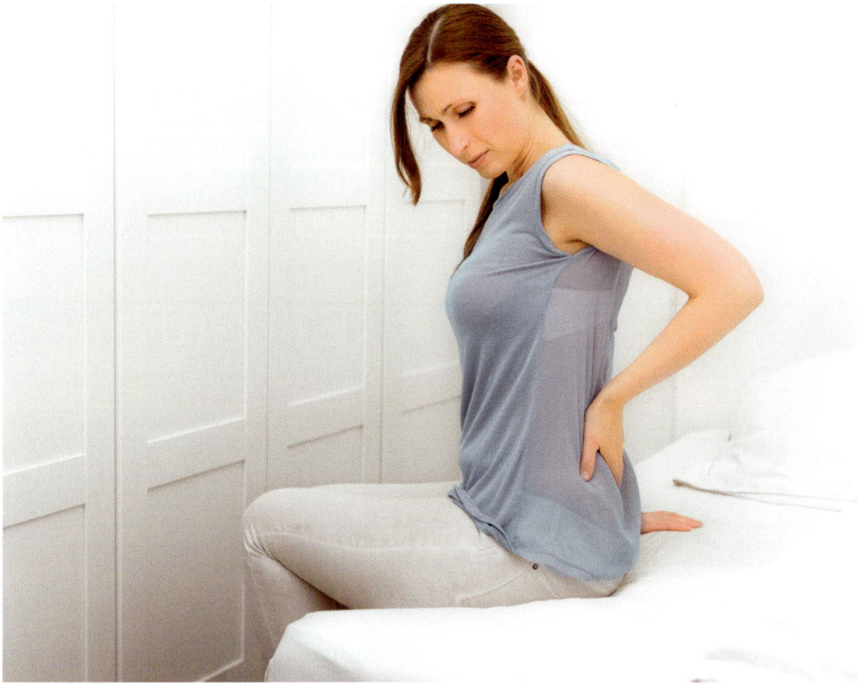

Abb. 9: Durch das regelmäßige Beckenbalancetraining wird dieses Bild der Vergangenheit angehören.

3

DAS KNÖCHERNE BECKEN

Bei Frauen ist das kleine Becken bzw. der Beckeneingang größer und runder als bei Männern. Nur so ist es möglich, dass der Kopf des Kindes bei der Geburt ideal ins Becken eintreten und auf der anderen Seite daraus austreten kann.

Weniger optimal ist die Folge des großen Beckeneingangs bei Frauen: Die Organe können von oben einen viel größeren Druck auf die Blase und die Gebärmutter ausüben, die der Schwerkraft entsprechend nach unten schieben.

Leider ergibt sich aus dem größeren Beckeneingang auch eine viel höhere Inkontinenzproblematik. Denn die Beckenbodenmuskulatur ist wesentlich stärker gefordert, dem Druck der inneren Organe auf die Blase standzuhalten.

Auf den beiden folgenden Bildern erkennen Sie sehr gut den Unterschied zwischen dem weiblichen und dem männlichen Becken. Schon allein anatomisch gesehen könnten Männer kein Baby gebären, weil der Kopf des Kindes nicht durch das Becken passen würde. Wenn man sich nun noch vorstellt, dass die Muskelschichten des Beckenbodens die Beckenöffnung voll auskleiden und somit den Beckeneingang abdichten, lässt sich unschwer erahnen, dass die Last auf den Beckenboden der Frau deutlich größer ist als beim Mann. In der Schwangerschaft entsteht mit dem Ungeborenen, der größer werdenden Gebärmutter, der Plazenta und mit dem Fruchtwasser eine noch größere Last und verursacht einen viel höheren Druck von oben auf die Beckenbodenmuskeln.

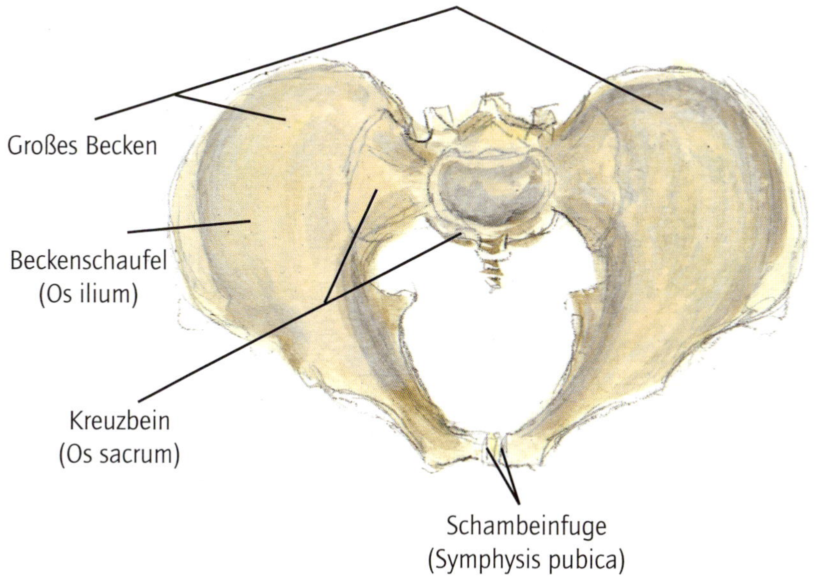

Abb. 10: Das männliche Becken aus Sicht von oben ins Becken hinein

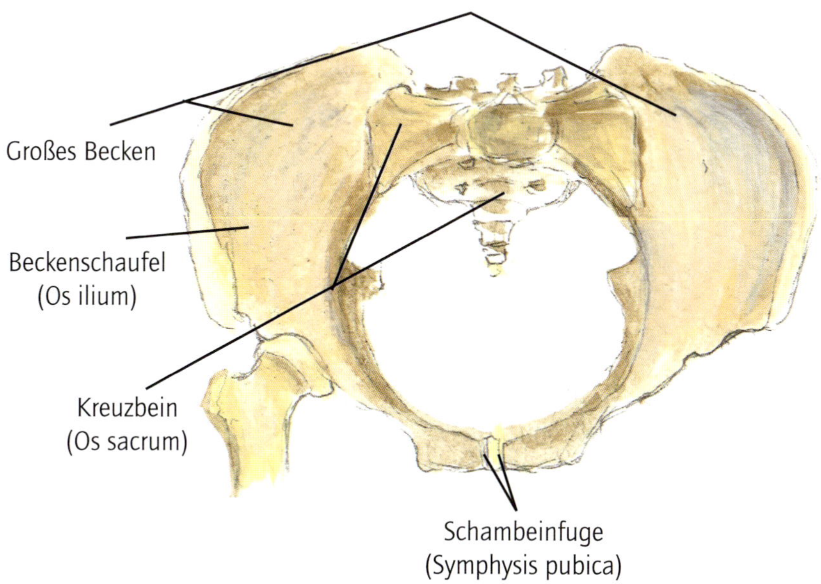

Abb. 11: Das weibliche Becken aus Sicht von oben ins Becken hinein

4

DIE WIRBELSÄULE

Um Rücken- und Beckenprobleme besser zu verstehen, möchte ich dazu über den Aufbau und die Funktion der Wirbelsäule informieren. Denn dadurch lassen sich die muskulären und knöchernen Zusammenhänge besser erkennen. Es wird auch klarer, warum an welchen Stellen des Rückens häufiger Probleme entstehen, als an anderen.

Die Wirbelsäule des Menschen funktioniert wie ein Stoßdämpfer im Rücken. Die Wirbelkörper sitzen von Größe und Form so aufeinander, dass sie größtmögliche Stabilität und Flexibilität bieten.

Eine gesunde Wirbelsäule ist von vorne betrachtet gerade, von der Seite gesehen hat sie eine doppelte S-Form.

Im Hals- und Lendenbereich ist sie nach vorne gekrümmt (Hals- und Lendenlordose), im Brust- und Kreuzbeinbereich ist sie nach hinten gekrümmt (Brust- und Sakralkyphose). Diese Wirbelsäulenanatomie ist wichtig für das aufrechte Stehen und Gehen sowie das Abfedern von Belastungen.

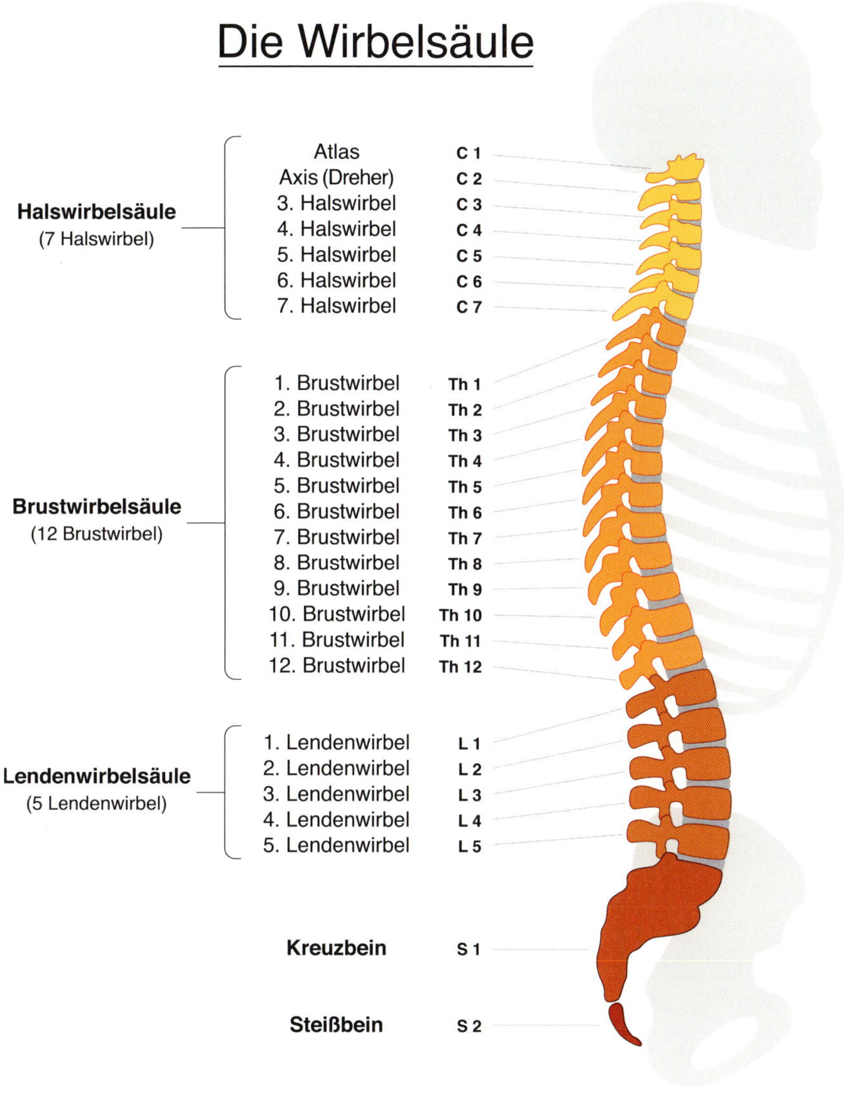

Abb. 12: Die Wirbelsäule mit ihren Abschnitten

Die menschliche Wirbelsäule besteht aus 33 bis 34 Wirbeln. Sie ist unterteilt in fünf Wirbelsäulenabschnitte, die aus jeweils mehreren Wirbeln bestehen.

4.1 DIE HALSWIRBELSÄULE (HWS)

Sie ist aus den sieben Halswirbeln (Zervikalwirbel, C1-C7) aufgebaut. Die HWS ist der beweglichste Wirbelsäulenabschnitt und trägt unseren circa 5-7 Kilo schweren Kopf. Drehen, Seitneigen, Strecken und Beugen wird durch die kleinen Wirbelkörper ermöglicht, die in kaum eine Bewegungsrichtung eingeschränkt sind.

Diese gute Beweglichkeit wirkt sich leider dann nachteilig aus, wenn es um die Verletzungsanfälligkeit geht. Denn die Muskeln sichern und stabilisieren die HWS nur bis zu einem begrenzten Punkt. Schläge, Stauchungen, Traumata durch Unfälle oder Stürze können das Rückenmark so schwer verletzen, dass der Mensch ab dem Hals abwärts gelähmt sein kann. Aber auch ein Bandscheibenvorfall oder alters- oder verletzungsbedingte Arthrose in der HWS kommt nicht selten vor.

4.1.1 ÜBUNG: DIE HALSWIRBELSÄULE MOBILISIEREN

Diese Übung lässt sich im Stehen, Liegen und Sitzen durchführen. Ich möchte Sie hier im Sitzen erklären:

Ausgangsposition:
Setzen Sie sich aufrecht auf den Stuhl und erspüren Sie beide Sitzbeinhöcker – somit gewährleisten Sie, dass Sie vom Becken (von der Sitzbasis) an aufrecht sitzen und die korrekte Beckenstellung einnehmen.

Übungsbeschreibung:
Drehen Sie den Kopf im Wechsel sanft nach rechts und links – am besten mit geschlossenen Augen, und atmen Sie dabei ruhig und gleichmäßig.

Spüren Sie Seitenunterschiede?

Lassen Sie den Kopf nun in der Mitte stehen.

Legen Sie beide Hände auf den Bauch in Höhe des Bauchnabels, atmen Sie tief mit der Nase in den Bauch ein und durch den Mund zwischen den Lippen wieder aus (circa 4-5 Wiederholungen).

Beim nächsten Ausatmen durch die Nase drehen Sie den Kopf sanft und langsam von der Mitte aus nach rechts, beim Einatmen durch den Mund drehen Sie den Kopf sanft zur Mitte zurück (fünf Wiederholugen).

Anschließend führen Sie die gleiche Bewegung in Kombination mit der Atmung nach links durch (fünf Wiederholungen).

Wieder in der Mitte angekommen, atmen Sie ganz entspannt in Ihrem Atemtempo ein und aus. Spüren Sie nach.

Drehen Sie nun den Kopf nochmals sanft hin und her und testen Sie, ob sich die Beweglichkeit nach rechts und links erhalten oder erweitert hat. Sind Seitenunterschiede spürbar?

Die Hals-/Nackenmuskeln sollen sich anschließend gelockert und entspannt anfühlen.

Tipp:
Gerne können Sie dies auch als Dehnübung durchführen. Einfach länger in der Dehnspannung auf einer Seite bleiben und dabei im eigenen Atemtempo weiteratmen. Anschließend die Seite wechseln.

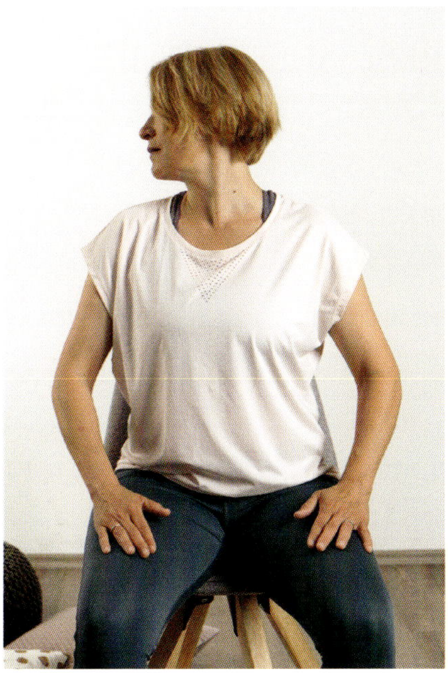

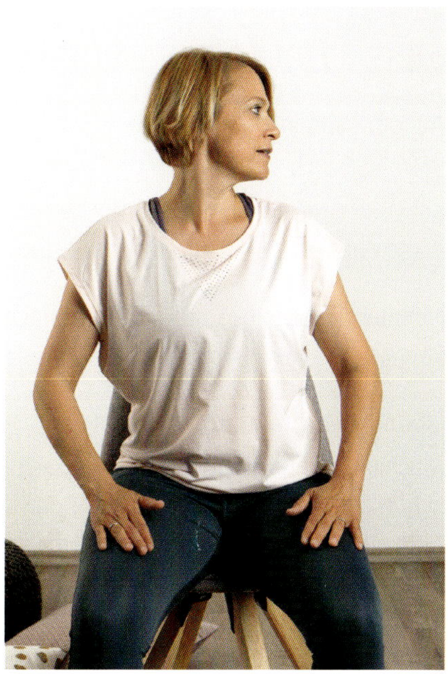

4.2 DIE BRUSTWIRBELSÄULE (BWS)

Sie ist aus den 12 Brustwirbeln (Thorakalwirbel, Th1-Th12) aufgebaut und stabilisiert den Rumpf. Dazu ist die BWS Teil des Brustkorbs (Thorax), der aus den Rippen, der Brustwirbelsäule und dem Brustbein gebildet wird. Die Bewegungsrichtungen (Seitneigen, Drehen, Strecken und Beugen) sind stärker eingeschränkt, da der Brustkorb, der zum Schutz der überlebenswichtigen Organe dient, die Beweglichkeit hemmt.

Häufiges Problem in der BWS ist die übermäßige Kyphose (Buckel), die übermäßige Krümmung nach außen, die sich durch degenerative Erkrankungen, aber auch durch Fehlhaltungen ergeben kann. Langes Sitzen am PC, Laptop und gleichzeitig wenige ausgleichende Bewegung lassen die Brustmuskeln verkürzen und die Muskulatur des oberen Rückens erschlaffen. Abhilfe schafft eine leichte Dehnübung im Sitzen.

4.2.1 ÜBUNG: DIE BRUSTWIRBELSÄULE DEHNEN

Ausgangsposition:
Setzen Sie sich aufrecht auf den Stuhl und erspüren Sie beide Sitzbeinhöcker – somit gewährleisten Sie, dass Sie vom Becken (von der Sitzbasis) an aufrecht sitzen und die korrekte Beckenstellung einnehmen.

Nehmen Sie beide Arme gestreckt nach oben und greifen Sie mit den Händen ineinander.

Übungsbeschreibung:
Machen Sie nun den Rücken rund, schieben Sie beide Arme nach vorne oben. Der Schub kommt aus den Schultergelenken.

Halten Sie diese Spannung circa 30 Sekunden lang und atmen Sie dabei ruhig und gleichmäßig.

Danach lösen Sie die Spannung langsam, senken die Arme und lassen sie kurz nach unten hängen.

Schieben Sie nun beide Arme nach hinten unten. Der Schub kommt ebenfalls aus den Schultern. Die Schulterblätter nähern sich einander an.

Strecken Sie nochmals bewusst den gesamten Rücken nach oben. Dabei ruhig und gleichmäßig atmen und die Spannung circa 30 Sekunden lang halten.

Diese Übung mehrmals am Tag über 3-4 Minuten durchführen. Dazu öfters aufstehen und für ausgleichende Bewegung sorgen!

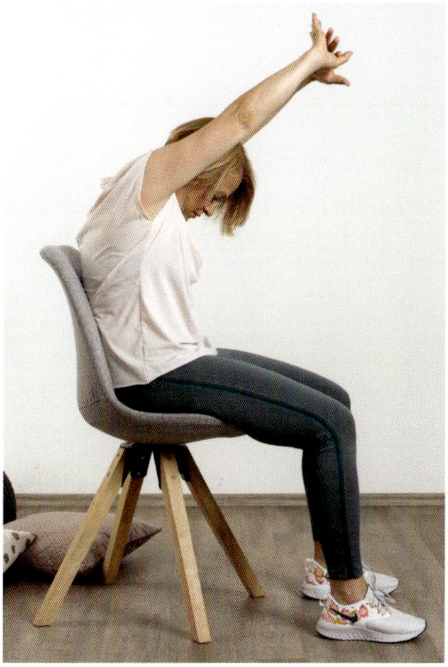

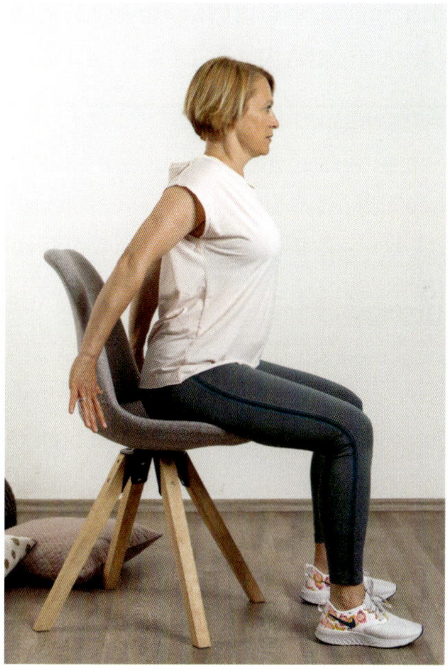

4.3 DIE LENDENWIRBELSÄULE (LWS)

Der dritte Wirbelsäulenabschnitt setzt sich aus fünf Wirbeln zusammen (Lumbalwirbel, L1-L5). Über Schmerzen in der Lendenwirbelsäule klagen sehr viele Menschen. Auch Bandscheibenvorfälle besonders im Übergang zum Kreuzbein sind keine Seltenheit (L5/S1). Häufig ebenso verursacht, wie bei der BWS, durch zu wenig Bewegung und eine oftmals sitzende Tätigkeit.

Das Sitzen ist auf Dauer die schlechteste Körperhaltung für den Mensch, dabei ermüdet bei längerem Sitzen die stabilisierende Rumpfmuskulatur. Das Becken wird dabei häufig zu sehr nach hinten gekippt, was dazu führt, dass die Bauchmuskeln ebenfalls erschlaffen und die LWS in eine Hyperlordose hineinschiebt.

Um dieser ungünstigen Haltung entgegenzuwirken, sollten Sie darauf achten, besonders im Sitzen das Becken zu mobilisieren (siehe Kap. 19.5) oder auch das „aktive Sitzen" regelmäßig durchzuführen.

4.3.1 ÜBUNG: GUT FÜR DIE LENDENWIRBELSÄULE – DAS AKTIVE SITZEN

Ausgangsposition:
Setzen Sie sich aufrecht auf den Stuhl und erspüren Sie beide Sitzbeinhöcker – somit gewährleisten Sie, dass Sie vom Becken (von der Sitzbasis) an aufrecht sitzen und die korrekte Beckenstellung einnehmen.

Übungsbeschreibung:
Beginnen Sie, das Becken einige Male sanft vor und zurück zu kippen, und bleiben Sie dann mittig stehen. Das Becken befindet sich nun in Nullstellung. Die LWS steht in harmonischer Lordose gerade über dem Becken.

Richten Sie die Brustwirbelsäule auf, indem Sie das Brustbein nach vorne oben schieben, als ob Sie stolz eine Medaille präsentieren. Bitte nicht zu stark überstrecken – es sollte ein lockeres, entspanntes Gefühl im Rücken vorhanden sein.

Die Schultern fallen locker nach hinten, unten und außen.

Der Kopf befindet sich Verlängerung der Wirbelsäule.

Weitere Bewegungsausführung:
Lösen Sie Ihr Becken und die LWS, indem Sie während des Sitzens öfters Ihr Becken kreisen. Beginnen Sie mit kleinen und immer sanften Bewegungen und werden Sie dann spiralförmig größer. Variieren Sie in Tempo und Bewegungsausmaß. Atmen Sie dabei ganz entspannt ein und aus. Ändern Sie immer wieder die Bewegungsrichtung. Sie werden schnell spüren, welche Bewegung und Bewegungsrichtung Ihnen dabei guttut.

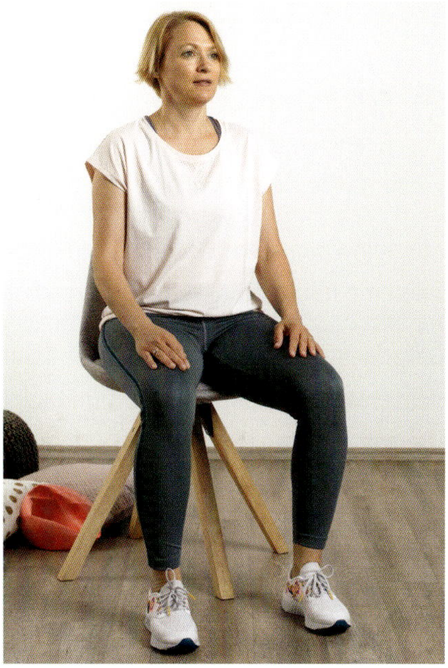

Abb. 13a: Das aktive Sitzen

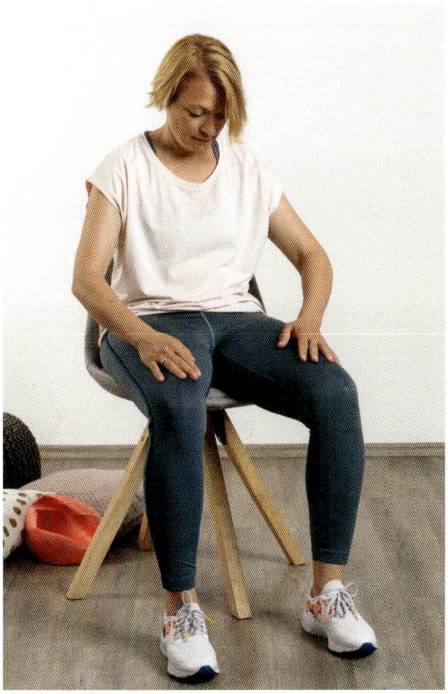

Abb. 13b: Beckenkippung nach hinten

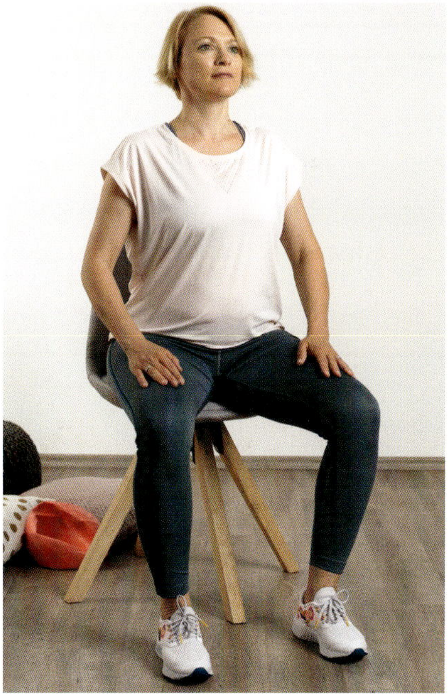

Abb. 13c: Beckenkippung nach vorne

4.4 DAS KREUZBEIN (OS SACRUM)

Das Kreuzbein besteht aus fünf Sakralwirbeln, die miteinander verschmolzen sind und einen kräftigen, starren Knochen bilden. Das Kreuzbein ist nach hinten gekrümmt (Kreuzbeinkyphose).

Mit dem Darmbein (Os ilium) bildet das Kreuzbein das Iliosakralgelenk, was ebenfalls eine häufige Rückenschmerzproblematik verursacht (mehr dazu in Kap. 5).

Besonders in der Schwangerschaft kann das Kreuzbein durch Wassereinlagerungen gereizt sein. Aus eigener Erfahrung kann ich nur empfehlen: Hier kann Akupunktur (fragen Sie Ihre Hebamme) Linderung verschaffen. Aber Sie selbst können auch etwas gegen Schmerzen und Verspannungen rund um das Kreuzbein tun.

4.4.1 ÜBUNG: DAS KREUZBEIN MASSIEREN

Ausgangsposition:
Legen Sie sich auf eine Matte oder auf ein Handtuch auf den Boden und stellen Sie beide Beine hüftbreit an.

Legen Sie unter Ihr Kreuzbein ein Kirschkernsäckchen, einen Overball® mit wenig Luft oder einen nicht allzu harten AntiStress-Ball® (Togu). Wenn Sie einen ausstrahlenden Schmerz über das Gesäß spüren, legen Sie den Ball oder das Kirschkernsäckchen unter die Stelle, die am stärksten schmerzt.

Geben Sie zu Beginn nur so viel Körpergewicht auf diese Stelle, wie es Ihnen angenehm ist.

Übungsbeschreibung:
Atmen Sie ruhig und gleichmäßig durch und stellen Sie sich vor, Sie möchten mehr und mehr mit dem Ball/Kirschkernsäckchen unter Ihnen verschmelzen. Mit jedem Atemzug entspannen sich die Muskeln um das Kreuzbein und Ihre *Problemstelle* mehr und mehr.

Wenn Sie nun Ihr vollständiges Körpergewicht abgeben können, massieren Sie sich durch sanfte Bewegungen so lange, wie Sie mögen.

Anschließend nehmen Sie den Ball/das Kirschkernsäckchen heraus, strecken und räkeln Sie sich. Gerne können Sie auch die nicht schmerzhafte Seite massieren, so werden beide Seiten gleichmäßig bearbeitet.

Liegen Sie noch eine Weile mit angestellten oder ausgestreckten Beinen auf der Unterlage und genießen Sie die Ruhe.

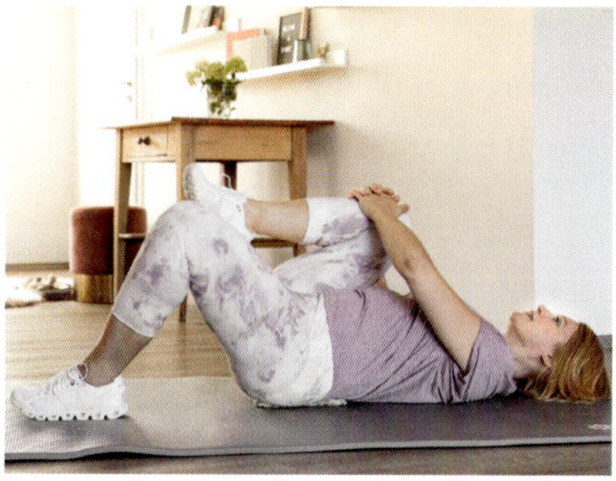

Abb. 14: Das Kirschkernsäckchen liegt großflächig unter dem Kreuzbein und gibt durch die harten Kerne angenehmen Druck ab.

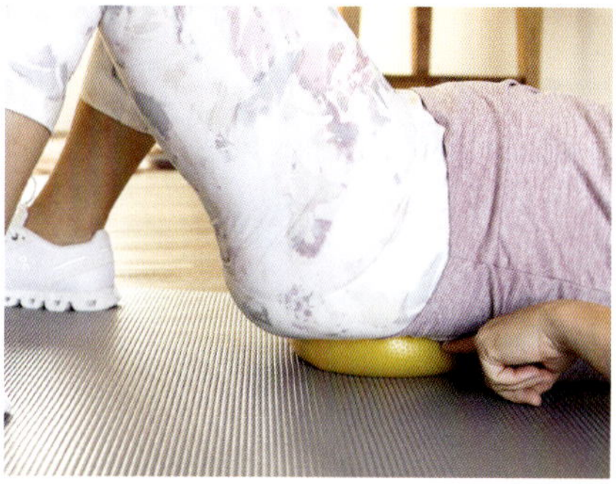

Abb. 15: Der Overball® liegt passend unter dem Kreuzbein.

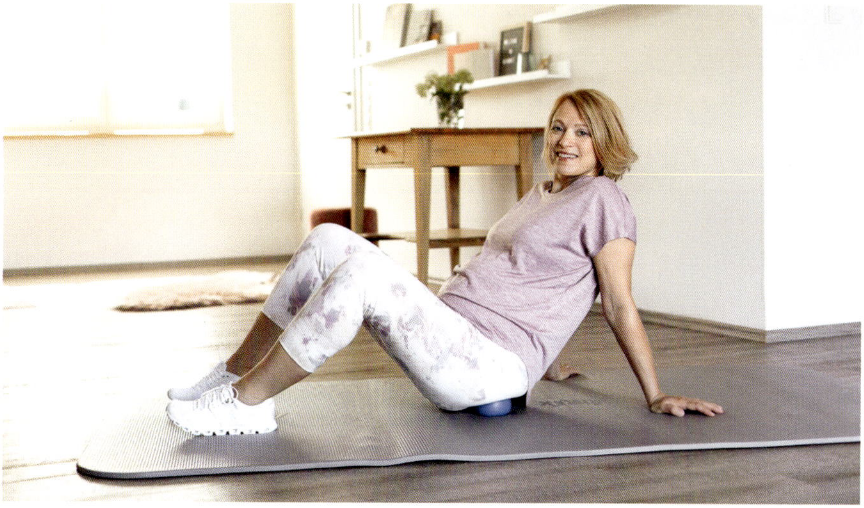

Abb. 16: Besonders in der Schwangerschaft haben Frauen öfters Probleme mit Schmerzen im Kreuzbein und den umliegenden knöchernen und muskulären Strukturen – hier liegt der AntiStress-Ball® unter den Gesäßmuskeln.

4.5 DAS STEISSBEIN (OS COCCYGIS)

Das Steißbein besteht ebenfalls aus 4-5 verwachsenen Wirbelkörpern. Das Steißbein hat im Grunde beim Menschen keine Funktion mehr, kann aber durchaus Beschwerden verursachen. Es dient als Ansatzpunkt von Bändern und Muskeln des Beckens, des Beckenbodens und der Hüftgelenke.

Das Steißbein, das grundsätzlich starr erscheint, kann sich im Geburtsverlauf sogar nach hinten klappen, um dem Kopf des Kindes bei Eintritt in den Geburtskanal mehr Platz zu verschaffen. Durch den Druck bewegt es sich circa zwei Zentimeter nach hinten und erweitert so den Beckenausgang. Aus diesem Grund ist das Gebären in Rückenlage auch nicht sinnvoll, denn diese Geburtsposition hemmt die Beckenbeweglichkeit.

Ein Sturz auf das Steißbein, Osteoporose oder ein schwerer Geburtsverlauf können zu erheblichen Steißbeinschmerzen führen. Hier muss besonders auf die umliegende Muskulatur geachtet werden. Verspannungen oder Dysbalancen verschlechtern den Heilungsverlauf und es können daraus chronische Schmerzen entstehen.

Die Wirbelsäule

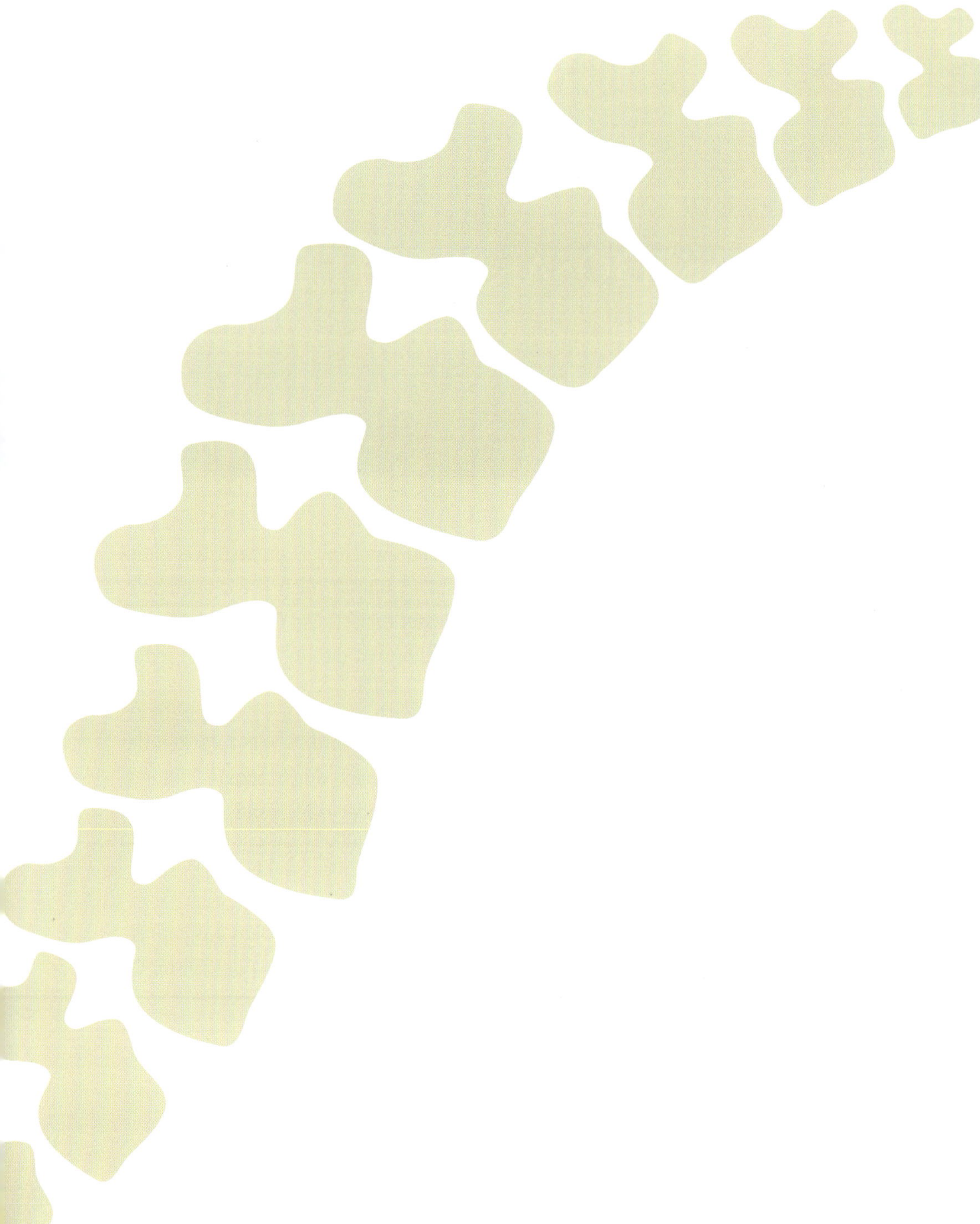

5

DAS ILIOSAKRALGELENK

Das Iliosakralgelenk ist die gelenkige Verbindung zwischen Darmbein (Os ilium) und dem Kreuzbein (Os sacrum). Deshalb wird es häufig auch Kreuz-Darmbein-Gelenk genannt. Somit ist die Begrifflichkeit besser erklärt. Die Gelenkflächen des Iliosakralgelenks sind mit Knorpel bedeckt, allerdings ist die Knorpelschicht individuell verteilt und uneben.

Der Gelenkknorpel aufseiten des Kreuzbeins ist doppelt so dick wie aufseiten des Darmbeins. Durch die unebenen Gelenkflächen, aber auch durch andere Faktoren, z. B. durch einen Sturz auf das Becken, den Rücken oder das Gesäß, bei Entzündungen, Verschleißerscheinungen, einer dauerhaften Schon- oder Fehlhaltung und vielem mehr kann es zu einer ISG-Blockade kommen.

Häufig strahlen die Schmerzen nach unten über das Gesäß in ein Bein aus, manchmal verspüren die Patienten auch Schmerzen im Unterbauch oder in der Leiste.

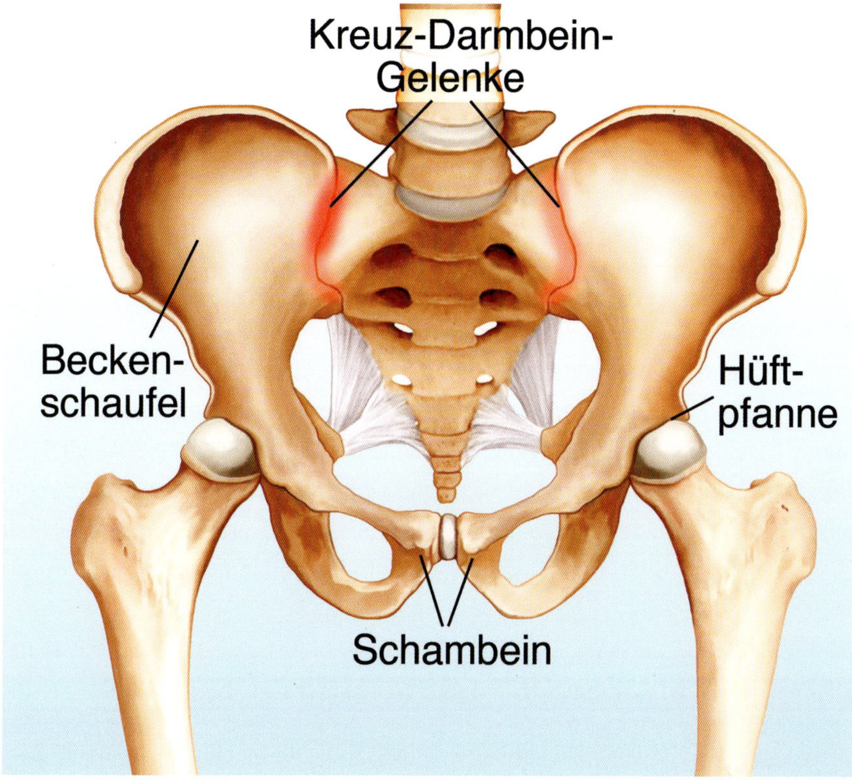

Abb. 17: Schmerzen im ISG sind meistens einseitig – oft hervorgerufen durch eine Dysbalance in Rücken und Becken.

5.1 DIE ISG-BLOCKADE

Eine Blockade des Iliosakralgelenks führt zu einer starken Dehnung der Gelenkkapsel und äußert sich bei praktisch allen körperlichen Bewegungen durch starke Schmerzen. Allerdings können die Schmerzen auch durch andere Erkrankungen und durch ganz unterschiedliche Ursachen hervorgerufen werden:

- eine chronisch entzündliche oder degenerative Erkrankung (Morbus Bechterew, Arthrose und anderes);
- eine schwangerschafts- und hormonell bedingte Bandlockerung kann zur Hypermobilität (Überbeweglichkeit) des ISG und damit zu Schmerzen führen;
- (Sport-)Verletzungen;
- Sturz auf das Becken/Gesäß sowie eine
- Schonhaltung.

Nun gibt es mehrere Möglichkeiten, einer ISG-Blockade entgegenzuwirken oder diese durch verschiedene Therapieansätze schnell in den Griff zu bekommen und wieder schmerzfrei zu werden.

Akut kann ein Manualtherapeut durch manuelle Grifftechniken die Blockade sanft und gezielt lösen. Trotzdem können Sie die Therapie zu Hause unterstützen, indem Sie mit entzündungshemmenden Salben den schmerzenden Bereich großzügig massieren. Ich empfehle hierfür pflanzliche Salben und Cremes ohne Schmerzmittel.

Bei einer ISG-Blockade bzw. Schmerzen im ISG können Sie zunächst probieren, schmerzlindernde Bewegungsübungen durchzuführen, um die umgebende Muskulatur zu lockern und zu lösen, da diese meistens ebenfalls verspannt und in Dysbalance ist. Da hauptsächlich kräftige Bänder und die straffe Gelenkkapsel im ISG die Bewegungsmöglichkeiten einschränken, sind Dehnübungen und Bewegungsübungen mit Hilfsmittel ideal, z. B. mit dem Overball® (der Overball® erzeugt leichten Gegendruck auf das ISG und öffnet die straffe Gelenkverbindung).

5.1.1 ISG-BLOCKADE – ERSTE-HILFE-ÜBUNGEN

Achten Sie bei den folgenden Übungen darauf, dass Sie sich in einer sicheren Ausgangsstellung befinden. Bitten Sie jemanden um Hilfestellung und achten Sie darauf, nicht umzukippen und sich zu verletzen. Führen Sie die Übung immer auf beiden Seiten durch, auch wenn nur eine Seite schmerzt. Beginnen Sie, wenn möglich, mit der schmerzfreien Seite, damit Sie spüren können, wie sich die Bewegung im gesunden Zustand anfühlen sollte und wie weit Ihr Bewegungsausmaß wäre.

Dreh-Dehn-Lagerung des Beckens

Ausgangsposition:
Stellen Sie beide Beine an und strecken Sie beide Arme zur Seite.

Übungsbeschreibung:
Neigen Sie nun beide Beine zur Seite in Richtung Boden. Der Kopf neigt zur gegenüberliegenden Seite.

Rücken und Schultern bleiben beidseits möglichst entspannt liegen. Der Kopf dreht zur gegenüberliegenden Seite.

Halten Sie diese Spannung sanft für circa 30-60 Sekunden und atmen Sie tief und entspannt ein und aus. Versuchen Sie bei jedem Ausatmen, die muskuläre Anspannung im Becken bewusst zu lösen. Danach wechseln Sie die Seite. Diese Übung können Sie gerne mehrmals durchführen.

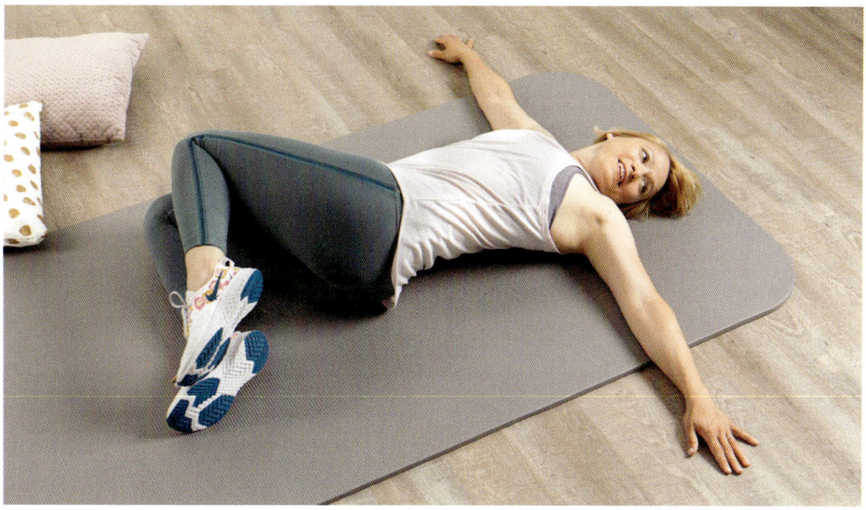

Abb. 18: Legen Sie die Beine nur so weit ab, dass der Dehnwiderstand gut auszuhalten ist.

Das Becken lösen

Ausgangsposition:
Stellen Sie sich mit einem Bein auf eine Erhöhung (z. B. Treppenstufe, Stuhl, Bank), sodass ein Bein tiefer hängen kann. Das Standbein ist im Knie leicht angewinkelt, somit gewährleisten Sie eine bessere Stabilität. Halten Sie sich am besten seitlich fest.

Übungsbeschreibung:
Pendeln Sie nun das andere Bein sanft vor und zurück. Probieren Sie aus, wie weit Sie sicher vor und zurück pendeln können.

Wiederholen Sie die Übung mehrere Male und wechseln Sie dann zum anderen Bein.

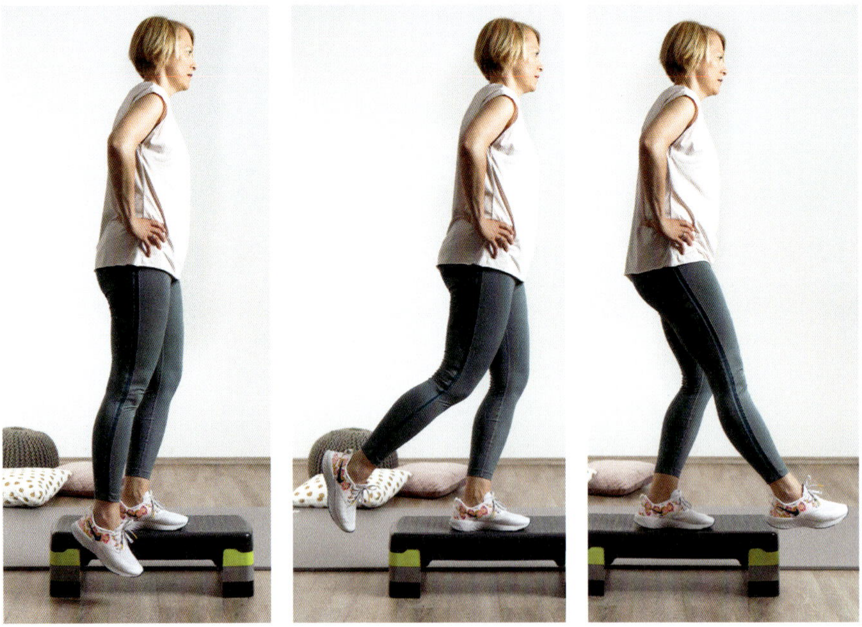

Abb. 19: Sollten Sie Gleichgewichtsprobleme im Einbeinstand haben, halten Sie sich mit einer Hand fest, z. B. am Geländer, im Türrahmen oder an der Wand.

Beckenmobilisation im Vierfüßlerstand

Ausgangsposition:
Nehmen Sie auf einem stabilen Tisch den Vierfüßlerstand ein.

Das äußere Knie schwebt in der Luft, der Knöchel dieses Beins liegt überkreuzt auf dem anderen Fußgelenk.

Übungsbeschreibung:
Um eine Blockade im ISG zu lösen, heben Sie die schwebende Seite des Beckens nach oben und lassen es senkrecht nach unten „fallen".

Wiederholen Sie die Übung mehrmals (5-6-mal) und wechseln Sie dann zum anderen Bein.

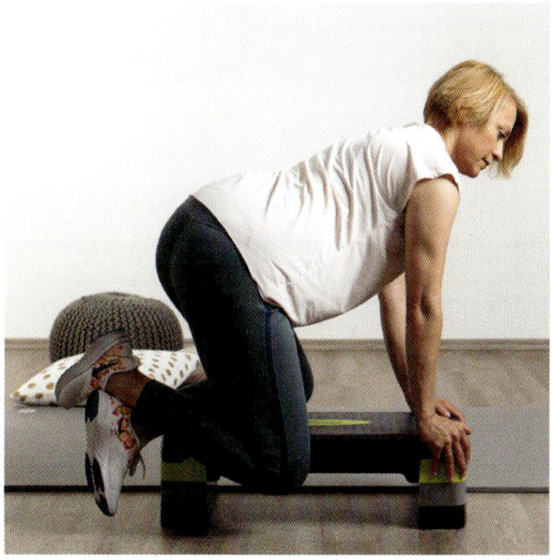

Abb. 20: Lassen Sie das schwebende Bein sanft sinken und achten Sie dabei auf Ihr Gleichgewicht.

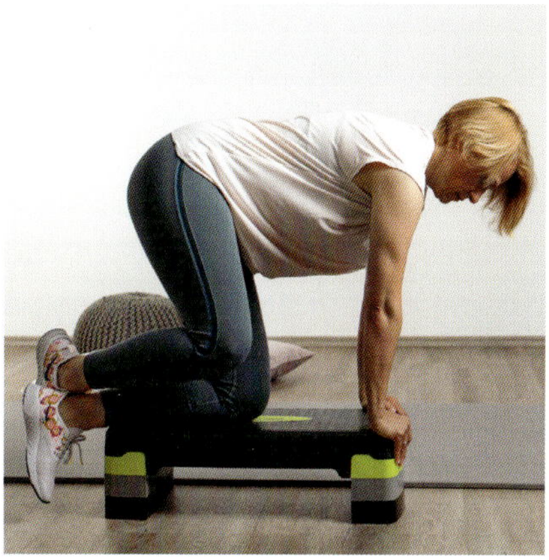

Bild 21: Achten Sie auf eine stabile Ausgangsstellung der Hände und des Standbeins.

Unterstützend bei einer ISG-Blockade sind Mobilisations- und Dehnübungen (siehe Kap. 19 und 20).

6

DER ILIOPSOAS – DIE MUSKULÄRE VERBINDUNG ZWISCHEN OBER- UND UNTERKÖRPER

Der Musculus iliopsoas (Lenden-Darmbein-Muskel) ist der wichtigste Skelettmuskel im Körper, da er Ober- und Unterkörper (Wirbelsäule und Beine) miteinander verbindet. Eigentlich sind es mehrere Muskeln, nämlich der kleine und der große Lendenmuskel (M. psoas minor und M. psoas major) und der Darmbeinmuskel (M. iliacus). Trotzdem spricht man immer von *dem* Iliopsoas. Deshalb bezeichnet man diese Muskeln auch als eine Muskel*gruppe*. Diese Gruppe spannt zugleich an und beugt die Hüfte.

Der *Darmbeinmuskel* setzt unten am Oberschenkelknochen an und verläuft zum Darmbein des Beckens, während der große *Lendenmuskel* am Oberschenkelknochen ansetzt und in der Nähe des Körpermittelpunkts hinter dem Becken an den Querfortsätzen des ersten bis fünften Lendenwirbels und manchmal des zwölften Brustwirbels entspringt.

Der Darmbeinmuskel lässt zusammen mit anderen Hüftbeugern, wie dem geraden Oberschenkelmuskel, das Becken nach vorne kippen. Deshalb muss der Lendenmuskel kräftig und gleichzeitig elastisch sein, um einer Hyperlordose der Lendenwirbelsäule entgegenzuwirken.

Der Lendenmuskel wirkt bei der Stabilisierung von Beugung wie Streckung der Lendenwirbelsäule mit und bildet zusammen mit Becken und Beckenboden eine Art Schale zum Schutz der inneren Organe. Jede Bewegung des Menschen stimuliert und massiert den Lendenmuskel und zugleich die umliegenden Organe: Leber, Nieren, Darm, Bauchspeicheldrüse, Milz, Blase, Magen und sogar die Fortpflanzungsorgane. Außerdem trifft der Lendenmuskel auf das Zwerchfell, und zwar an einem Knotenpunkt, dem Solarplexus (das sogenannte *Sonnengeflecht*).

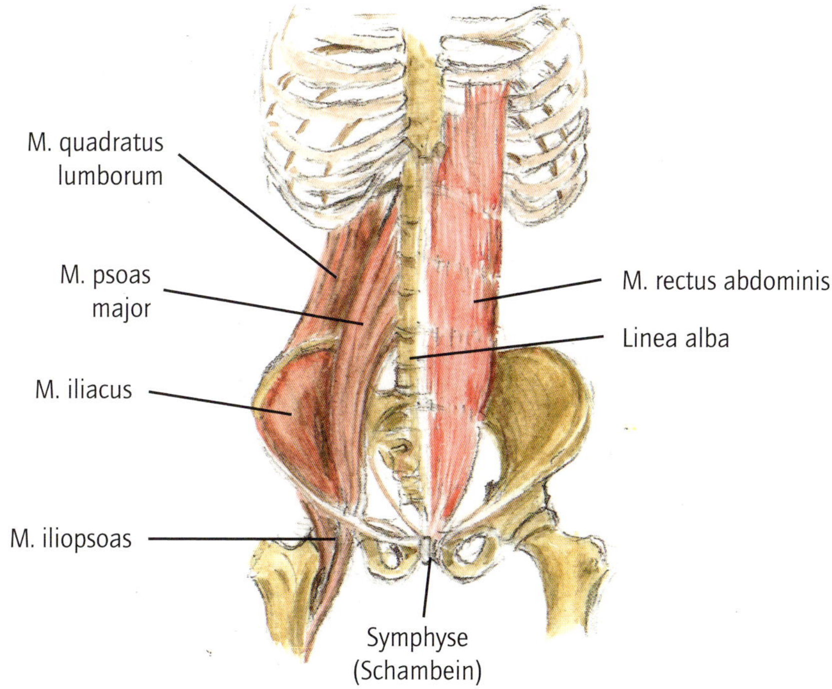

Abb. 22: Der Iliopsoas

Der Solarplexus wird auch als Gehirn des Unterleibs bezeichnet und ist ein Bereich hinter dem Magen in der Nähe des Nabels, der ein Nervengeflecht beherbergt. Durch gezielte Atem- und Bewegungsübungen, z. B. durch Yoga, kann der Solarplexus entspannen. Diese gezielte Entspannung wirkt sich positiv auf die umliegenden Organe aus und bringt dem Körper Ruhe.

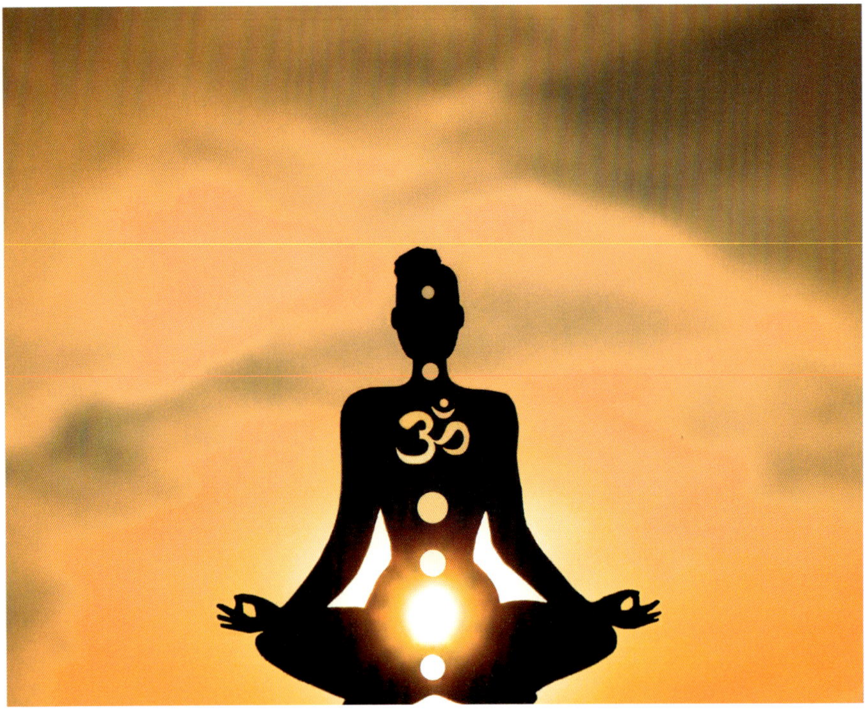

So ist es vielleicht auch verständlich, dass nicht immer der Schmerzpunkt oder der Schmerzbereich Ursache und Auslöser des Schmerzes ist.

Es lohnt sich immer, den Mensch als Schmerzpatienten ganzheitlich zu betrachten und mehrere Faktoren zur Ursachenforschung heranzuziehen.

Denn Körper, Gemüt und Verstand beeinflussen sich ständig gegenseitig.

In der Therapie sollten wir uns den Patienten von Kopf bis Fuß ansehen, denn die Körperhaltung, Körpersprache, Mimik und Gestik geben Aufschluss über sein körperliches Befinden. Geht es dem Menschen körperlich und seelisch gut, ist die Körpersprache regelrecht strahlend und voller Energie. Eine aufrechte und aktive Körperhaltung zeugt von Kraft und Gesundheit.

Anders wiederum sieht man kranken und betroffenen Menschen häufig ihr Leiden an. Eine gebeugte, erschlaffte Körperhaltung spiegelt die psychische und körperliche Verfassung wider.

In der Psychomotorik spricht man deshalb davon, dass die körperliche Haltung, oder die Art und Weise, wie man sich bewegt, einiges über den seelischen oder emotionalen Zustand aussagt. Körper- und Bewegungserfahrungen sind immer Selbsterfahrungen.

7

GANZHEITLICHKEIT – EIN WICHTIGER DENKANSATZ FÜR KÖRPER UND GEIST

Ganzheitlichkeit ist im bewegungs- und physiotherapeutischen Ansatz immens wichtig, denn es geht darum, die Patienten von Kopf bis Fuß zu betrachten und andere wichtige informative Fakten in die Behandlung einfließen zu lassen.

Wenn die Patientin mit einer Verordnung vom Arzt in die Physiotherapiepraxis kommt, liegt es grundsätzlich an der Qualität und Motivation des Therapeuten, wie in der Behandlung verfahren wird. Oft ergeben sich aus den Patientengesprächen weitere wichtige Behandlungsansätze.

Informationen über berufliche und familiäre Themen und Belastungen, vorangegangene Erkrankungen, Verletzungen oder andere Ereignisse geben dem Therapeuten Erkenntnisse, die den Behandlungsplan und das daraus resultierende Behandlungsergebnis noch erfolgreicher verlaufen lassen.

Wenn Sie also unter plötzlich oder schleichend aufgetretenen Rücken-, Beckenboden- und/oder Blasenproblemen leiden, lassen Sie bitte alle Geschehnisse in Ihre Behandlung einfließen. Alle Informationen sind wichtig!

In Kap. 2.1 auf Seite 28 finden Sie diesen Fragebogen. Oft führen verschiedene Fakten, ganzheitlich betrachtet, zu einem deutlichen Ergebnis.

Wenn Sie diese Fragen beantworten, überlegen Sie dabei auch, welche Punkte sich heute noch oder kurzfristig verändern und verbessern lassen.

- Gibt es eingetretene Faktoren in Ihrem Leben, von denen Sie wissen, dass sie Ihrer Gesundheit schaden?
- Die Sie an Ihre körperlichen und seelischen Grenzen bringen?
- Überlegen Sie, wie viel Ihnen Ihre Gesundheit wert ist, falls Sie diese Dinge (noch) nicht verändern können.
- Und wie belastbar sind Sie, um diese Situationen eventuell weiter aushalten zu können?

Kurz- und langfristige Veränderungen in Ihrem Leben und an Ihrer Situation drehen als kleine Schrauben an Ihrem Lebenssystem. Auch schon kleine Drehungen ergeben eine neue, wenn auch kleine, veränderte Bewegungsrichtung.

8

DER BECKENBODEN – DAS FUNDAMENT DES RUMPFS

Wir sprechen im Allgemeinen und auch in diesem Buch von „dem Beckenboden" – es ist ein starkes Konstrukt aus mehreren Muskelschichten und befindet sich im kleinen Becken. Das große Becken ist der Bereich zwischen den großen Beckenschaufeln. Das kleine Becken befindet sich, von oben gesehen, unterhalb der runden Öffnung, des Beckeneingangs, nach unten. Im folgenden Bild sehen Sie die Beckenbodenmuskeln der Frau von oben beim Blick ins Becken. Sie dichten die knöcherne Öffnung regelrecht ab.

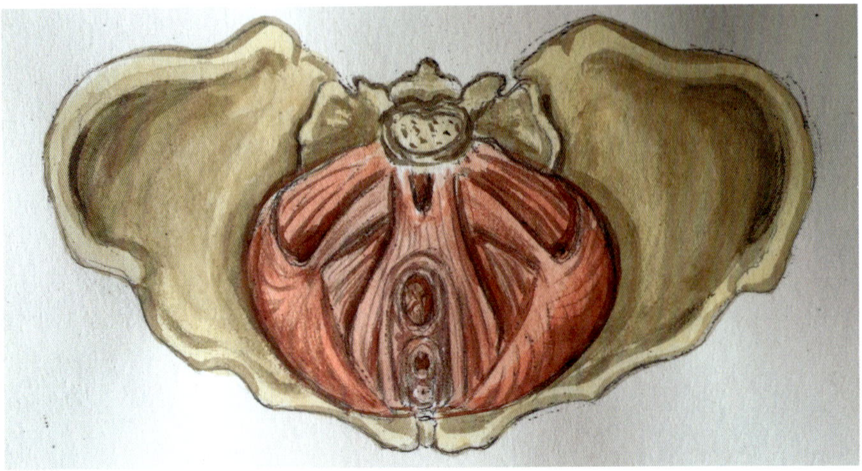

Abb. 23: Die Beckenbodenmuskeln, von oben gesehen

Unsere Nerven steuern willkürlich und unwillkürlich, wie wir den Urin halten und auspressen, wie das Gefühl von Harndrang langsam „anklopft" und sich zu einem immer größer werdenden Druck aufbaut, bis wir diesem Drang im besten Fall bewusst nachgeben, oder indem unsere Blase selbst die Kontrolle übernimmt und den Harn im schlechtesten Fall laufen lässt. Dies ist meistens eine Situation, in der wir nicht damit rechnen und in der es einfach planerisch ungünstig ist, z. B. wenn gerade keine Toilette in der Nähe ist. Dieses Dranggefühl und das damit einhergehende Nachgeben, also Wasserlassen, ist trainierbar.

TIPP

Geben Sie nicht jedem kleinen Urindrang nach. Trainieren Sie Ihre Blase, indem Sie länger abwarten, bis Sie zur Toilette gehen und lassen dann ganz entspannt den Urin laufen. Nehmen Sie sich Zeit beim Toilettengang. Erst wenn Sie das Gefühl haben, dass die komplette Blase geleert ist, stehen Sie von der Toilette auf. Blase und Hirn sind sich dann einig, dass der „Vorgang" abgeschlossen ist.

Bitte nicht während des Urinierens anhalten. Führen Sie solche kontraproduktiven Vorgänge öfters aus, bringen Sie Ihre Blase so durcheinander, dass Sie nicht mehr merken, wann die Blase wirklich leer ist. Beckenboden, Blase und neuronale Steuerung arbeiten dann gegeneinander.

Der komplette Urogenitaltrakt befindet sich im kleinen Becken, das rückseitig vom knöchernen Kreuzbein umschlossen ist. Der Begriff Urogenitaltrakt oder Urogenitalsystem beinhaltet die Harn- und Geschlechtsorgane von Mann und Frau. Dazu zählen im Einzelnen die Harnorgane (Niere, Harnblase, Harnleiter, Harnröhre) und beim Mann die äußeren Geschlechtsorgane (Penis und Hodensack), und die inneren Geschlechtsorgane (Hoden, Nebenhoden, Samenleiter, Samenblase, Prostata und Bulbourethraldrüse).

Bei der Frau sind es die äußeren Geschlechtsorgane (Vulva und Klitoris) und die inneren Geschlechtsorgane (Vagina, Gebärmutter, Eileiter, Eierstöcke, Klitoris, Bartholini-Drüsen, kleine Vorhofsdrüsen und Paraurethraldrüse – die weibliche Prostata). Anders als beim Mann spielt die weibliche Prostata in Sachen Fortpflanzung keine Rolle, aber anders als bei Männern können die Skene-Gänge jederzeit während des Sexes ejakulieren, nicht nur beim Orgasmus.

8.1 DIE BECKENBODENMUSKELN

Um Lage und Funktion der Beckenbodenmuskeln besser zu verstehen, müssen wir die Schichten getrennt voneinander betrachten. Da diese Muskeln, deren Aktion und die daraus resultierende Bewegung von außen nicht sichtbar sind, ist es für viele Menschen ein anstrengendes und manchmal auch demotivierendes Thema. Auch für uns Therapeuten ist es keine leichte Aufgabe: Wie bringe ich jemandem etwas bei, was ich nicht sehen und das Ergebnis kontrollieren kann, und ob es mein Gegenüber auch richtig erfasst und ausführt?

Deshalb möchte ich Ihnen anhand der beigefügten Bilder zeigen und erklären, wo die Beckenbodenmuskeln und -schichten liegen und wie Sie sie an- und entspannen können.

Die Beckenbodenmuskeln wirken nicht allein auf die Lage und Stabilität des Beckens, des Urogenitaltraktes und der Rückenmuskulatur. Viele andere, nicht erwähnte Muskeln liegen im und um das Becken herum, die die Stabilität und Flexibilität und die daraus resultierende Beweglichkeit und Haltung im Rumpf beeinflussen. Diese Muskeln sind die umliegenden „Hilfsmuskeln", z. B. die Gesäßmuskeln, die Beinmuskeln, untere und obere Rückenmuskeln und die Bauchmuskulatur.

Aus diesem Grund sollten bei klassischen Workouts, den Muskelkräftigungsübungen für Bauch, Beine, Gesäß und Rücken, zusätzlich die Beckenbodenmuskeln mittrainiert werden.

Das bedeutet, dass z. B. bei Bauchcrunches oder Planks (Übungen zur Ganzkörperstabilisation im Unterarmstütz) gleichzeitig die Beckenbodenmuskeln aktiviert werden sollten – siehe Kap. 23.

8.1.1 VORDERES, MITTLERES UND HINTERES KOMPARTMENT

Neben den drei Beckenbodenschichten – die innere und mittlere Schicht und die außen liegenden Schließ- und Schwellkörpermuskeln – haben Sie die Möglichkeit, die Beckenbodenmuskeln nach betroffener Schwachstelle zu trainieren.

Bei einer Blaseninkontinenz konzentrieren Sie sich hauptsächlich auf den vorderen Bereich (das vordere Kompartment), wo die Beckenbodenmuskeln im Bereich der Harnröhre und Blase „gefühlt" aktiviert werden können.

Wenn Sie unter einer Gebärmuttersenkung leiden, die Beckenbodenschwäche also eher mittig auftritt, liegt das Hauptaugenmerk auf dem mittleren Kompartment.

Bei einer Stuhlinkontinenz, die infolge von Fisteln, nach Geburten (wenn kurz nach der Geburt wenig Gefühl im Becken- und Darmbereich vorhanden ist), bei Darmerkrankungen auftreten kann, konzentrieren Sie sich primär auf das hintere Kompartment.

Versuchen Sie trotzdem, immer wieder alle drei Kompartments (vorne, mittig und hinten) gemeinsam zu aktivieren. Denn die Schichten und Kompartments sind alle zusammenhängend und beeinflussen sich gegenseitig.

8.2 DIE BECKENBODENSCHICHTEN

Die einzelnen Schichten können bei gutem Körpergefühl und regelmäßigem Üben getrennt voneinander aktiviert werden. Da die Schichten zusammenhängend wirken, werden durch das Aktivieren einer Muskelschicht auch die anderen Schichten immer leicht mittrainiert.

Ich finde es wichtig, dass grundsätzlich im Beckenboden ein gutes Gespür und eine bewusste Körperwahrnehmung vorhanden sein sollten. Deshalb arbeite ich zuerst über die einzelnen Schichten und anschließend wird als Ganzes *der Beckenboden* als zusammenhängende Muskelschicht miteinander verknüpft und aktiviert.

So lassen sich verschiedene Schwerpunkte besser und unabhängig voneinander trainieren. Abhängig von den Beschwerden, die im Laufe des Lebens auftreten, können Sie selbst und eigenständig agieren.

Männer und Frauen werden teils mit gleichen Problemen, wie z. B. einer Inkontinenz, konfrontiert, erleben aber auch völlig unterschiedliche Schwach- und Problemstellen ihres Körpers (mehr dazu in Kap. 9). Trotzdem ist ein einheitliches und ganzheitliches Beckenbodentraining für beide Geschlechter gleichermaßen notwendig.

Teilweise unterscheiden sich die Übungen für die Körperwahrnehmung für Männer von denen für die Frauen. Denn Frauen arbeiten mit anderen Vorstellungsübungen und Bildern, z. B. das gedankliche Öffnen und Schließen der Schamlippen oder die Männer mit dem Anheben der Peniswurzel.

8.2.1 SCHLIESS- UND SCHWELLKÖRPERMUSKELN

Die untere Etage oder äußere Schicht ist die Sphinkterschicht. Diese Schicht besteht einerseits aus den Schließ- und Schwellkörpermuskeln des Urogenitaltrakts und andererseits aus den Schließmuskeln des Darmtrakts (Schünke, Schulte & Schumacher, 2018). Die Mm. bulbospongiosi und die Mm. ischiocavernosi sind Schwellkörpermuskeln und verstärken unter anderem durch unterschiedliche Mechanismen die Erektion bei Frau und Mann (Huss & Wentzel, 2015).

Die äußere Schicht aktivieren

Übungsbeschreibung:

Stellen Sie sich vor, Sie möchten alle Körperöffnungen sicher verschnüren.

Verschnüren Sie Vagina, Harnröhre und Anus (stellen Sie sich dabei vor, Sie verschnüren diese Öffnungen wie einen Reißverschluss von unten nach oben).

Beim Anus hilft die Vorstellung, einen Pups zu unterdrücken.

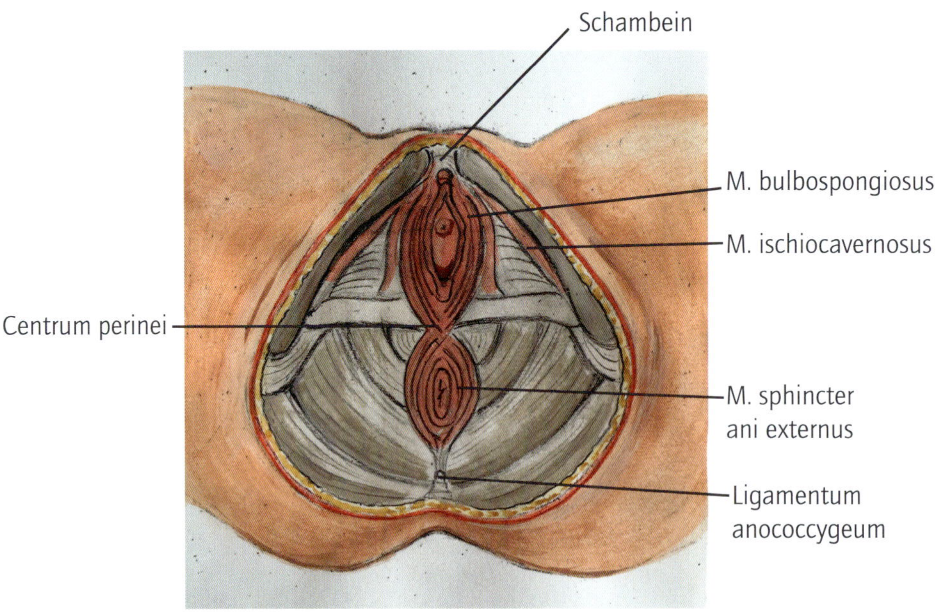

Abb. 24: Weibliche Schließ- und Schwellkörpermuskeln

8.2.2 DIE MITTLERE SCHICHT

Das **Diaphragma urogenitale** ist die circa ein Zentimeter dicke Platte aus Muskeln und Bindegewebe zwischen dem Schambein (Os pubis) und den beiden Sitzbeinhöckern (Tuber ischiadicum) und besteht aus den folgenden Muskelschichten:

- Fascia diaphragmatis urogenitalis superior;
- Musculus transversus perinei profundus;
- Musculus transversus perinei superficialis (hinterer Bereich des Diaphragma urogenitalis);
- Fascia diaphragmatis urogenitalis inferior (Membrana perinei):
    - Ligamentum transversum perinei.

Im Diaphragma urogenitale liegen beim Mann die Cowper-Drüsen. Sie sind dafür zuständig, bei sexueller Erregung die Lusttropfen (das Präejakulat) zu bilden. Bei der Frau liegen im Diaphragma urogenitale die Bartholini-Drüsen. Sie bilden das schleimige Sekret, um den Scheidenvorhof zu befeuchten.

Das Diaphragma urogenitale wird bei der Frau von Harnröhre und Scheide (Vagina) durchbrochen.

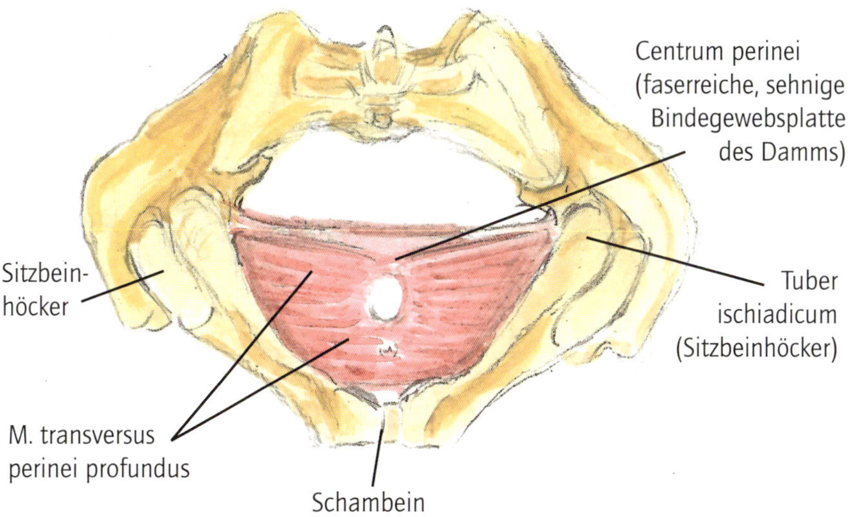

Abb. 25: Diaphragma urogenitale – Ansicht von unten nach oben ins Becken

Die mittlere Schicht aktivieren

Ausgangsposition:
Setzen Sie sich aufrecht auf einen Stuhl, legen Sie Ihre Hände mit den Handflächen unter beide Sitzbeinknochen.

Übungsbeschreibung:
Ziehen Sie nun sanft die Sitzbeinknochen zueinander. Dazu können Sie sich ein leicht gespanntes Band zwischen beiden Sitzbeinknochen vorstellen, dass Sie noch enger zusammenziehen möchten. Sie werden diese Bewegungsaktion gut mit den Händen spüren können. Der Druck der Sitzbeinknochen auf die Hände ist sehr stark und leicht schmerzhaft. Nur zum Ausprobieren! Als regelmäßige Übung führen Sie diese ohne Hände unter dem Gesäß durch.

Wichtig:
Die Gesäßmuskulatur sollte dabei entspannt bleiben.

8.2.3 DIE INNERE SCHICHT

Das **Diaphragma pelvis** ist die innere Muskelschicht, die aus dem Musculus levator ani und dem Musculus coccygeus besteht.

Die Muskeln dienen dem unteren Verschluss des Beckens und dem Heben bzw. Schließen des Anus.

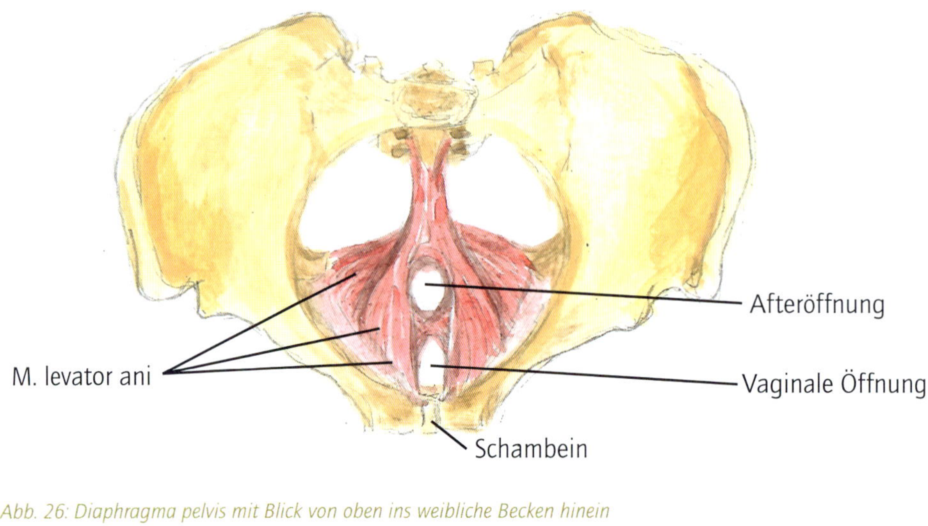

Abb. 26: Diaphragma pelvis mit Blick von oben ins weibliche Becken hinein

Die innere Schicht aktivieren

Ausgangsposition:
Setzen Sie sich auch dazu auf einen Stuhl, legen Sie jeweils die Fingerspitzen einer Hand an Schambein und Steißbein und stellen Sie sich ein stark gespanntes *Band* zwischen diesen beiden Punkten vor. Lenken Sie Ihre Aufmerksamkeit in die Tiefe des Beckens.

Übungsbeschreibung:
Nähern Sie nun Schambein und Steißbein sanft aneinander an. Zur Unterstützung können Sie mit jeweils einer Hand an Schambein und Steißbein zusätzlich leichten Druck ausüben und spüren, wie sich das *Band* sanft verkürzt und sich die Spannung in der tiefsten Schicht verändert.

Da sich der Beckenboden aus mehreren Schichten zusammensetzt, ist es vielleicht etwas schwierig, eine gute Vorstellung vom Gesamtbild zu bekommen. Denn die Beckenbodenmuskeln liegen nicht wirklich als Platten und Schichten übereinander, z. B. der Afterhebemuskel befindet sich als eine Art Trichter im Becken. In Ruhe ist er steil gestellt und in Anspannung flacht er ab. Er ist unter anderem für das Entleeren des Stuhlgangs zuständig.

Am wichtigsten ist es, zu wissen, wie die Beckenbodenmuskeln – entweder indikationsbedingt, z. B. zur Vorbeugung oder Behandlung einer Inkontinenz oder stabilisierend in der Schwangerschaft – richtig angespannt und entspannt werden können.

Dazu unterteile ich den Beckenboden wieder in seine Schichten. Je nach Übung und Indikation kann dann selbst entschieden werden, welche Anteile primär aktiviert werden.

Wer einmal das Thema Beckenboden verstanden hat, kann je nach Lebenssituation selbstständig mit seinem Beckenboden arbeiten. In der Geburtsvorbereitung setze ich andere Schwerpunkte als in der Rückbildung, bei einer Harninkontinenz durch chronischen Husten trainiere ich anders als beim präventiven Rückentraining.

In allen Lebenslagen, Situationen, Erkrankungen, präventiven oder rehabilitativen Phasen setze ich unterschiedliche Schwerpunkte. Dazu ist aber das grundsätzliche Verständnis rund um den Beckenboden und sein variantenreiches Training sehr wichtig.

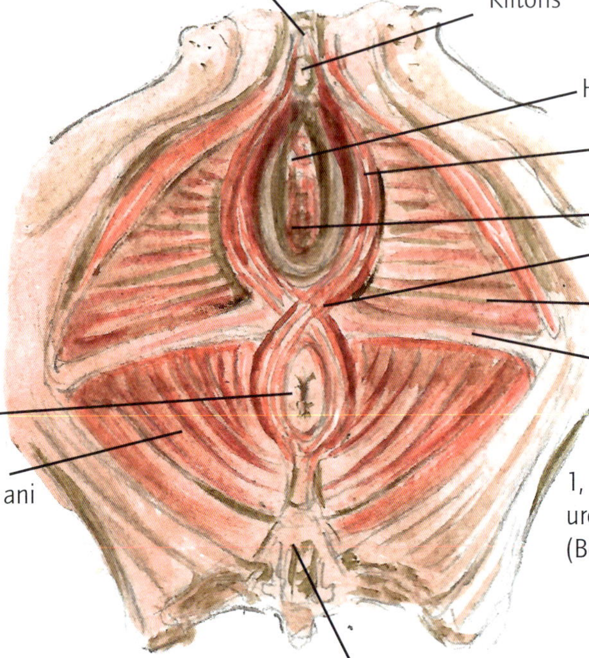

Abb. 27: Ansicht von unten auf die Beckenbodenmuskeln der Frau

8.3 WICHTIGSTE FUNKTIONEN DER BECKENBODENMUSKELN

Die Beckenbodenmuskeln haben im menschlichen Körper eine Doppelfunktion:

- Sie sichern die Lage von Bauch- und Beckenorganen, da sie den Bauch- und Beckenraum nach unten verschließen und somit einen großen Teil des Darms tragen.
- Die Beckenbodenmuskeln kontrollieren die Ausscheidungsorgane Darm und Blase und umschließen die Genitalorgane.

Die Beckenbodenmuskeln öffnen sich also bei den Körperausscheidungen (Urin und Stuhlgang) und schließen dann wieder nach unten ab und halten dem Druck bei Urin- und Stuhlgangdrang stand, wenn gerade keine Gelegenheit dazu besteht. Der Mensch kann im gesunden Zustand jederzeit bestimmen, wann dem Drang nachgegeben werden soll.

Beim Geschlechtsverkehr sollen die Beckenbodenmuskeln der Frau locker und entspannt sein. Idealerweise sind sie dann sogar sehr durchlässig und gut durchblutet, denn die Vagina muss sich weit öffnen, um den Penis des Mannes eindringen lassen zu können. Ansonsten würde der Geschlechtsverkehr Schmerzen verursachen.

Wird der Beckenboden gut und regelmäßig trainiert, verbessern sich sogar Libido und Orgasmusfähigkeit. Die Frau weiß beim Geschlechtsverkehr die Beckenbodenmuskeln im richtigen Moment anzuspannen und zu lösen und steuert so willkürlich dem Orgasmus entgegen. Hinzu kommt, dass die Klitoris, anders als man es vielleicht annehmen könnte, in ihrer Struktur tief in den Beckenraum hineinragt und ebenfalls von Beckenbodenmuskeln umgeben ist. Dieser Zusammenhang ist entscheidend für eine gute und sichere Orgasmusfähigkeit und lustvollen Sex.

Männer können die Erektionsdauer mithilfe der Beckenbodenspannung verlängern und allgemein die Erektion besser erhalten, denn die Beckenbodenmuskeln spannen sich um den inneren Anteil des Penis und können beim Aktivieren des Beckenbodens die Schwellkörper im Penis nach unten abdichten. Allein dieser positive Nutzen sollte jeden Mann vom regelmäßigen Beckenbodentraining überzeugen.

Natürlich sollten hier alle möglichen Ursachen abgeklärt werden. Häufig wird den Männern dann als Therapie unter anderem Beckenbodentraining empfohlen.[1]

Da der Beckenboden aus kulissenartig gestaffelten, trichterförmigen Muskel- und Bindegewebsplatten besteht, ist der Beckenboden besonders bei Frauen sehr anfällig für eine Schwächung. Durch starken Druck im Bauchraum bei körperlicher Belastung, bei und nach Schwangerschaften kann es zu einer dauerhaften Schwäche oder Schädigung der Beckenbodenmuskeln kommen.

Unter der Geburt kann der Beckenboden verletzt oder überdehnt werden, dazu kommen Schädigungen der den Beckenboden versorgenden Nerven, die langfristig eine Beckenbodenschwäche hervorrufen können mit teilweise weitreichenden Folgen – einer Gebärmuttersenkung und dem Tiefertreten des Beckenbodens und damit der Beckenorgane.

---

1 https://www.urologenportal.de/patienten/patienteninfo/patientenratgeber/vorzeitiger-samenerguss-ejaculatio-praecox.html

9

ERKRANKUNGEN UND PROBLEME IM BECKEN UND IM UROGENITALTRAKT

Die folgenden Erkrankungen und Probleme im Urogenitaltrakt nehmen Bezug auf das Thema des Buchs – Beckenbalance – und wie Sie als Anwenderin mit den von mir vorgestellten Übungen präventiv und teilweise rehabilitativ Ihre körperlichen Symptome und die Ursachen bearbeiten können.

Ziehen Sie bitte einen Arzt zurate, besonders bei schwerwiegenden Symptomen.

Die Beschreibungen der Erkrankungen und Probleme und die dazugehörigen Tipps sollen helfen, das Thema zu verstehen, ganzheitlich und eigeninitiativ die Übungen und Bewegungen auszuprobieren.

Ihr Körper sendet Ihnen Informationen, er gibt Signale. Erst schwach, dann immer stärker. Sie werden erst auf diese Signale hören, wenn sie so unangenehm und schmerzhaft sind, bis Sie diese nicht mehr ignorieren können.

ACHTUNG!

Nicht alle Erkrankungen rund um den Beckenboden und den Urogenitaltrakt lassen sich mit Beckenbodentraining oder Physiotherapie beheben. Manchmal ist die Problematik so weit fortgeschritten, dass eine Operation unausweichlich ist. Dafür spielt das Beckenbodentraining vor und nach der OP eine sehr große Rolle. Es ist deshalb ratsam, sich mit einem präventiven Beckenbodentraining auf eine Operation vorzubereiten. Ziehen Sie dafür bitte auch einen Physiotherapeuten zurate, der urogynäkologisch ausgebildet ist (siehe Adressenliste AG GGUP https://www.ag-ggup.de/).

Warum?

Vor der Operation erlernen Sie Übungen zur Körperwahrnehmung und „Basics" – einfache Übungen, wie Sie den Beckenboden individuell ansteuern können.

Aktivieren, aber auch locker lassen und entspannen können. Dazu lernen Sie, wie Sie die Atmung richtig dazu einsetzen.

Die Muskulatur lernt so die beiden verschiedenen Zustände – Anspannen und Loslassen. Bei regelmäßigem Training auch die Grundaktivierung. Also ohne darüber nachdenken zu müssen, eine leichte Grundspannung im Beckenboden aufzubauen. Dieses Gefühl der Grundspannung kann im Gehirn verankert werden. Wie eine gute Körperhaltung, aufrecht, offen und lebensfroh. Oder so automatisiert wie das Autofahren.

So lernen Sie, das Gefühl, Spannung und die Entspannung, direkt anzusteuern. Deshalb fällt Ihnen anschließend die Rehaphase umso leichter. Ihr Körper, Ihre Beckenbodenmuskeln wissen dann nämlich schon, was zu tun ist. So finden Sie eine viel schnellere und leichtere Rückkehr in den Alltag.

Dies ist auch der Grund, warum sich Schwangere auf die Geburt in Kursen vorbereiten. Sie erlernen Übungen für den Beckenboden, werden mental auf die Geburt des Kindes vorbereitet, und somit fällt ihnen auch die Rückbildung leichter. Diese Frauen fühlen sich schneller wieder wohl, werden leichter ihre Babypfunde los und haben schnell einen Zugang zu ihrem Beckenboden und eine damit verbundene Blasen- und Stuhlkontrolle. Natürlich kommt es auch auf die Grundkonstitution an, ob es Komplikationen in der Schwangerschaft, während oder nach der Entbindung gab.

9.1 GEBÄRMUTTERSENKUNG

Eine Gebärmuttersenkung hat verschiedene Ursachen. Im Laufe unseres Lebens senkt sich die Gebärmutter von selbst etwas nach unten, so wie alle muskulären und bindegewebigen Strukturen im Alter weicher und lockerer werden und der Schwerkraft nachgeben. Hinzu kommen Geburtsverletzungen, Dammrisse, Beckenbodeneinrisse, mehrere Schwangerschaften, schwere Babys, schwere körperliche Arbeit, Übergewicht, chronischer Husten.

Ein oder mehrere Faktoren davon begünstigen die Gebärmuttersenkung. Hilfreich ist hier die regelmäßige Kontrolle durch die Frauenärztin und ein regelmäßiges Beckenbodentraining.

Die Gebärmutter ist mit den Mutterbändern im weiblichen Becken verankert, die genaue Lage ist abhängig von der Füllmenge des Mastdarms und der Harnblase. Der vordere Teil der Gebärmutter liegt auf der Harnblase, der hintere Teil grenzt an den Mastdarm.

Des Weiteren wird die Gebärmutter durch das Parametrium, eine frontale Platte, die aus Bindegewebe besteht und von mehreren Bändern, die unter anderem zur Kreuzbeinhöhle ziehen, verstärkt. Dadurch befindet sich die Gebärmutter in einer Art Schweblage, die außerdem durch die Beckenmuskulatur gestützt wird.

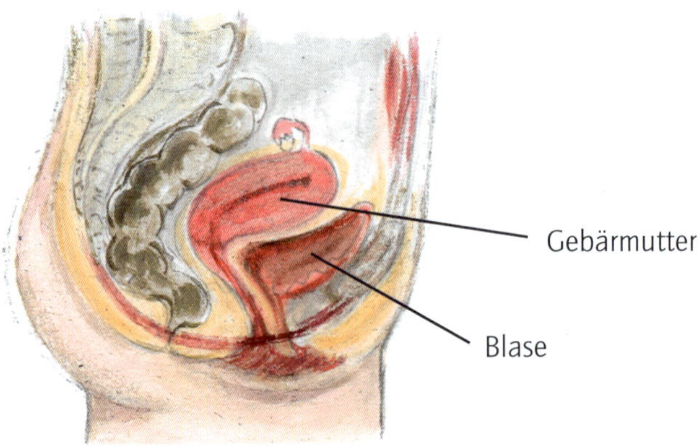

Abb. 28: Beckenboden und andere Beckenorgane in ihrer normalen Lage

9.1.1 SYMPTOME EINER GEBÄRMUTTERSENKUNG

- Ein Fremdkörpergefühl in der Scheide;
- ein ziehender Schmerz im Unterleib;
- Rückenschmerzen im Bereich der Lendenwirbelsäule und des Kreuzbeins;
- unwillkürlicher Urinabgang beim Lachen, Niesen oder Husten, Hüpfen oder Heben (sogenannte *Belastungsinkontinenz*);
- Schmerzen beim Geschlechtsverkehr;
- häufige Harnwegsinfekte;
- ständiger Harndrang sowie
- Verstopfungen oder unvollständige Darmentleerung.

Senken sich Scheide oder Gebärmutter weiter ab, können diese in fortgeschrittenen Stadien am Scheideneingang sicht- oder tastbar werden (sogenannter *Uterusprolaps*). Auch der Enddarm kann mitbetroffen sein.

Wie weit die Gebärmuttersenkung fortgeschritten ist, diagnostiziert die Frauenärztin und lässt sich folgendermaßen unterscheiden.

Bei einer **Gebärmuttersenkung ersten Grades** bleibt der Gebärmutterhals noch vollständig in der Scheide, drückt allerdings schon leicht nach unten auf den Muttermund. Dieser deutliche Eintritt der Gebärmutter in die obere Scheide ist auf dem Bild sehr gut erkennbar. Ein Fremdkörpergefühl und Schmerzen beim Geschlechtsverkehr sind deutlich spürbar.

Eine zusätzliche Druckbelastung, z. B. durch Niesen, Husten, Lachen, verstärkt den Druck nach unten.

> **TIPP**
>
> Wenn Sie husten müssen, drehen Sie bei aufrechter Haltung immer den Kopf zur Seite. So entlasten Sie den mittigen Druck auf den Bauchraum.

Besonders direkt nach Schwangerschaften (auch nach Kaiserschnitten) ist eine gute Rückbildungsgymnastik und ein Beckenbodentraining wichtig. Nicht selten kommt es in der Zeit nach der Entbindung zu einem Kontrollverlust von Blase und Darm.

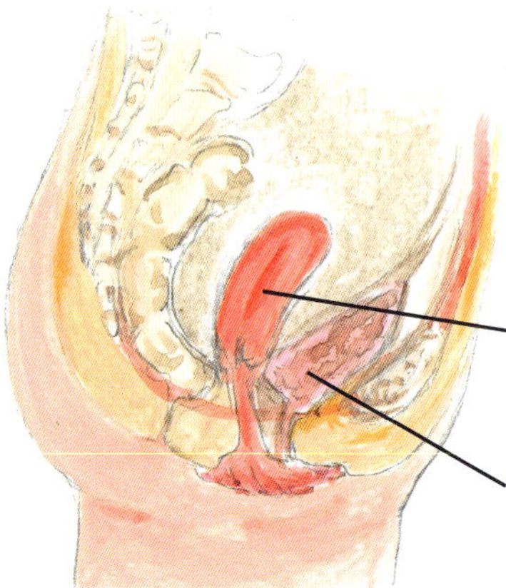

Abb. 29: Gebärmuttersenkung ersten Grades

Durch das Gewicht des Babys in den letzten Monaten der Schwangerschaft haben die Beckenbodenmuskeln viel Druck aushalten müssen und können dementsprechend geschwächt und überdehnt sein. Auch durch den hormonellen Einfluss in der Schwangerschaft kann der Beckenboden weicher und nachgiebiger geworden sein. Eine vaginale Geburt ist nochmals eine besondere Herausforderung für den Beckenboden, da er sich öffnen und loslassen muss, um das Kind zu gebären. Außerdem können Dammrisse die muskulären Strukturen des Beckenbodens zusätzlich verletzen.

Bei einer *Gebärmuttersenkung zweiten Grades* tritt die Gebärmutter deutlich aus der Scheide heraus, wenn von oben Druck auf den Bauchraum und besonders auf die Gebärmutter ausgeübt wird. Im Liegen bzw. wenn von oben kein Druck vorhanden ist, zieht sich die Gebärmutter in die Vagina zurück. Allerdings wird die Vagina leicht nach außen geschoben. Dieser Zustand ist schmerzhaft und die Ausstülpung als deutlicher Fremdkörper spürbar. Unter Bewegung und bei manchen Sportarten verliert die Frau Harn.

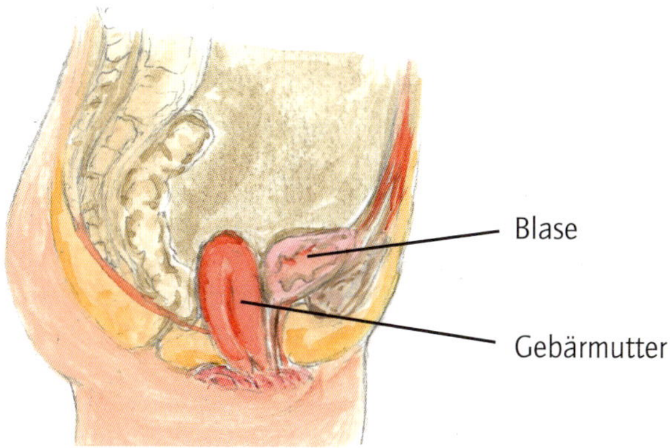

Abb. 30: Gebärmuttersenkung zweiten Grades

Bei einem *Gebärmuttervorfall dritten Grades* senkt sich die Gebärmutter tief durch die Vagina nach unten und außen. Der Gebärmutterhals liegt frei, die Vagina ist vollständig nach außen gewölbt. Scheidenwand und Gebärmutterhals trocknen aus und die sensible Scheidenschleimhaut verändert sich zu festerem Bindegewebe. Die Frauen leiden unter Entzündungen der Vagina und blutigem Ausfluss. Durch die äußere Reibung entstehen am sensiblen Muttermund häufig Druckgeschwüre.

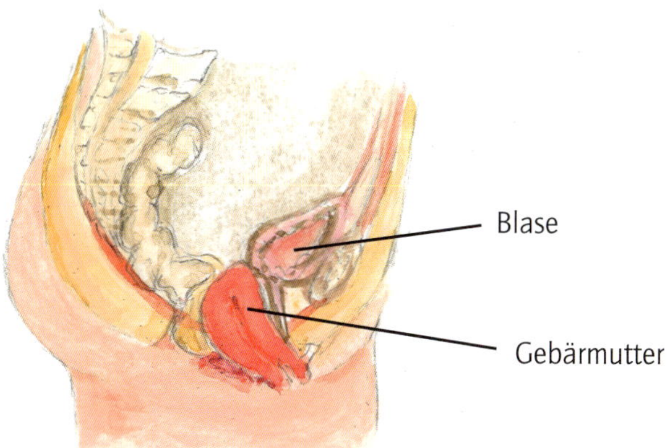

Abb. 31: Gebärmuttersenkung dritten Grades

9.1.2 SENKUNG DER VORDEREN/HINTEREN SCHEIDENWAND

Man unterscheidet hier die Senkung der vorderen und hinteren Scheidenwand. Bei einer Senkung der vorderen Scheidenwand kommt diese mit der dahinterliegenden Blase tiefer und kann teilweise als ballonartige Vorwölbung im Scheideneingang getastet werden.

Bei einer Senkung der hinteren Scheidenwand wölbt sich entsprechend die hintere Scheidenwand vor und der Mastdarm zeigt eine Ausbuchtung. Häufig kommt es hier zu Darmentleerungsstörungen.

Bei leichten Formen und zur Vorbeugung werden folgende Empfehlungen gegeben:

Vermeiden von schwerem Heben, Vermeidung von hartem Stuhlgang und Beckenbodengymnastik. Meist vorübergehend oder bei Gründen, die gegen eine Operation sprechen, wird auch eine Pessartherapie verwendet. Hier wird ein weicher Silikonwürfel oder Ring in die Scheide eingelegt, der die vorgefallenen Organe zurückhält.

Die Symptome einer Senkung der vorderen Scheidenwand sind:

- Fremdkörpergefühl in der Scheide oder außerhalb davon;
- langsamer Harnstrahl;
- Blasenentleerungsstörung;
- häufiger Harndrang oder verstärkter Harndrang;
- Inkontinenz und Urinverlust bei körperlicher Belastung;
- Rückenschmerzen sowie
- Unterleibsschmerzen.

Je nach Schweregrad der Senkung kann vorübergehend eine Operation aufgeschoben werden. Wegtrainieren lässt sich die Scheidensenkung leider nicht. Allerdings leiden manche Frauen mehr, manche Frauen weniger bis gar nicht unter der Senkung. Hier muss der Urogenitaltrakt ganzheitlich betrachtet werden.

- Welche Auswirkungen hat die Senkung auf die umliegenden Organe?
- Sinken auch Blase und Enddarm tiefer?
- Wie instabil ist mittlerweile der Blasenhals?

Durch die ständige körperliche Belastung im Alltag wird die Senkung im Laufe der Jahre eher schlechter und benachteiligt dadurch die umliegenden Organe. Lassen Sie sich hier in einem Beckenbodenzentrum gut aufklären!

9.2 INKONTINENZ – WAS WILL MIR MEIN KÖRPER DAMIT SAGEN?

„Die Inkontinenz tötet dich nicht, aber sie nimmt dir das Leben." Dieser Satz von Daniela Hayder-Beichel, Pflegewissenschaftlerin aus dem Film *Tabu Inkontinenz*, sagt viel über das Tabuthema Inkontinenz aus. Viele Patientinnen planen ihre Termine oder Einkaufswege so, dass sie jederzeit wissen, wo sie eine Toilette aufsuchen können. Sie vermeiden längere Unternehmungen oder Wanderungen in der Gruppe, da sie vielleicht keine Toilettenmöglichkeiten vorfinden. Und Frauen setzen sich ungerne hinter das Gebüsch, wenn sie innerhalb einer Gruppe unterwegs sind.

Diese Einschränkungen sind für viele Patientinnen so groß, dass sie sich immer mehr abschotten und das soziale Leben dadurch sehr eingeschränkt ist.

Viele Patientinnen trinken aufgrund ihrer Blaseninkontinenz weniger, weil sie im Umkehrschluss hoffen, weniger häufig und weniger stark einen Harndrang zu verspüren, aber das Gegenteil ist oft der Fall.

Wird die Blase nicht gut durchspült, und dafür sind mindestens 1,5 Liter pro Tag nötig, werden die Nieren durch die geringere Flüssigkeitsmenge unterversorgt. Sie können so ihre normale „Entgiftungsfunktion" nicht mehr optimal erfüllen. Durch die geringere Urinmenge werden Harnleiter, Blase und Harnröhre nicht mehr so gut durchgespült. So können sich sehr viel leichter Infektionen entwickeln, die wiederum die Entstehung und Unterhaltung von Inkontinenz fördern.

Weniger zu trinken verstärkt die Inkontinenz!

Durch die Füllung der Blase wird normalerweise auch die Blasenmuskulatur trainiert. Ist die Blase nur noch gering gefüllt, so fällt dieses Training weg. Das Fassungsvermögen der Blase verringert sich allmählich, und dies bedingt die Inkontinenz.

9.3 INKONTINENZFORMEN

Es gibt verschiedene Formen von Inkontinenz. Wir unterscheiden in der Medizin Inkontinenzformen wie folgt:

- Belastungsinkontinenz,
- Dranginkontinenz,
- Überlaufinkontinenz und
- Reflexinkontinenz.

9.3.1 BELASTUNGSINKONTINENZ

Diese Form der Inkontinenz hat nichts mit Berufs-, Beziehungs- oder Alltagsbelastung zu tun. Vielmehr sind die Muskeln, welche die Blase unten abschließen, zu schwach. In besonderen Belastungssituationen sind sie dann nicht mehr in der Lage, den Urin in der Blase zu halten – die Betroffene verliert kleinere oder größere Mengen Harn.

Alle Auslöser der Belastungsinkontinenz haben eines gemeinsam: Sie erhöhen den Druck im Bauchraum und damit auch auf die Blase. Je nach Ausmaß der Muskelschwäche unterscheidet man drei Grade von Belastungsinkontinenz:

- Grad eins: Harnabgang nur beim Husten, Lachen, Niesen oder Pressen.
- Grad zwei: Harnabgang bei Bewegung oder beim Aufstehen und Hinsetzen.
- Grad drei: Harnabgang während des Liegens.

Es gibt mehrere Gründe, warum es zu einer Inkontinenz kommen kann und die Blase bei besonderer Belastung nicht dicht abschließt. Am häufigsten ist eine Beckenbodenschwäche, beispielsweise nach mehreren Geburten oder Unterleibsoperationen.

Ein zweiter Grund ist die Absenkung der Organe im weiblichen Becken, die oft mit der Beckenbodenschwäche zusammenspielt. Normalerweise halten Bänder und Muskeln die Blase, Gebärmutter und Vagina an ihrem Platz. In diesem Fall aber sind sie zu schwach, sodass die Organe im Becken ein Stück tiefer rutschen. Auch die Harnröhre sackt nach unten, was den Abschlussmechanismus unterhalb der Blase beeinträchtigt.

Eher selten kommt es vor, dass die Muskeln der Harnröhre selbst nicht ausreichend stark sind und es so zu einer Inkontinenz kommt. Im Normalfall verstärken die umgebenden Muskeln des Beckenbodens die Kraft der Harnröhrenmuskeln.

9.3.2 DRANGINKONTINENZ

Sie wird auch als Urge-Inkontinenz (*urge* = engl. Drang) oder Reizblase bezeichnet. Diese Form von Inkontinenz verstärkt sich oft durch Kälte – vor allem kalte Füße. Betroffene leiden unter einem andauernden Harndrang. Der unwillkürliche, schwallartige Harnabgang entsteht durch zwei Mechanismen:

- **Muskuläre (motorische) Dranginkontinenz:** Die Muskeln, die den Harn aus der Blase herauspressen, sind überaktiv. Normalerweise werden sie durch das zentrale Nervensystem gebremst und erst bei voller Blase aktiviert. Gehirnerkrankungen wie Tumore, Entzündungen oder Schlaganfälle können diese Muskelhemmung außer Kraft setzen. Harnaustreibende und -haltende Muskeln arbeiten dann ständig gegeneinander.
- **Sensorische Dranginkontinenz:** Veränderungen in Blase und Blasenwand führen zu einer Fehlwahrnehmung und signalisieren, dass die Blase schon voll ist. Umbauprozesse in der Blasenschleimhaut durch Östrogenmangel in der Menopause, nach Strahlenbehandlungen oder häufigen Blasenentzündungen, Blasensteine und -tumore können die Ursachen sein.

9.3.3 ÜBERLAUFINKONTINENZ

Im Gegensatz zur Dranginkontinenz sind bei der Überlaufinkontinenz entweder die Muskeln, die die Blase entleeren sollen, zu schwach oder der Widerstand unterhalb der Blase ist zu stark. In der Folge entleert sich die Blase von selbst, wenn sie vollgefüllt ist: Sie „läuft über".

Es gibt mehrere Ursachen für eine Überlaufinkontinenz:

- Bei der operativen Entfernung von Eierstocktumoren oder der Gebärmutter werden oft benachbarte Nerven geschädigt oder mitentfernt. Den Blasenmuskeln fehlen dann die anregenden Impulse – eine Inkontinenz entsteht.
- Bei Tumoren oder verletzungsbedingten Erkrankungen des unteren Rückenmarks werden manchmal die zentralen Schaltstellen für die Blasenmuskeln geschädigt.
- In manchen Fällen arbeitet die Blasenmuskulatur zwar größtenteils normal, kann aber bei erhöhtem Widerstand zu schwach sein.
- Bei Diabetikern können auch die Nerven erkranken, die vom Rückenmark zur Blase führen.

Die Muskeln, die durch diese Nerven versorgt werden und den Harn auspressen, arbeiten dann nicht mehr richtig.

Auch während der Schwangerschaft, bei Absenkung der Gebärmutter, Tumoren des kleinen Beckens oder infolge einer Verengung der Harnröhre kann es zur Inkontinenz kommen.

9.3.4 REFLEXINKONTINENZ

Die Reflexinkontinenz hat oft schwerwiegende Ursachen oder Erkrankungen. Männer und Frauen sind hier gleichermaßen betroffen. Die Ursachen einer Reflexinkontinenz liegen oft an einer Erkrankung oder Schädigung des Gehirns bzw. des Rückenmarks. Dabei werden Nervenimpulse aus dem Gehirn, die für die Blasenentleerung verantwortlich sind, unterbrochen. Erkrankungen wie Multiple Sklerose, Parkinson, Demenz oder ein plötzlicher Schlaganfall, eine Querschnittlähmung durch einen Unfall sind hier die Ursachen.

Die Blase entleert sich reflexartig, ohne einen vorher auftretenden Harndrang zu verspüren.

Diese ungewollte Blasenentleerung kann durch Therapien, wie die Legung eines Blasenkatheters, durch Elektrostimulation oder eine Operation behandelt werden. Allerdings sind die Erfolgsaussichten individuell und die normale, kontrollierte Blasenfunktion oft nicht mehr vollständig herstellbar.

9.3.5 BLASENSCHWÄCHE UND INKONTINENZ WÄHREND UND NACH DER SCHWANGERSCHAFT

Während der Schwangerschaft wirken viele verschiedene Ursachen auf den Körper bzw. die Blase der Frau. Ein wichtiger Faktor ist das immer schwerer und größer werdende Baby, das durch die Gebärmutter nach unten in Richtung Blase Druck ausübt. Das Blasenvolumen kann nicht mehr optimal ausgenutzt und gefüllt werden, und schon kleine Urinmengen in der Blase reichen aus, und die Schwangere verspürt schon starken Harndrang. Dazu bewirken die Hormone Relaxin und Progesteron ebenfalls, dass der Harndrang schneller und öfters spürbar wird.

Da die Beckenbodenmuskeln durch die Schwangerschaftshormone ebenfalls weicher und nachgiebiger werden, können sie dem Urindrang auch weniger entgegenwirken als im nicht schwangeren Zustand. Sie bereiten sich schon während der Schwangerschaft auf die Geburt vor, denn sie müssen sich während der Geburt weit öffnen, um das Baby durch das Becken nach außen schieben zu können.

Beckenbodentraining macht daher schon während der Schwangerschaft Sinn, denn die Beckenbodenmuskeln werden nun besonders stark belastet. Außerdem erlernt die Frau während der Schwangerschaft (hat sie es nicht schon vorher getan) einen guten Zugang und eine besondere Wahrnehmung für ihren Beckenboden.

Nachweislich verläuft eine Geburt für die Frau positiver, wenn sie sich schon vorab mit Wahrnehmungsübungen für Becken und Beckenboden auf die Geburt vorbereitet hat. Die Verletzungen durch Dammriss sind weniger massiv und das Wiedererlangen eines stabilen Beckenbodens nach der Entbindung verläuft schneller.

Da das Baby und der Organismus der Frau während der Schwangerschaft besonders viel Flüssigkeit benötigen, sollte jede Schwangere auf ein ausreichendes Trinkverhalten achten. So kann außerdem das Blasentraining unterstützt werden.

Und trotzdem passiert es, dass selbst die sehr gut trainierte und mit ihren Beckenbodenmuskeln vertraute Frau beim Niesen, Husten oder Lachen bei einer vollen Blase Harn verliert.

So what! Sie sind schwanger und das ist völlig in Ordnung!

Nach der Entbindung kann durch Verletzungen von Schamlippen, Damm, Afterringmuskel und Beckenbodenmuskeln ebenfalls das normale Gefühl von Harn- und Stuhldrang verloren gegangen sein. Wenn medizinisch alles abgeklärt ist, geben Sie sich einfach Zeit und vertrauen Sie Ihrem Körper und Ihrer Wundheilung.

Sobald Sie nach einigen Tagen mit einem moderaten Beckenbodentraining beginnen können, werden Sie bald wieder die volle Kontrolle über Blase und Darm haben. Nicht jede Frau ist davon betroffen! Fragen Sie hierzu auch Ihre Hebamme.

10

DER BECKENBODEN IN DER SCHWANGERSCHAFT

Für den Körper ist eine Schwangerschaft ein absoluter Ausnahmezustand. Innerhalb der neun Monate von der Befruchtung der Eizelle bis zur Geburt des Babys finden zahlreiche Veränderungen in Stoffwechsel und Hormonhaushalt statt. Das Gewebe wird weicher und nachgiebiger, Bänder und Sehnen dehnbarer, um der Gebärmutter und dem Bauch das Wachsen zu ermöglichen. Dazu steigt im Körper das Blutvolumen stark an.

Durch die immer größer werdende Gebärmutter, die im Laufe der Schwangerschaft aus dem kleinen Becken bis unter die Rippen nach oben wächst, werden die inneren Organe an andere Positionen innerhalb des Bauchraums geschoben. Diese ganzen Faktoren sind für einen gesteigerten Harndrang und das Druckgefühl auf die Blase während der gesamten Schwangerschaft verantwortlich.

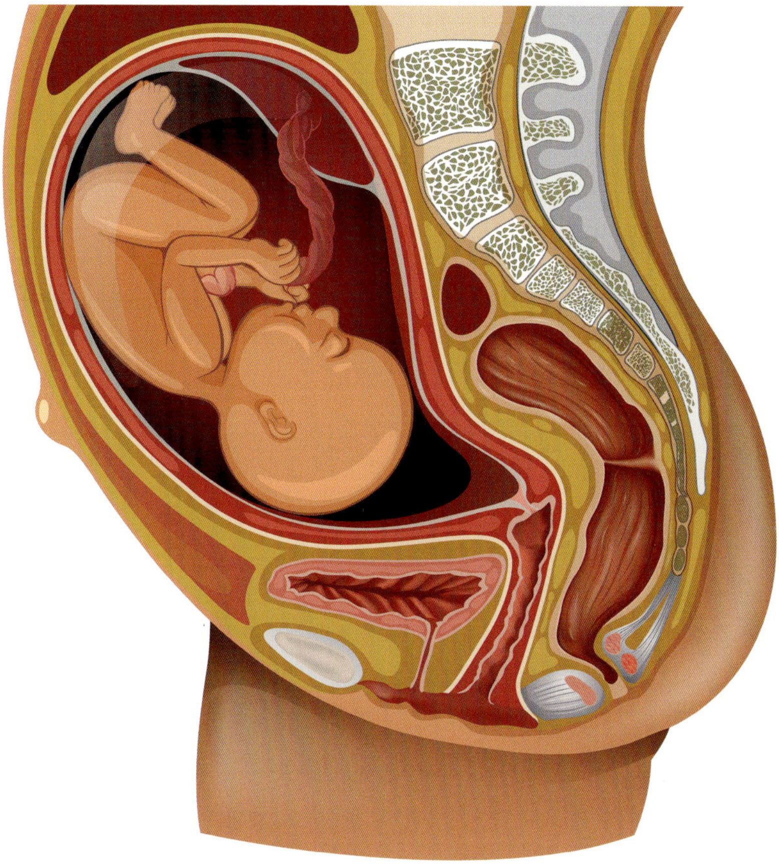

Abb. 32: Der Beckenboden in der Schwangerschaft

10.1 DIE ROLLE DER SCHWANGERSCHAFTSHORMONE

Die wichtigsten Hormone in der Schwangerschaft sind das Östrogen, das Progesteron (ein Gestagen), sowie das Humane Choriongonadotropin (HCG). Am Ende der Schwangerschaft (drittes Trimester) kommt noch das Hormon Relaxin hinzu.

Die Östrogene unterstützen in erster Linie das Heranreifen der Eizelle sowie deren Wanderung in die Gebärmutter. Die Hormone Progesteron und das HCG sorgen für die Aufrechterhaltung der Schwangerschaft. Durch diese Hormone werden Muskulatur und Bindegewebe weicher und flexibler, damit die Gebärmutter wachsen und sich ausdehnen kann. Dies betrifft nun alle Muskelbereiche, auch die Muskulatur um die Harnblase und des Beckenbodens, die nun schneller dem steigenden Druck nachgeben.

Deshalb ist bei einer nur leicht gefüllten Blase dieser Druck zu spüren. Aus diesem Grund kommt es auch zu einer Schwangerschaftsinkontinenz, bei der die Schwangere beim Niesen, Lachen und Husten oder unwillkürlich unkontrolliert einige Tröpfchen Urin verliert.

Relaxin wirkt schwangerschaftserhaltend, lockert die Bänder für ein gutes Gebärmutterwachstum und sorgt für eine Lockerung der Symphyse (Schambein), was geburtserleichternd wirkt.

10.2 VERÄNDERUNGEN IM FLÜSSIGKEITSHAUSHALT

Der veränderte Hormonhaushalt bewirkt auch einen stetigen Anstieg des Flüssigkeitsgehalts im Organismus. Gegen Ende der Schwangerschaft transportiert der Körperkreislauf rund 35 Prozent mehr Flüssigkeit durch den Körper als vor der Schwangerschaft, zum Beispiel, um das Fruchtwasser in der Gebärmutter ständig zu erneuern.

Ein Beispiel: Durchschnittlich transportiert der Blutkreislauf in der 30. Schwangerschaftswoche rund 2,5 Liter Wasser pro Stunde von der Mutter und zum Kind zurück. Das Mehr an Flüssigkeit wird durch die Nieren gefiltert und landet schließlich als Urin in der Blase. Deshalb auch der ständige Harndrang in der Schwangerschaft. Und bitte darum auch nicht weniger trinken! Sonst droht die Gefahr für Harnwegsinfekte und Kreislaufprobleme der werdenden Mama.

Auch sollte man dem Harndrang nachgeben und regelmäßig zur Toilette gehen, denn so werden die Keime aus der Blase gespült und einem Infekt vorgebeugt. Außerdem kommt es bei vielen Schwangeren zu Wassereinlagerungen im Gewebe, die sehr unangenehm werden können, vor allem in den heißen Sommermonaten. Was dagegen hilft? Viel trinken!

10.3 GEWICHTSZUNAHME

In der Schwangerschaft steigt das Körpergewicht um durchschnittlich 12,5 Kilogramm. Aber auch eine Zunahme von 20 Kilogramm ist normal, wenn die Frau dabei keinen Schwangerschaftsdiabetes entwickelt. Dies wird durch einen Zuckerbelastungstest in der Frauenarztpraxis kontrolliert. Eine Ursache der Gewichtszunahme ist vom Körper gespeichertes Fett für die anstrengende Zeit nach der Geburt, ein Teil Gewebeflüssigkeit. Der überwiegende Teil ist allerdings nach dem Gewicht Gebärmutter, Fruchtwasser und Baby geschuldet. Sie üben gegen Ende der Schwangerschaft einen hohen mechanischen Druck aus, der jeden Beckenboden auf eine harte Probe stellt.

Auch der Harndrang am Anfang einer Schwangerschaft geht bereits auf die Gebärmutter zurück, obwohl sie in diesem Stadium noch klein und nicht so schwer ist. Im ersten Schwangerschaftsdrittel breitet sie sich aber schnell über das große Becken nach oben aus. Etwa ab dem vierten Monat wächst sie in Richtung Bauchhöhle, was den Druck zumindest zeitweise wieder etwas mindert.

10.4 VERSTÄRKUNG DER BECKENBODENPROBLEMATIK IN DER SCHWANGERSCHAFT

Außer den oben genannten Faktoren, wie Gewichtszunahme, Hormone und Veränderungen des Flüssigkeitshaushalts, verstärken weitere Faktoren die Beckenbodenproblematik und eine damit einhergehende mögliche Inkontinenz, Druckgefühle nach unten und Gebärmuttersenkung.

Vermeiden Sie schweres Heben und Tragen und verzichten Sie auf Sprünge und Hüpfer beim Sport. Jumping Jacks, Trampolinspringen, Joggen und andere Bewegungen, die auch im nicht schwangeren Zustand Gelenken, Bändern und dem Beckenboden einiges abverlangen.

Intuitiv werden Sie als Schwangere spüren, was Ihnen guttut und worauf Sie vielleicht verzichten möchten.

Wenn Sie regelmäßig Fitnessworkouts durchführen, aktivieren Sie möglichst durchgängig bei anstrengenden Übungen, z. B. Planks oder beim Arbeiten mit (nicht zu schweren) Gewichten, Ihren Beckenboden.

Übungstipp beim Workout

Bauen Sie durchgängig eine **leichte** Grundspannung (siehe Kap. 23) Ihres Beckenbodens während Ihres Workouts auf. Dies gilt auch für Nichtschwangere! Diese leichte Grundspannung sollte so minimal sein, dass Sie dabei ganz entspannt atmen können.

Ich bin selbst begeisterte Läuferin und laufe meist mehrmals wöchentlich 8-10 Kilometer pro Laufeinheit. Mir ist meine regelmäßige Bewegung wichtig, und das Laufen im Wald ist für mich außerdem ein regelrechtes Entspannungstraining. Hier kann ich abschalten, viele Gedanken verarbeiten, neue Energie tanken. In meinen Schwangerschaften habe ich mein Laufprogramm intuitiv nach der 16. Woche aufgegeben. Ich habe mich dabei nicht mehr wohlgefühlt und bin zu regelmäßigen Spaziergängen und Walking übergegangen.

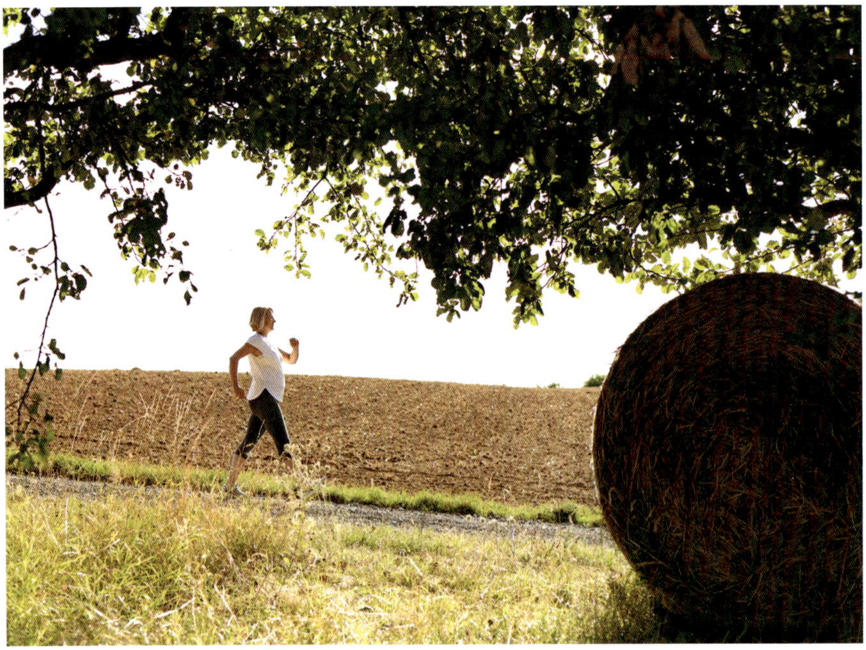

In der fortgeschrittenen Schwangerschaft wird man als Frau immer weniger belastbar, körperlich und seelisch. Bitten Sie um Hilfe, wenn Sie schwere Einkäufe zu transportieren haben. Und wenn es nicht anders geht: Aktivieren Sie vor dem Heben und Tragen Ihren Beckenboden, und halten Sie diese Spannung während des Tragens konstant aufrecht.

Bedenken Sie, dass sich seelischer Stress wiederum auf Ihren Körper auswirken kann. Rückenschmerzen, ISG-Blockaden sind häufig Symptome von Wassereinlagerungen und muskulären Verspannungen im Körper.

Trainieren Sie in der Schwangerschaft von Anfang an Ihren Beckenboden. Wenn Sie an einem Geburtsvorbereitungskurs teilnehmen, werden Sie außerdem von der Hebamme ins Beckenbodentraining eingeführt.

Im Gespräch mit Beckenbodenpatientinnen erlebe ich immer wieder, dass sich Frauen entweder noch nie mit dem Beckenboden befasst haben, zu früh resignieren, sich mit ihrem Körper zu wenig beschäftigen oder gar nicht eins mit ihm sind. Viele Frauen haben vielleicht schon vom Beckenboden gehört, meistens in der Geburtsvorbereitung oder in der Rückbildungsgymnastik, haben sich aber noch nie mit dem Thema richtig auseinandergesetzt.

Leider erscheinen die großen und ernst zu nehmenden Folgen erst im Alter. Nämlich wenn die Muskulatur schwächer wird und zunehmend abbaut, wenn die Haltebänder ihre Spannung verlieren oder wenn die körperliche Aktivität nachlässt. Trotzdem erlebe ich immer wieder junge Frauen, die nach einigen Geburten so manche körperliche Bewegung, z. B. Trampolinspringen oder Joggen, nicht mehr ausüben können, da sie durch ihre Beckenbodenschwäche während der Bewegung Urin verlieren.

Übungstipp für den Alltag

Integrieren Sie das Aktivieren der drei Beckenbodenschichten in Ihren Alltag. Wo auch immer Sie stehen, gehen, sitzen, liegen – das Beckenbodentraining in der Schwangerschaft erleichtert Ihre Rückbildungsmaßnahmen nach der Geburt Ihres Kindes.

Atmen Sie tief in Ihr Becken, lassen Sie die Luft weit hineinströmen und wieder hinaus. Öffnen und erweitern Sie dabei Ihre Beckenbodenmuskeln und ziehen Sie sie wieder zusammen.

Beim Ausatmen spannen Sie die Beckenbodenmuskeln an – Sie verschließen Ihre Körperöffnungen, ziehen das Schambein zum Steißbein, ziehen die Sitzbeinhöcker zusammen und im Zentrum des Beckens saugen Sie außerdem alle Muskelschichten in sich hinein.

Beim Einatmen entspannen Sie bewusst alle Beckenbodenmuskeln, lösen Sie jegliche Anspannung.

Finden Sie außerdem Zeit, bewusst den Beckenboden locker zu lassen, z. B. mit Atemübungen.

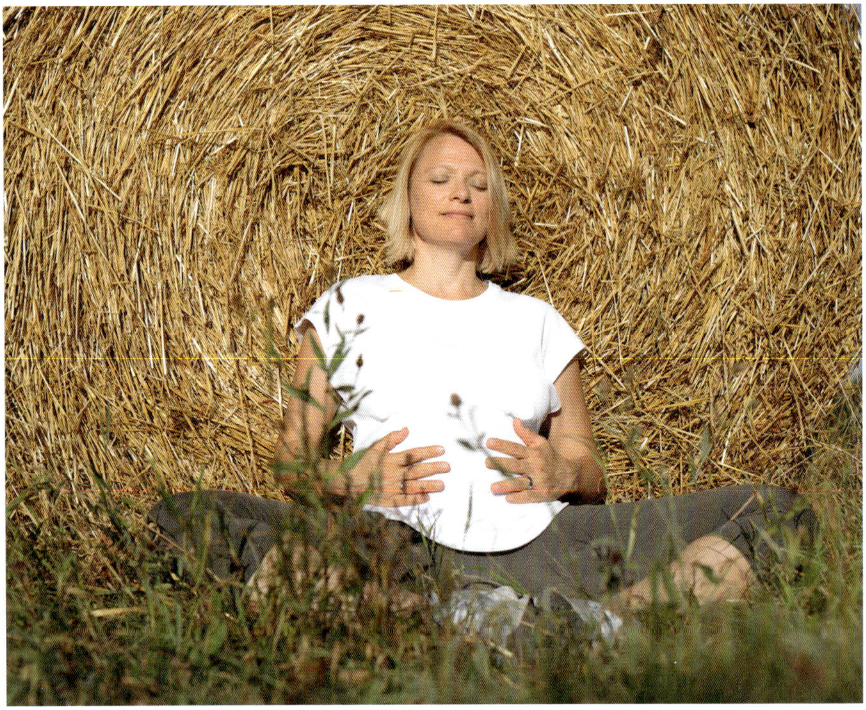

Ein gezieltes Beckenbodentraining erleichtert später den Geburtsverlauf. Denn Sie setzen sich schon vor der Geburt mit Ihrem Urogenitaltrakt bewusst auseinander, erkennen die Zusammenhänge eines entspannten Beckenbodens und einer entspannten Geburt. Mentale und körperliche Entspanntheit sind die Grundvoraussetzung für einen unproblematischen Geburtsverlauf.

Regelmäßige Bewegung in der Schwangerschaft und besonders gegen Ende bereiten ideal auf die Geburt vor, z. B. um das Köpfchen des Babys tiefer ins Becken treten zu lassen. Bereiten Sie sich dazu mental vor, z. B. mit Meditation, Entspannungsmusik, Mantras, Visualisierungen, um ein durchgängig positives Gefühl zu erzeugen.

Podcast-Empfehlung: Die friedliche Geburt von und mit Kristin Graf.

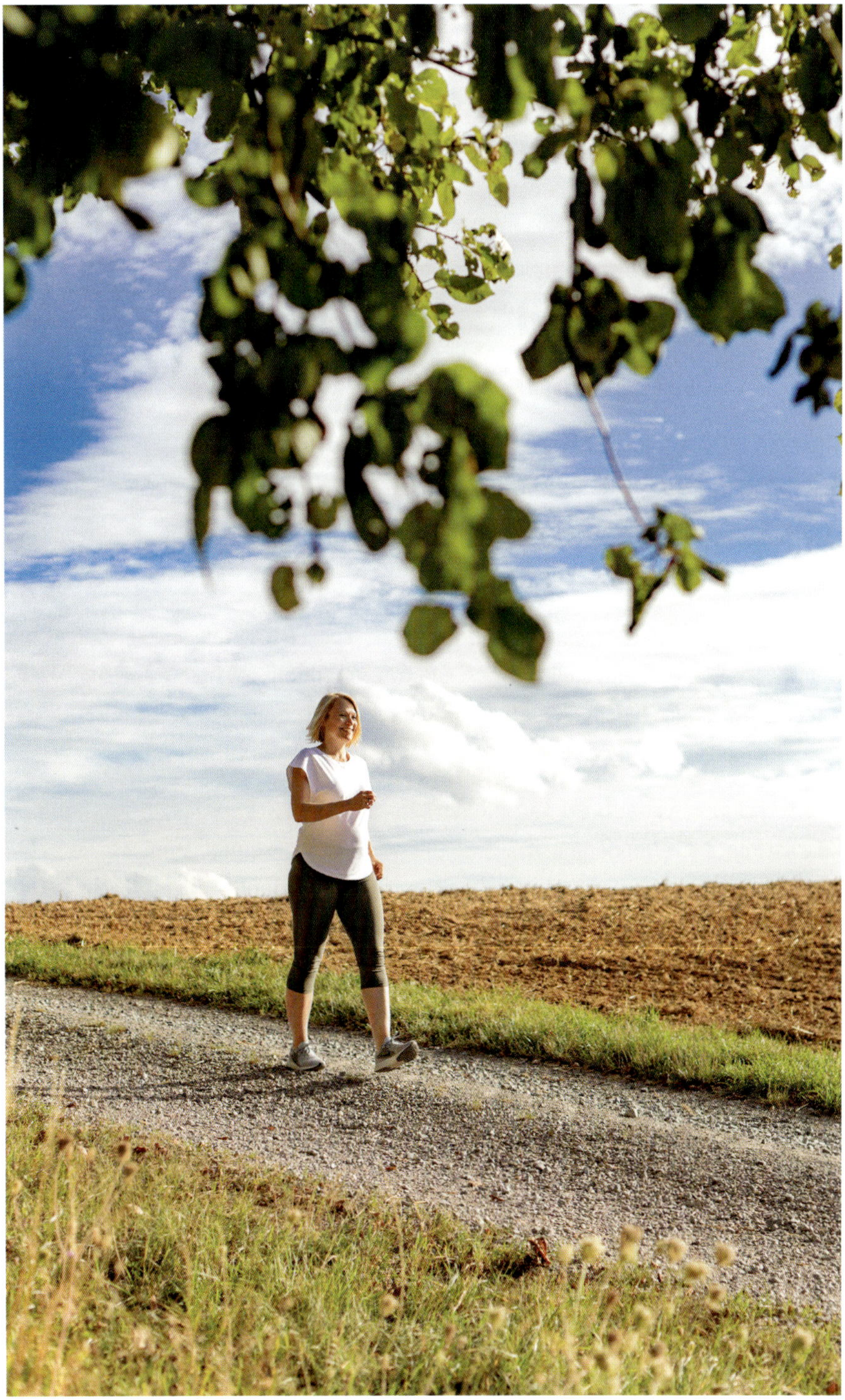

11

DER BECKENBODEN NACH DER ENTBINDUNG

In den ersten Tagen nach der Entbindung sollte schon ein erster sanfter Kontakt mit dem Beckenboden hergestellt werden. Sie tun sich damit leichter, wenn Sie bereits in der Schwangerschaft regelmäßig den Beckenboden trainiert haben, denn so wissen Sie bereits genau, wie sich der Beckenbodenkontakt anfühlen soll.

Je nach Geburtsverlauf, Größe und Schwere des Kindes und dessen Kopfumfang können die Beckenbodenmuskeln überdehnt oder auch eingerissen sein, z. B. bei einem Dammriss. Ein Dammriss wird nach Tiefe und Länge des Einrisses in unterschiedliche Grade eingeteilt.

- Erster Grad: Der Riss ist oberflächlich und betrifft nur die Haut.
- Zweiter Grad: Anteile der Beckenbodenmuskulatur sind zusätzlich etwas eingerissen.
- Dritter Grad: Der äußere Afterschließmuskel ist zusätzlich eingerissen.
- Vierter Grad: Auch die Darmschleimhaut ist aufgerissen.

In manchen Fällen muss ein Dammschnitt durchgeführt werden, z. B. bei einer Saugglocken- oder Zangengeburt oder um insgesamt den Geburtsvorgang zu erleichtern. Wobei ein Dammschnitt einen erweiterten Dammriss zweiten oder dritten Grades eher noch begünstigen kann und der Heilungsprozess viel länger dauert als bei einem Dammriss.

Heutzutage werden eher selten Dammschnitte durchgeführt, da man festgestellt hat, dass ein natürlich gerissener Damm besser verheilt als ein Dammschnitt, auch wenn der Dammriss genäht werden muss.

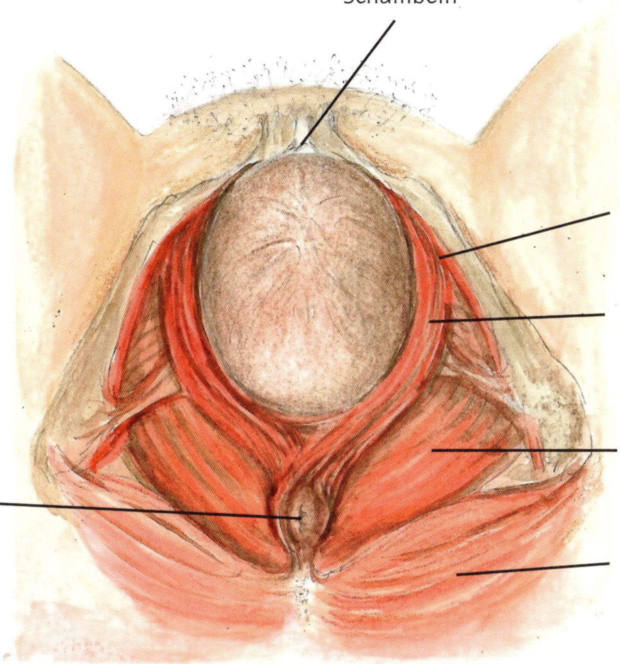

Abb. 33: Der Kopf des Babys dehnt die Beckenbodenmuskeln weit auf.

Bei einem Dammriss zweiten Grades oder höher ist die Verletzung der muskulären Strukturen teilweise tiefer und wird mit einem selbst auflösenden Faden genäht. Leider kann es auch passieren, dass die Naht durch Belastung wieder aufgeht, z. B. wenn sich die Frau im frühen Wochenbett zu viel belastet und bewegt. Trotzdem muss diese Naht meistens nicht nachgenäht werden. Die Wunde schließt sich nach und nach, die Heilung dauert aber etwas länger.

Die Nachsorgehebamme kontrolliert regelmäßig die Wundheilung und empfiehlt verschiedene Möglichkeiten, um die Wundheilung zu unterstützen, z. B. Sitzbäder dreimal täglich mit Tannolact®. Außerdem sollte darauf geachtet werden, dass die Frau nicht direkt auf dem Damm sitzt, aus dem Liegen über die Seite aufsitzt und falls sie stillt, dammentlastend stillt. Hier empfiehlt sich das Stillen im Liegen; es ist grundsätzlich entspannter und entlastet den Beckenboden.

> **ZUSATZINFO**
>
> Leider können auch tiefere Schichten betroffen sein, die von außen nicht sichtbar sind. Bei Unsicherheit bezüglich Ihrer Beckenbodenverletzungen wenden Sie sich an ein Beckenbodenzentrum, das den Beckenboden mit einem 3-D-Ultraschall untersuchen kann. Ein Becken-MRT kann ebenfalls sinnvoll sein.

Die Wundheilung bei einem Dammriss oder einem Dammschnitt verläuft bei jeder Frau anders. Dadurch kann nie genau benannt werden, wie lange die Wundheilung letztendlich dauert. Bei Unsicherheiten steht Ihnen die Hebamme mit Rat und Tat zur Seite.

11.1 DER BECKENBODEN IM FRÜHEN WOCHENBETT

Im frühen Wochenbett sollte auch schon mit leichten Beckenbodenübungen begonnen werden. Nach der Geburt fühlen sich die Beckenbodenmuskeln und die Scheide häufig recht weich und instabil an. Manchmal spüren die Frauen auch Schmerzen am Schambein, z. B. häufig entstanden durch eine Symphysenlockerung unter der Geburt (das Schambein ist eine knorpelige Verbindung des vorderen Beckens und kann sich bei Bedarf unter der Geburt etwas lösen, damit der Kopf des Babys besser durch das Becken passt).

Genauso kann sich auch das Steißbein durch Druck des Köpfchens nach hinten wegklappen und erleichtert so den Geburtsvorgang. Aus diesem Grund haben manche Frauen nach der Geburt leichte Schmerzen am Steißbein. All diese Vorgänge sind ein wahres Wunder der Natur. Und nach einigen Wochen der Wundheilung und Regeneration haben sich Becken, Gebärmutter und Beckenbodenmuskeln wieder gut regeneriert.

Allerdings soll vor allem die Stabilität des Beckenbodens durch sanfte Übungen im Wochenbett und danach unterstützt werden. Durch Schwangerschaft und Geburt sind die Beckenbodenmuskeln häufig stark überdehnt und geschwächt und dürfen auf keinen Fall zu schnell zu stark belastet und trainiert werden. Mit einer Rückbildungsgymnastik, wie sie von Hebammen angeboten wird, kann schon circa 3-4 Wochen nach der Entbindung (nach Spontangeburt) begonnen werden.

Nach einem Kaiserschnitt warten Sie bitte etwas länger bzw. beginnen in der Frühphase mit bauchentlastenden Atemübungen, die das Rumpf-Kapsel-System – das Zusammenspiel zwischen tiefen Bauchmuskeln, Zwerchfell, stabilisierenden Rückenmuskeln und Beckenbodenmuskeln – aktivieren.

11.2 BECKENBODENÜBUNGEN IM WOCHENBETT

Mit den folgenden Übungen kann bereits im Wochenbett ein positiver Kontakt zum Beckenboden hergestellt werden. Wenn Sie in der Schwangerschaft bereits regelmäßig Ihren Beckenboden trainiert haben, werden Sie nach der Entbindung umso schneller wieder einen guten Einstieg finden.

Ich spreche deshalb von „positiven Kontakt herstellen", denn nach der Spontangeburt des Babys fühlen sich die meisten Frauen im Genitalbereich sehr verwundet. Selbst wenn keine größeren Geburtsverletzungen eingetreten sind, z. B. neben Dammverletzungen auch Scheideneinrisse oder Schamlippenschürfungen, ist die Vagina anfänglich sehr geschwollen und empfindlich. Die Beckenbodenmuskeln mussten sich bis aufs Äußerste aufdehnen.

Auch nach einem Kaiserschnitt fühlen sich Frauen erst einmal sehr beeinträchtigt. Der Schnitt am Bauch schmerzt bei den kleinsten Alltagsbewegungen, das Aufstehen, Hinsetzen oder auch nur das aufrechte Gehen fällt schwer.

So gelingt es manchen Frauen anfänglich erst einmal gar nicht, den Beckenboden zu aktivieren.

Über die nachfolgenden Bewegungen, bei denen teilweise unwillkürlich die Beckenbodenmuskeln aktiviert werden, werden Sie wieder Schritt für Schritt einen positiven Kontakt zu Ihrem Beckenboden herstellen können. Ein weiterer Pluspunkt: Die folgenden Übungen unterstützen die Gebärmutterrückbildung und den Wochenfluss.

Das Becken aufrichten und kippen in Rückenlage

Ausgangsposition:
Legen Sie sich in Rückenlage auf eine Matte oder einen nicht zu weichen Untergrund. Stellen Sie beide Beine hüftbreit auf.

Übungsbeschreibung:
Stellen Sie sich vor, Sie möchten Ihr Becken wie eine Welle aufrichten und anschließend nach hinten kippen. Bei der Aufrichtung nähert sich das Schambein dem Bauchnabel an, bei der Rückkippung vergrößern Sie den Abstand wieder.

Atmen Sie während des Aufrichtens aus und aktivieren Sie gleichzeitig sanft die Beckenbodenmuskeln. Sollte Ihnen das Aktivieren der Beckenbodenmuskeln noch nicht gelingen, führen Sie einfach nur die Bewegung aus. Teilweise unwillkürlich arbeiten Ihre Beckenbodenmuskeln mit.

Beim Einatmen entspannen Sie den Beckenboden und kippen das Becken nach hinten. Führen Sie diese Übung circa 1-2 Minuten lang durch. Nehmen Sie sich Zeit und führen Sie die Übung in Ruhe durch.

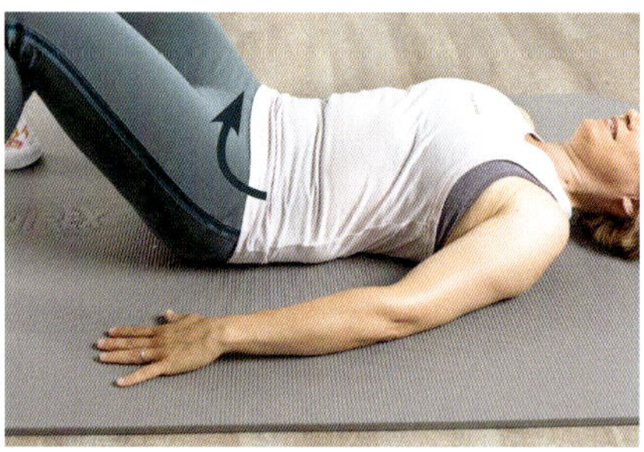

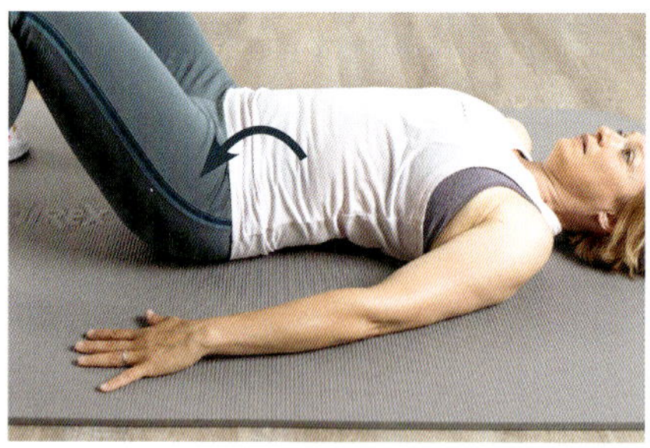

Das Becken kreisen

Ausgangsposition:
Legen Sie sich in Rückenlage auf eine Matte oder einen nicht zu weichen Untergrund. Stellen Sie beide Beine hüftbreit auf.

Übungsbeschreibung:
Kreisen Sie Ihr Becken in eine beliebige Richtung. Atmen Sie währenddessen ganz entspannt ein und aus. Sie werden bemerken, dass sich beim Beckenkreisen die eine Hälfte des Kreises in der Beckenaufrichtung befindet, die andere Hälfte in der Kippung nach hinten.

Spannen Sie, sobald die kreisende Bewegung in die Aufrichtung führt, den Beckenboden an und lassen Sie ihn wieder locker, wenn das Becken nach hinten kippt.

Wechseln Sie nach einer Minute die Bewegungsrichtung.

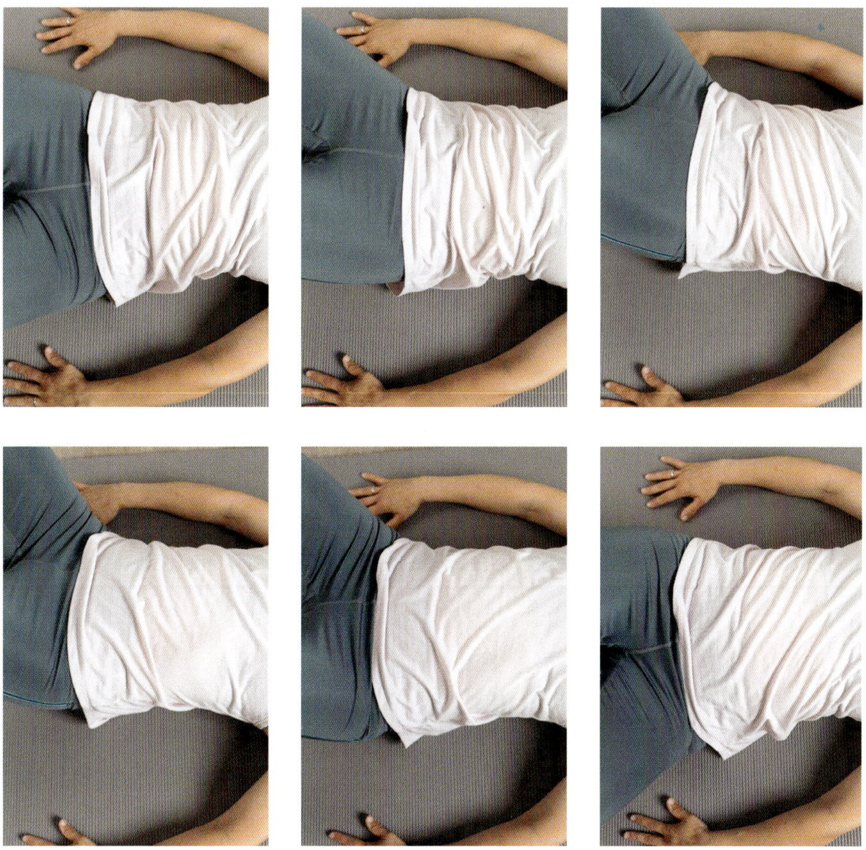

Das Becken aufrichten und kippen in Bauchlage

Ausgangsposition:
Legen Sie sich in Bauchlage und ziehen Sie ein Knie seitlich hoch. Zur Entlastung der Brüste können Sie sich ein Kissen unter den Bauch legen.

Übungsbeschreibung:
Während Sie einatmen, kippen Sie Ihr Becken nach hinten, während Sie ausatmen, richten Sie Ihr Becken leicht wieder auf. Beim Aufrichten des Beckens spannen Sie zusätzlich die Beckenbodenmuskeln sanft an und ziehen mithilfe der Beckenbodenspannung den Bauchnabel in sich hinein.

Führen Sie die Übung in dieser Ausgangsstellung circa 1-2 Minuten lang durch und wechseln Sie dann zur anderen Seite.

Tipp:
Diese Übung unterstützt besonders die Rückbildung der Gebärmutter und den Wochenfluss.

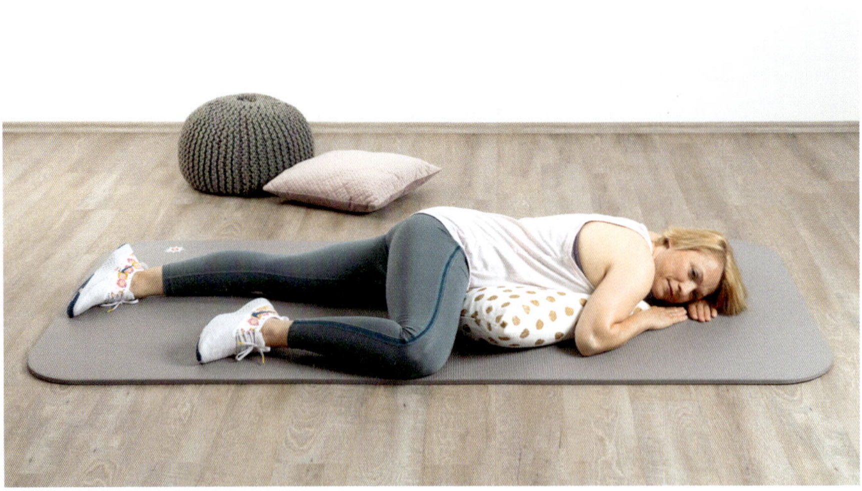

Diagonale Aktivierung im Vierfüßlerstand

Ausgangsposition:
Nehmen Sie den Vierfüßlerstand ein und achten Sie bitte darauf, dass Ihre Knie hüftbreit auseinanderstehen, die Kniegelenke sind unter den Hüftgelenken. Beide Arme stehen schulterbreit auseinander, die Handgelenke befinden sich unter den Schultergelenken.

Übungsbeschreibung:
Beim Einatmen strecken Sie das rechte Bein waagerecht nach hinten und den linken Arm waagerecht nach vorne. Während Sie anschließend ausatmen, führen Sie das rechte Kniegelenk und das linke Ellbogengelenk zueinander und spannen dabei zusätzlich die Beckenbodenmuskeln an. Führen Sie diese Übung circa eine Minute lang durch und wechseln Sie dann die Seiten.

Generell gilt: Bei Spannungsgefühlen im Genital- und Beckenbereich arbeiten Sie bitte nur so, dass es sich noch angenehm anfühlt. Entscheiden Sie individuell bei jeder Übung, wie groß Ihr Bewegungsausmaß sein soll.

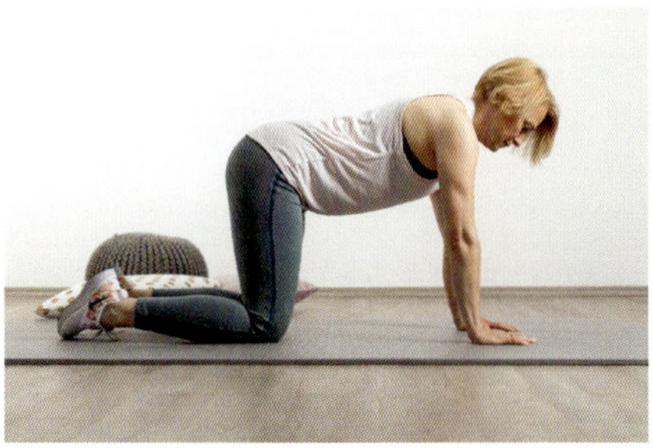

Abb. 34: Der Rücken sollte möglichst gerade und das Becken in einer neutralen Position sein.

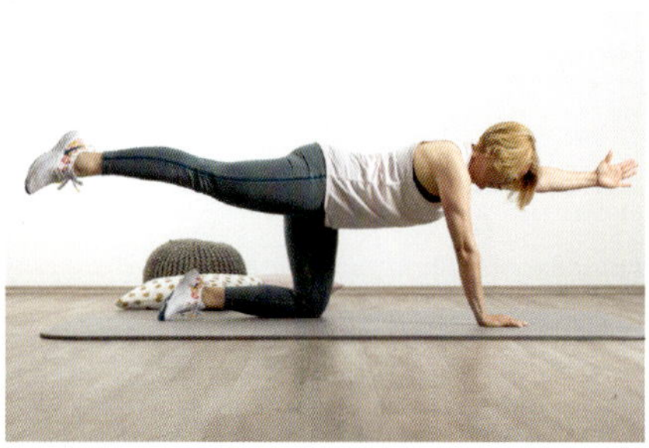

Abb. 35: Der Blick ist zu Boden gerichtet, so bleibt auch die Halswirbelsäule gerade.

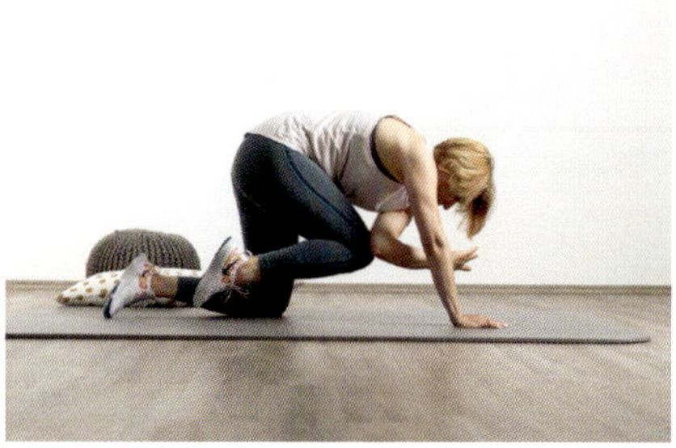

Abb. 36: Machen Sie sich in der Beugung im Rücken so rund, wie es Ihnen nur möglich ist.

Katze-Kuh im Vierfüßlerstand

Ausgangsposition:
Nehmen Sie den Vierfüßlerstand, wie oben beschrieben, ein.

Übungsbeschreibung:
Atmen Sie ein, und während dieser Einatemphase kippen Sie Ihr Becken nach hinten, soweit es Ihnen möglich ist. Atmen Sie aus und richten Sie dabei Ihr Becken auf. Beim Aufrichten des Beckens spannen Sie zusätzlich die Beckenbodenmuskeln sanft an und ziehen mithilfe der Beckenbodenspannung den Bauchnabel etwas in sich hinein.

Führen Sie diese Übung circa 1-2 Minuten lang durch. Sollten Sie Probleme mit Ihrem Dammriss/-schnitt haben, führen Sie nur eine leichte Beckenkippung aus.

Diese Übung ist besonders wertvoll für Ihren Rücken:

Während der Schwangerschaft leiden die meisten Frauen aufgrund der veränderten Körperstatik durch den immer größer werdenden Bauch an Rückenschmerzen, besonders im Bereich der Lendenwirbelsäule und der Iliosakralgelenke. Ein weiterer Grund für diese Rückenschmerzen sind Wasseransammlungen in den Zwischenwirbelgelenken. Dies ist hormonell bedingt und verschwindet meist umgehend nach der Geburt.

Lendenwirbelsäule und Iliosakralgelenke werden mobilisiert und die umliegenden, häufig durch die Schwangerschaft verspannten Muskeln werden sanft gedehnt und gelockert.

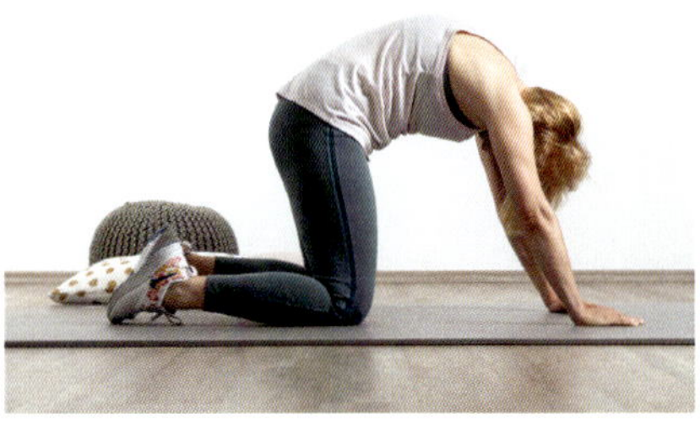

Abb. 37: Ziehen Sie den Bauchnabel ein, verschnüren Sie Ihren Beckenboden während der Ausatmung.

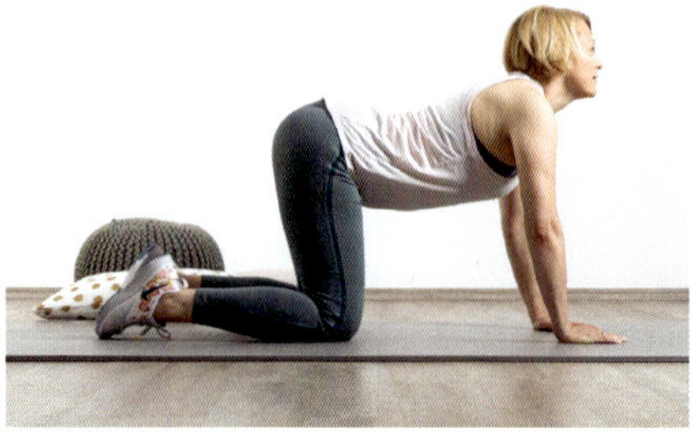

Abb. 38: Das Becken kippt nach hinten.

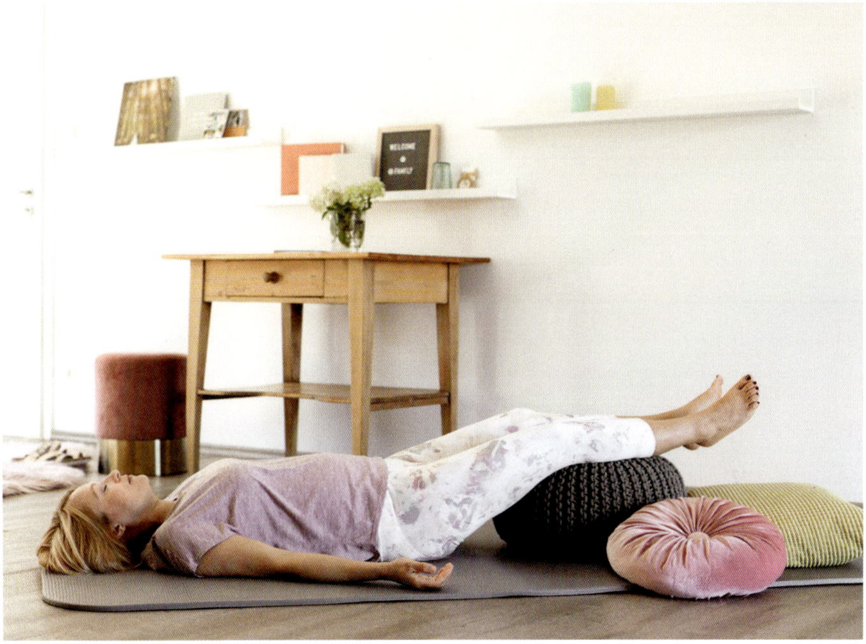

Für die Beckenbodenregeneration ist es wichtig, sich bewusst und regelmäßig auszuruhen. So geben Sie dem Körper Zeit und Möglichkeit zu heilen. Lagern Sie ein oder beide Beine hoch, gerne können Sie auch ein kleines Kissen unter das Becken legen. Atmen Sie durch die Nase bewusst bis in den Beckenraum und durch den Mund sanft wieder aus. Führen Sie diese Ruhephase besonders dann aus, wenn Sie ein Schweregefühl am Damm oder im Becken/Beckenboden spüren.

12

DIE ATMUNG

Unsere Atmung ist die wichtigste lebenserhaltende Funktion des menschlichen Körpers. Die Atmung bildet die einzige Organfunktion, die sowohl unbewusst ablaufen als auch bewusst gesteuert werden kann.

Bei allen Übungen und in Ihrem Alltag gilt – achten Sie immer wieder auf eine bewusste Atmung. Besonders, wenn Sie sich angespannt fühlen oder wenn Sie sich in einer Situation befinden, die Sie stresst oder Sie sich in einem Negativzustand befinden:

Atmen Sie bewusst und tief ein und aus. Legen Sie beide Hände auf die unteren Rippenbögen und nehmen Sie fünf tiefe Atemzüge. Bei jedem Ein- und Ausatmen nehmen Sie wahr, wie die Luft in Ihren Brustkorb strömt. Diese bewusste Aufmerksamkeit hilft Ihnen, sich auf die momentane Atmung zu konzentrieren.

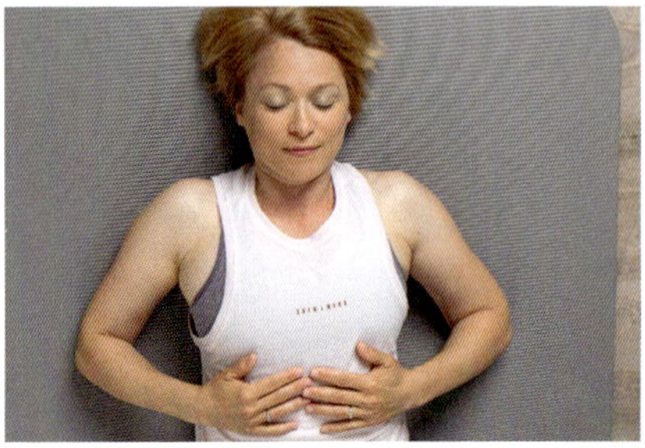

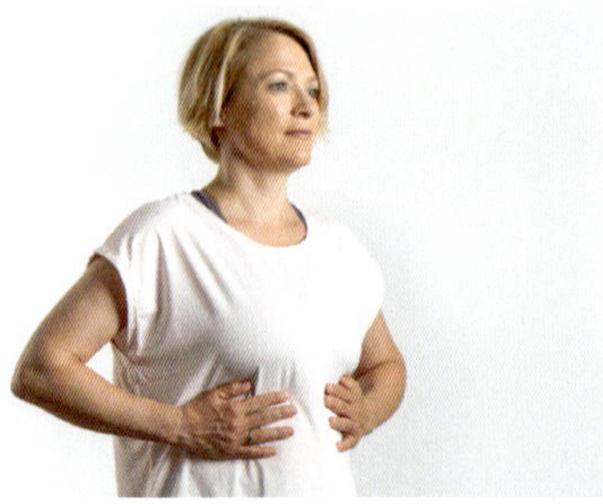

Die Atmung spielt während der Übungen eine große Rolle. Bei allen Übungen empfehle ich, während den Übungen ruhig und fließend zu atmen. Es geht hauptsächlich darum, dass Sie nicht die Luft anhalten, sondern mit der Atmung die Durchblutung, die Bewegungsausführung oder die Entspannung unterstützen. Dadurch werden die Muskeln gut mit Sauerstoff versorgt und die Durchblutung wird verbessert.

Die tiefe Atmung ist für den venösen Rückstrom sehr wichtig. Während der Einatmung senkt sich das Zwerchfell und drückt die Baucheingeweide zusammen. Gleichzeitig werden die Bauch- und Beckenvenen entsprechend ausgepresst. Hinzu kommt, dass der Druck im Brustkorb sinkt, wodurch das Blut aus dem Bauchraum in die Venen des Brustkorbs gesaugt wird. Eine tiefe Ausatmung mit Beckenbodenspannung bewirkt einen kräftigen Sog auf das Beinvenenblut.

Die Atmung ist daher in der Lage, zwischen bewussten und unbewussten Vorgängen zu vermitteln. Die Atmung kann sowohl unsere Selbstwahrnehmung schärfen wie auch durch das Bewusstwerden von geistigen und körperlichen Verkrampfungen in Stresssituationen diese aufheben, indem wir den Atem loslassen und so wieder reaktionsfähig werden.

Die Atembewegung besteht aus Einatmung, Ausatmung und Atemruhe. Dieser gesamte Vorgang umfasst einen Atemzug. Bei der Einatmung vergrößert sich der Brustraum durch Heben der Rippen und Abflachen des Zwerchfells. Der Ausatmungsvorgang verläuft mehr passiv. Die Senkung der Rippen erfolgt im Wesentlichen durch die Schwerkraft, während das Zwerchfell bei Entspannung höher steigt.

Die Atemruhe gibt der Atemmuskulatur Zeit, sich für das neue, rhythmische Geschehen zu regenerieren. Die Tiefe und Frequenz der Atmung und die Länge der einzelnen Phasen der Atembewegung ist der Atemrhythmus.

Der Atemrhythmus hängt von den jeweiligen physiologisch-biologischen Bedürfnissen des Körpers ab und unterliegt gleichzeitig vielfältigen Einflüssen, die aus dem Innenleben des menschlichen Organismus und der Begegnung des Menschen mit seiner Umwelt bestehen.

Auch die seelisch-geistige Situation wirkt sich in jedem Moment auf den Atemrhythmus aus.

TIPP

Nehmen Sie sich deshalb vor jedem Übungsbeginn Zeit und bereiten Sie sich innerlich auf die Atemübungen vor.

Die folgenden Fragen helfen dabei:

- Wie fühlen Sie sich im Moment?
- Gibt es Dinge, die Sie belasten?
- Versuchen Sie, diese Dinge außen vor zu lassen und sich stattdessen Zeit für sich selbst zu nehmen.
- Beginnen Sie nun, auf Ihren Atem zu achten.
- Wie fühlt sich Ihr Atem an?
- Leicht oder schwer?
- Ruhig oder hektisch?
- Versuchen Sie bitte nicht, den Atem bewusst zu steuern, sondern wenden Sie ihm lediglich Ihre Aufmerksamkeit zu und registrieren Sie achtsam die Veränderungen.

12.1 VORSTELLUNGSÜBUNG „DER ATEM, EIN GUTER FREUND"

Stellen Sie sich vor, der Atem ist ein guter Freund. Er kommt zu Ihnen, Sie heißen ihn herzlich willkommen und lassen ihn in alle Ecken ein. Sie freuen sich, dass er Sie besucht, und genießen seine Anwesenheit. Sie lassen ihn entscheiden, wie lange er bleibt und lassen ihn gehen, wenn er möchte. Sie begleiten ihn hinaus, damit er gerne und ohne Zwang wieder zurückkommt.

Sie warten dann ab, wann Ihr Freund wiederkommen möchte. Es kann bei jedem Besuch ein bisschen anders sein. Lassen Sie Ihren Freund entscheiden.

Lassen Sie den Atem kommen und gehen, haben Sie Vertrauen in Ihren Körper, dass er ganz genau weiß, was Sie brauchen.

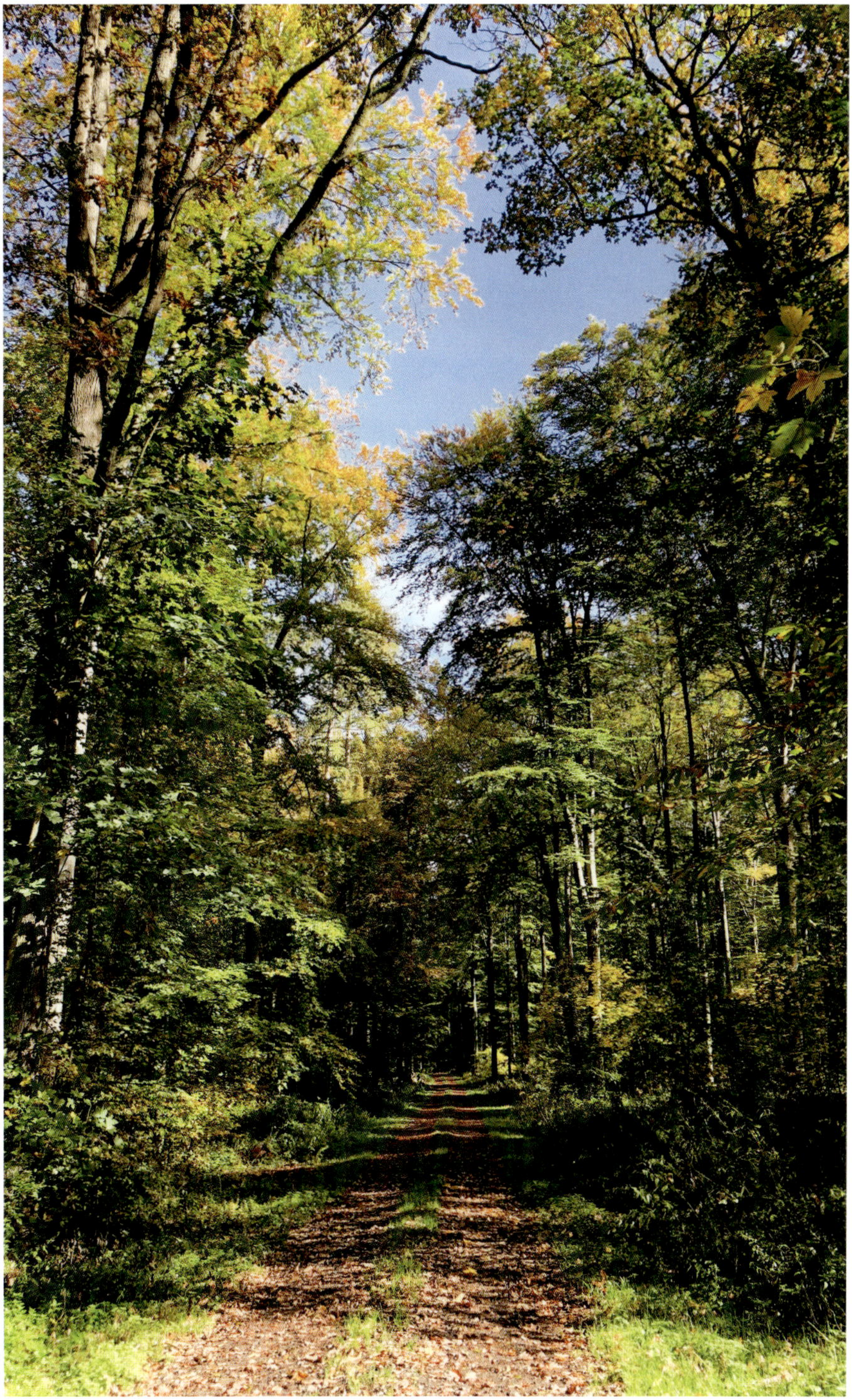

13

INNERE UND ÄUSSERE HALTUNG – FÜR UND DURCH DEN BECKENBODEN

Sehen Sie sich einmal um und beobachten Sie Ihre Mitmenschen genau. Lesen Sie aus deren Körperhaltung:

- Wer von ihnen steht selbstbestimmt und aufrecht im Leben?
- Wer geht und steht gebeugt oder gebückt?
- Sind die Schultern hochgezogen oder hängen sie runter?
- Ist der obere Rücken schon gewölbt, wie man es öfters bei älteren Menschen sieht?
- Ist das Gesäß flach und der Bauch wölbt sich wie eine Kugel nach vorne?

Körperhaltung und Stimmung bedingen sich gegenseitig! Wenn Sie sich Ihrer Körperhaltung bewusst sind, gehen oder stehen Sie aufrecht und gerade und signalisieren somit Ihre ganze (positive) Präsenz. Menschen in schlechter Gemütsverfassung, ob durch Traurigkeit oder Schmerz, sehen Sie an ihrer Körperhaltung an, dass es ihnen nicht gut geht. Sie lassen sich hängen, gehen gebeugt, krumm, schlaff, ohne jegliche Körpergrundspannung.

Sie lassen ein- oder beidseitig die Schultern hängen, das Brustbein ist eingesunken, der obere Rücken bildet einen Rundrücken. Dadurch entstehen muskuläre Verspannungen, die langfristig auch die Wirbelsäule in eine nahezu unwiderrufliche, schlechte Position ziehen. Die verspannten Muskeln wirken dann wie ein Korsett, aus deren schlechter Haltung man nur mit Mühe oder gar nicht mehr herauskommt.

Eine ungünstige Haltung, sowohl im oberen als auch im unteren Rücken, wirkt sich auf die gesamte Körperstatik aus. Leider bedingt dies auch eine mangelnde Grundspannung und Funktionalität im Beckenboden. Der passive (knöcherne) und aktive (muskuläre) Bewegungsapparat lebt von Bewegung und einer aktiven und entspannten Grundhaltung im ständigen Wechsel. So, wie die Bandscheiben von Druck und Zug, von An- und Entspannung der umliegenden Muskeln leben. Sobald sich ein Körperbereich über einen längeren Zeitraum in Dysbalance befindet, verändert dies – und darum geht es in diesem Buch – die Beckenbalance.

Ist der Beckenboden geschwächt oder verletzt, wirkt sich diese Situation auf die umliegenden Strukturen aus. Blase, Darm, Vagina und Gebärmutter verlieren ihre Stabilität und daraus resultierend ihre Position. Auch durch Narbengewebe verliert dieser Bereich an Elastizität. Durch eventuelle Senkungen entstehen wiederum Verstopfung, Rückenverspannungen und -schmerzen, denn die inneren Organe erzeugen eine Zugspannung im unteren Rücken und im Becken.

Aus diesem Grund ist es sehr wichtig, vorzubeugen und bei Problemen rund um Beckenboden und Urogenitaltrakt die notwendigen Schritte einzuleiten und mit gezielten Übungen und Therapiemaßnahmen aktiv entgegenzuwirken. Viele wertvolle Adressen finden Sie im Anhang. Konsultieren Sie bitte ebenfalls Ihre Frauenärztin.

Ganz anders sehen Menschen aus, die glücklich sind, denen es gut geht und die sich in positiver Gemütslage befinden. Sie strahlen regelrecht von innen nach außen. Die Körperhaltung ist aktiv und gerade, die Muskeln befinden sich in einer guten Balance und unterstützen sich, sowohl vordere als auch hintere Rumpfmuskulatur, gegenseitig.

14

LERNE, LOSZULASSEN – DAS IST DER SCHLÜSSEL ZUM GLÜCK

Ich freue mich sehr, dass Sie mein Buch für sich ausgewählt haben. In der Überschrift dieses Kapitels steht im Grunde schon die Lösung zu vielen Problemen und Herausforderungen.

„Loslassen lernen in allen Lebenslagen" ist der erste Schritt zu einer losgelassenen und entspannten Muskulatur, und damit lösen sich auch lange bestehende Blockaden. Körperliche und seelische Blockaden.

Vielleicht wundern Sie sich jetzt, dass ich in einem Buch für Beckenboden- und Rückentraining das *Loslassen* empfehle. Loslassen ist in Verbindung mit der Blase vermeintlich verwunderlich.

Menschen mit Inkontinenzproblemen haben über Jahre gelernt und versucht, teils krampfhaft, alles in sich so sehr anzuspannen, dass sie möglichst lange den Toilettengang hinauszögern und den Harndrang zurückhalten können. Sie haben gelernt, ihr Leben dahin gehend zu beschränken, ihre Besorgungen und Ausflüge nach öffentlichen Toiletten auszurichten. Frauen mit Senkungsbeschwerden, mit einem Fremdkörpergefühl in der Vagina oder einem schmerzenden Damm oder Beckenboden fokussieren sich leidensbedingt sehr auf diesen Bereich. Das ist völlig logisch und in diesem Zustand normal. Denn der Körper gibt leider diese unangenehmen Signale.

Menschen mit Rückenschmerzen schonen sich oder besuchen einen Rückenkurs nach dem anderen, um ihre Muskeln zu stärken, um den degenerativen Wirbelsäulenveränderungen Einhalt zu gebieten.

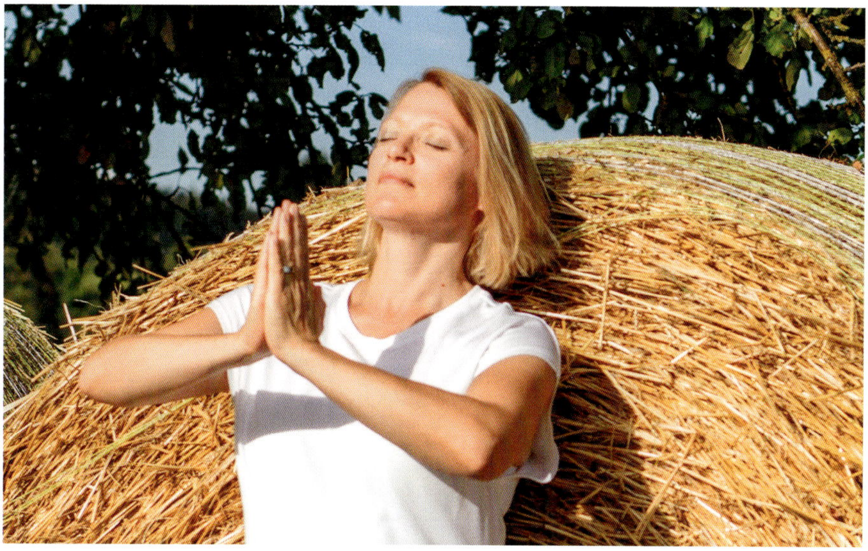

Abb. 39: Genießen Sie regelmäßig die Momente der Ruhe und halten Sie inne.

Nun ist Gegensteuern angesagt. Denn die Verspannungen, Schmerzen, Körpersignale möchten gehört werden.

Das Loslassen beginnt in Ihrem Kopf! Überlegen Sie gut, wie Sie Ihr Leben gestalten, was Ihnen guttut, was Ihnen Freude bereitet. Andersherum wissen Sie vielleicht insgeheim, welche Tätigkeiten oder Tatsachen Ihnen Verspannungen und Schmerzen bereiten.

Das Loslassen beginnt auch mit Ihrem Tempo, das Sie selbst bestimmen. Das Tempo, in dem Sie Dinge erledigen, Termine legen und diese einhalten.

- Wie eng sind Ihre Tage durchgetaktet?
- Wird Ihnen vielleicht schon beim Anblick Ihres Terminkalenders schwindelig?

Das Loslassen beginnt mit dem Job, den Sie ausüben. Bereitet er Ihnen Freude? Horchen Sie in sich hinein. Wenn Sie am Sonntagmorgen schon ungerne an den bevorstehenden Montag denken, die Sonntage für Sie zu schnell vorbeigehen und Sie sich am Montagmorgen schon dem Wochenende entgegensehnen, ist dies ein Indiz dafür, dass Ihr Job Sie nicht glücklich macht.

Das bedeutet jetzt nicht, dass Sie von früh bis spät an sieben Tagen der Woche Glück empfinden müssen. Es gibt immer wieder Tage, die man als sehr anstrengend empfindet oder an denen Sie mit sich oder Ihrer Tätigkeit unzufrieden sind. Dies sollte sich aber unbedingt die Waage halten, ansonsten werden Sie langfristig krank, unglücklich, unzufrieden, fühlen sich gestresst, ausgelaugt. Und alles in ganz unterschiedlichen Intensitäten und Ausprägungen.

Manche Menschen fühlen sich unglücklich und traurig, hinzukommen leichte Rücken- oder Gelenkschmerzen. Andere wiederum reagieren mit Verspannungen und Magenproblemen. Hören Sie auf die Signale Ihres Körpers und beginnen Sie mit Ihrem individuell richtigen Tempo und mit der optimalen Taktung der Tage.

Reflektieren Sie die letzten Wochen und Monate und machen Sie sich dazu Notizen:

- Wie geht es mir im Moment körperlich und seelisch?
- Was belastet mich?
- Was bereitet mir Freude?
- Was würde ich gerne verändern?
- Was ist der erste, mögliche Schritt?
- Wie wirkt sich dieser Schritt auf mich und mein Umfeld aus?

Machen Sie nun den nächsten Schritt und verfolgen mit Ihrem Körper ein Programm, mit dem Sie beide wieder miteinander in Balance kommen. Ihr Übungsprogramm ist abhängig von Ihrer Ausgangssituation.

Dazu können Sie gerne auf meiner Website www.katjahambrecht.de unter „Kostenlos" meine Downloads nutzen. Dort finden Sie passende Checklisten für Ihr persönliches Trainingsprogramm.

Gehen wir nun wieder einen Schritt weiter. Da sich körperliche und seelische Blockaden gegenseitig bedingen, brechen Sie aus Ihrem Teufelskreis aus!

Mit Ihrem persönlichen Übungsprogramm und einer positiven Einstellung für Körper und Geist.

Seien Sie nett zu sich und Ihrem Körper und bedanken Sie sich für die Zeit, in der er Sie so zuverlässig durchs Leben getragen hat. Sie werden merken, dass dieser positive Gedanke so guttut. Klopfen Sie sich selbst auf die Schulter und beziehen Sie auch den momentan beeinträchtigten Bereich mit ein. Nehmen Sie Kontakt miteinander auf!

14.1 MACHEN SIE DEN „ÖKOCHECK"!

Da Sie nun für eine positive Veränderung bereit sind, beantworten Sie sich folgende Fragen:

- Was bewirkt der erste Schritt der Veränderung bei Ihnen selbst, in Ihrem persönlichen Umfeld, bei Freunden und Familie, am Arbeitsplatz?
- Wie wird sich deren Umgang mit Ihnen, durch Ihren ersten Schritt, verändern?
- Wird es überwiegend positive oder negative Veränderungen Ihnen gegenüber geben?

Überlegen Sie gut, inwieweit Sie das möchten und für sich persönlich verantworten möchten.

- Was halten Sie selbst von jemandem, der sich auf eine Reise der persönlichen Veränderung begeben hat, und die dieses Ziel erreicht hat?

Nutzen Sie gerne auch den kostenlosen Download unter www.katjahambrecht.de

14.2 STRESS

Wenn wir uns gestresst fühlen, spüren wir eher negativen Stress – den sogenannten *Disstress*. Dieser Stress lähmt uns und macht uns auf Dauer krank. Das Immunsystem leidet darunter und uns ereilen z. B. häufiger Erkältungen, Verspannungen und andere körperliche Probleme.

Jeder Mensch reagiert unterschiedlich auf negativen Stress. Manche Menschen bemerken, wie sich der Stress auf die Psyche auswirkt, dann fühlen sie eine bleierne Schwere, Trostlosigkeit, Traurigkeit, Müdigkeit, Antriebslosigkeit. Bei manchen Menschen wirkt sich negativer Stress eher körperlich aus. Sie bekommen vielleicht Magenschmerzen, Durchfall, Rückenschmerzen, leiden unter Verspannungen, Haarausfall oder unreiner Haut. Bei Frauen kann die Periode ausbleiben, und der Zyklus kommt völlig durcheinander.

Positiver Stress, auch *Eustress* genannt, beflügelt uns oft zu unglaublichen Leistungen. Wir spüren endlose Energie, denn die Tätigkeit oder Beschäftigung, die wir sehr gerne ausüben, motiviert und treibt uns an.

Allerdings sind die Grenzen zwischen Eustress und Disstress fließend. Das bedeutet, eine positive Herausforderung kann sich sehr schnell in negativen Stress umwandeln. Hält eine anfänglich als motivierend empfundene Stresssituation zu lange an, wird diese Situation immer anstrengender für Körper und Psyche und kann plötzlich als Disstress wahrgenommen werden.

Deshalb ist es wichtig, eine gute Balance zwischen positiver und negativer Belastung zu finden. Zu viel negative Belastung, innere Anspannung und negativer Stress wirken sich besonders auf unseren Körper aus: Mentale Anspannung und innerer Druck lösen muskuläre An- und Verspannungen aus.

Die Atmung wird flacher, dadurch sinkt die muskuläre Durchblutung, ebenso wie der Sauerstofftransport. Anfänglich kann Ihr Körper diese Unterversorgung einigermaßen kompensieren. Hält dieser Zustand allerdings über mehrere Wochen und Monate an, werden Sie schnell bemerken, dass Sie erste gesundheitliche Probleme bekommen.

Wir Menschen verspüren oft an den gleichen Stellen im Körper unsere Problemfelder. Es sind unsere sogenannten *Schwachstellen*, zu denen unser Gehirn die ersten Warnsignale abfeuert und uns ein Zeichen geben will, uns zu reflektieren, die Wahrnehmung auf uns selbst zu lenken, innezuhalten und gegenzusteuern.

Häufig aufgrund von Bewegungsmangel und dementsprechend schwacher Bewegungs- und Haltemuskulatur verspüren wir körperlich diese ersten Schwachstellen im Rücken. Besonders dann, wenn wir entweder einer sehr anstrengenden körperlichen Tätigkeit nachgehen, wofür wir uns keinen Ausgleich schaffen – mental und körperlich. Oder wenn wir uns im Alltag überwiegend nicht bewegen. Dies sind oft durchgängig sitzende Tätigkeiten oder wenn wir uns grundsätzlich über den Tag zu wenig bewegen oder wenn sich die Bewegung wenig abwechslungsreich gestaltet.

ACHTUNG!

Der menschliche Körper ist für 15 Kilometer Geh- und Laufstrecke pro Tag ausgelegt. Dazu gehört nicht nur unser passiver und aktiver Bewegungsapparat – Knochen und Muskeln, sondern auch unser Gehirn – der mentale Aspekt, unser Stoffwechsel (Stoffwechselorgane, wie z. B. Schilddrüse, Leber, Nieren), andere hormonelle Organe (z. B. Bauchspeicheldrüse) und der Verdauungsapparat (Magen und Darm).

Dies sollte besonders dann zu denken geben, wenn Menschen unter Verstopfung, Adipositas oder Diabetes Typ II leiden. Hier lässt sich oft mit mehr Bewegungsaktivität gegensteuern.

Überlegen Sie also, wann und wie Sie mit mehr Bewegung durchstarten können! Verändern Sie Ihr Bewegungspensum langsam. Zu viel Motivation und strenge Vorgaben könnten schnell in Demotivation umschlagen. Gehen Sie die Veränderung langsam an: mit einem Spaziergang pro Woche mehr, Übungseinheiten für Rücken und Beckenboden, entdecken Sie eine neue Sportart, halten Sie sich bewegt!

Und nun beginne ich mit Ihnen, im nächsten Kapitel *die aktive Haltung* zu erarbeiten.

14.3 DIE AKTIVE HALTUNG FÜR EINEN GESUNDEN KÖRPER

Eine gesunde und aktive Haltung sorgt für ein besseres Körpergefühl, eine verbesserte Atmung und mehr Energie. Es kostet gar nicht viel Anstrengung, die richtige Haltung dauerhaft zu verankern. Legen Sie einfach los und erinnern Sie sich täglich mehrmals daran, sich bewusst aufzurichten. Am Anfang werden Sie es als ungewohnt empfinden, denn Ihr Körper muss sich umstellen.

Alle Veränderung beginnt im Kopf. Ihr Kopf schwört Ihren Körper auf die veränderte aktive Haltung ein und am Ende ist es Gewohnheit geworden, wie das Autofahren oder Zähneputzen. Nutzen Sie beispielsweise gerade das Zähneputzen: Zwei Minuten lang nehmen Sie eine aktive Haltung vor dem Badezimmerspiegel ein.

Beginnen Sie mit der natürlichen Ausrichtung. Spüren Sie, wo Ihr Körper hinmöchte und beobachten Sie sich dabei im Spiegel.

Stehen Sie fest verwurzelt wie ein Baum, dem der stärkste Sturm nichts anhaben kann. Je stärker verwurzelt Sie mit beiden Beinen auf dem Boden stehen, desto geerdeter fühlen Sie sich in allen Situationen, die auf Sie zukommen. Übertragen Sie diese Haltung auf alle Alltagssituationen. Sie werden sich in vielen Situationen mit dieser aktiven Haltung stabiler fühlen.

Stehen Sie mit beiden Beinen hüftbreit und verteilen Sie Ihr Körpergewicht gleichmäßig auf beide Füße.

Die Füße zeigen leicht nach außen.

Die Kniegelenke stabilisieren die Beine.

Das Becken befindet sich in der sogenannten *Nullstellung* – also weder aufgerichtet noch nach hinten gekippt. Ist das Becken zu sehr nach hinten gekippt, verfallen Sie in eine Hyperlordose, die Lendenwirbelsäule knickt ein, und Sie verlieren die Bauchspannung. Die Bauchmuskeln werden geschwächt. Würden Sie Ihr Becken zu übertrieben aufrichten, werden die Organe im Bauchraum zusammengedrückt, der Beckenboden bekäme zu viel Druck und Sie bekommen schlecht Luft, da das Zwerchfell nicht funktionell arbeiten würde, siehe Kap. 23.

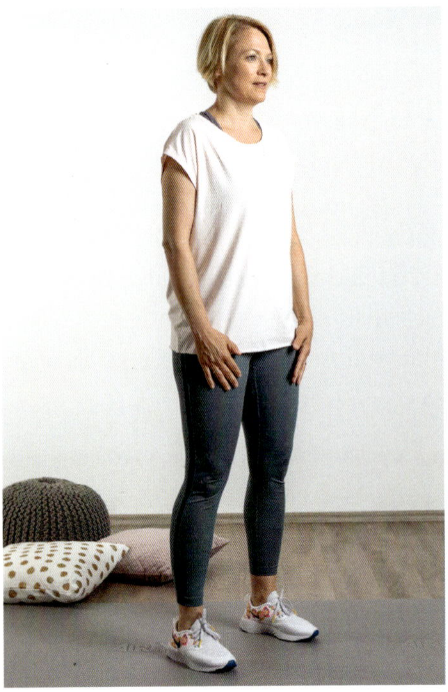

Wenn das Becken gerade ist, richten Sie auch den Brustkorb auf. Stellen Sie sich vor, Sie zeigen stolz eine Medaille. Nehmen Sie Ihre Schulterblätter zurück, die Arme fallen locker nach hinten, unten und außen. Der Kopf ist gerade und in Verlängerung der Wirbelsäule.

Wenn Sie sich nun etwas verspannt fühlen, weil Sie die veränderte, aufrechte Körperhaltung noch nicht ganz automatisiert und verinnerlicht haben, versuchen Sie, bewusst die unangenehme Spannung rauszunehmen. Probieren Sie sich aus!

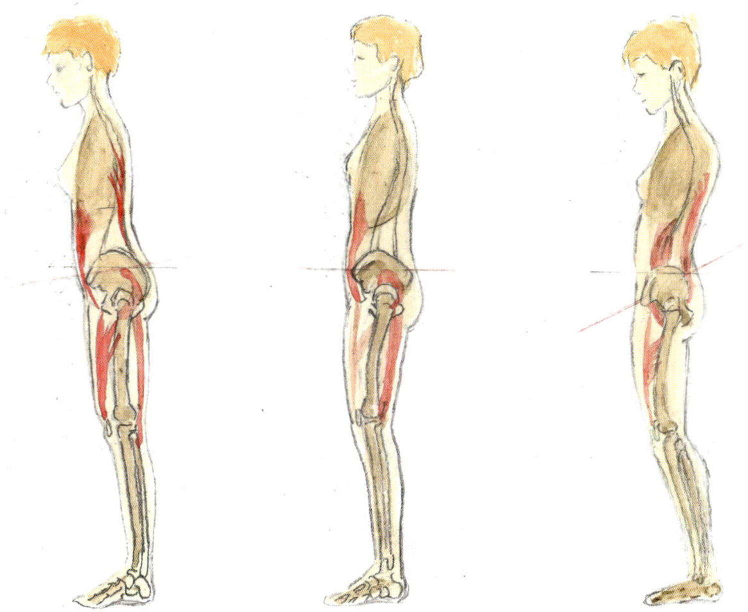

Abb. 40: Stand von der Seite: Links: Das Becken kippt nach hinten. Mitte: Das Becken in Nullstellung. Rechts: Das Becken ist aufgerichtet.

Hier geht es zum Video

15

HINWEISE ZUR ÜBUNGSDURCHFÜHRUNG

Alle Übungen wurden von mir sorgfältig ausgewählt, ausprobiert und bei der Durchführung und Beschreibung der Übung auf eine gesunde, rückengerechte Weise geachtet.

Die Übungen sind so ausgelegt, dass Anfänger bis Profis, jüngere und ältere Menschen diese Übungen durchführen können – Sie selbst bestimmen Ihr Bewegungsausmaß, das Tempo, die Wiederholungszahl bzw. die Dauer der Übung.

Wenn Sie bei allen Übungen auf Ihren Körper und seine Signale achten, dann erweitern Sie zum einen Ihre Fähigkeit der Körperwahrnehmung als auch Ihr Körperbewusstsein. Sie werden sich mehr und mehr zutrauen und Ihrem Körper vertrauen lernen. Zu viel Dehnreiz und sogar Schmerzen wird Ihnen Ihr Körper schnell zurückmelden – gehen Sie bitte auf diese Rückmeldung ein und damit raus aus dem Schmerz!

Wenn Sie sich nicht sicher sind, ob Sie die Übungen durchführen dürfen oder sollen, befragen Sie Ihren Arzt und/oder Ihren Physio-/Sporttherapeuten. Sollten Sie an Vorerkrankungen leiden, zum Beispiel an einem Bandscheibenvorfall oder an einer akuten Ischialgie, lassen Sie sich von Ihren Körpersignalen leiten.

Haben Sie Schmerzen während der Übungen oder Sie spüren einfach ein unangenehmes Gefühl, entscheiden Sie selbst: Beenden Sie die Übung oder verkleinern Sie Ihr Bewegungsausmaß, nehmen Sie Tempo raus, machen Sie eine Pause und atmen Sie tief durch!

Führen Sie deshalb alle Übungen zuerst langsam und mit einer kleineren Bewegung durch. Tasten Sie sich langsam an größere und schnellere Bewegungen heran. Sollten Sie merken, dass es Ihnen nicht angenehm ist, bleiben Sie in Ihrem Wohlfühlbereich.

Verlangen Sie nicht zu schnell zu viel von sich und ärgern Sie sich nicht, wenn die eine oder andere Übung nicht so funktionieren will, wie Sie es sich wünschen. Übung macht den Meister!

Wenn Sie die Übungen beenden möchten, bleiben Sie bitte noch einen Augenblick liegen und spüren nach:

- Wie geht es Ihnen jetzt?
- Spüren Sie Unterschiede zu Beginn der Übungen? Wenn ja, welche?
- Wie liegen Sie nun auf der Unterlage?
- Was hat sich verändert?

Setzen Sie sich anschließend rückengerecht auf. Die ideale und für den Rumpf gesündeste Methode, um aus der Rückenlage ins Sitzen zu kommen, ist das seitliche Aufrollen.

Strecken Sie einen Arm nach hinten und rollen Sie sich vom Rücken auf diese Seite. Schieben Sie sich mithilfe der Hände nach oben ins Sitzen.

Im Sitzen angekommen, bleiben Sie immer noch einen Augenblick sitzen, bis sich Ihr Kreislauf stabilisiert hat.

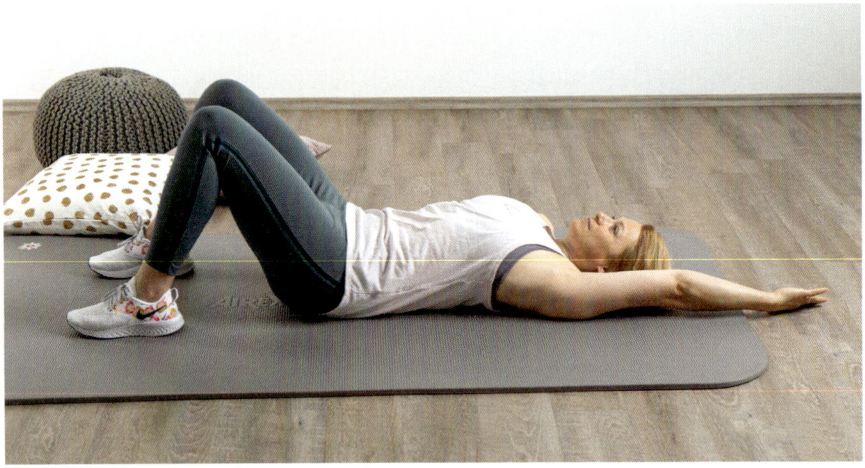

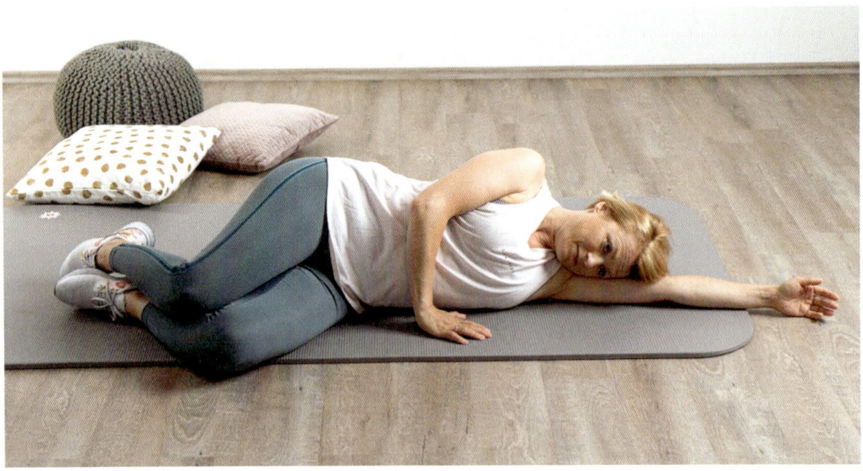

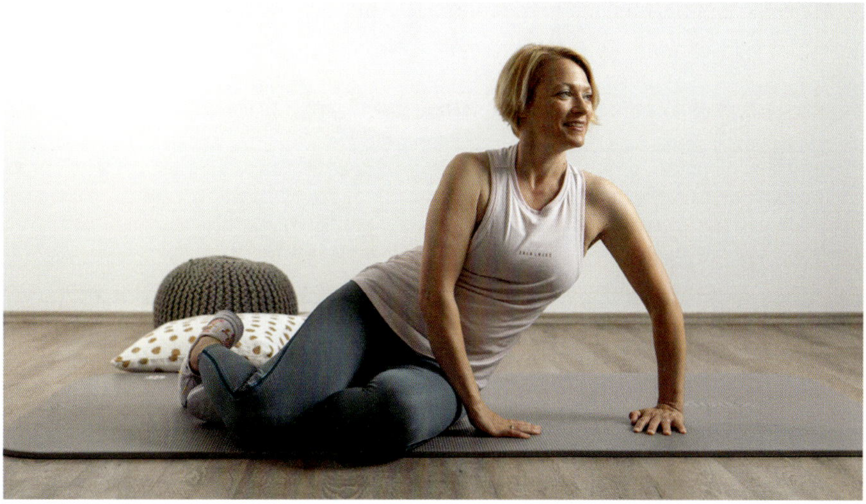

Bleiben Sie einen Augenblick sitzen, bis Ihr Kreislauf stabil genug ist, um aufzustehen. Dass Ihnen nach den Übungen im Liegen schwindelig sein könnte, ist völlig normal und hat auch nichts mit einem höheren Alter zu tun. Auch jungen Menschen kann mal schwindelig werden. Dies ist abhängig von der körperlichen Verfassung, vom Gesundheitszustand oder von den jeweiligen Übungen.

16

DEN BECKENBODEN SANFT ERWECKEN – EINS MIT IHM SEIN

Zu Beginn des Trainings ist es häufig schwierig, den Beckenboden zu spüren, wahrzunehmen und ihn überhaupt ein klein wenig aktivieren zu können. Es fehlt die visuelle Kontrolle, denn wir können nicht kontrollieren, wo und was wir in unserem Inneren tatsächlich anspannen. Wir können nicht sehen, ob die Muskeln, die wir anspannen, die Richtigen sind.

Außerdem ist es manchen Frauen auch ein wenig unangenehm, so direkt über diese intimen Details zu sprechen. Denn das Aktivieren des Beckenbodens oder wie ich so schön sagte: „Den Beckenboden sanft erwecken", geht im Grunde nur über die Steuerung im Bereich unserer Scheide bis tief in den Urogenitaltrakt hinein.

Ideal ist es, wenn wir sogenannte *Vorstellungsübungen* – also assoziierte Bilder, inszenieren. Dazu gibt es verschiedene Beispiele.

16.1 VISUELLE BILDER – WAHRNEHMUNGSÜBUNGEN FÜR DEN BECKENBODEN

Für die folgenden Übungen legen Sie sich mit ausgestreckten Armen und Beinen auf den Rücken. Sie sollten möglichst bequem liegen, deshalb möchte ich Sie mit einer Ganzkörperwahrnehmungsübung auf diese Rückenlage einstimmen – hören Sie dazu gerne Entspannungsmusik Ihrer Wahl.

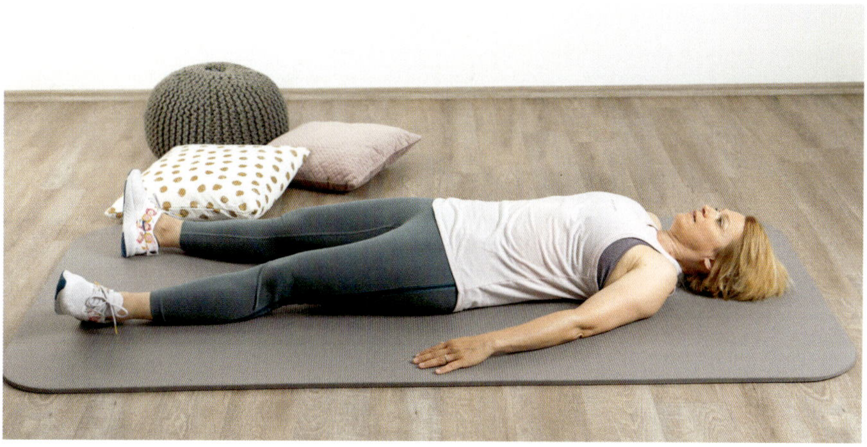

Ganzkörper-Wahrnehmungsübung

Sie liegen ohne jeglichen Druck und Spannung auf einer bequemen Unterlage. Alles, was stören könnte (Brille, Gürtel, Smartphone, Haarschmuck), haben Sie abgelegt und spüren nur noch den eigenen Körper mit all seinen Auflagepunkten. Sie atmen in Ihrem eigenen Atemtempo und beeinflussen dieses nicht.

Sie atmen flach, wenn Sie flach atmen möchten. Sie atmen tief, wenn Sie tief atmen möchten. Sie bemerken vielleicht, dass Sie von Minute zu Minute ruhiger werden, dass der Atem langsamer wird, und Sie lassen den Atem ganz von allein fließen. Er kommt und geht, wie er möchte.

Nehmen Sie Ihre Auflagepunkte wahr und stellen Sie für sich fest, wo Sie die Verbindung mit dem Boden, mit Ihrer Unterlage, spüren.

Vielleicht nehmen Sie wahr, dass Sie diese Rückenlage mit ausgestreckten Beinen verändern möchten.

Stellen Sie ein Bein an und nehmen Sie wahr, was sich dadurch in Rücken, Nacken, Schultern und Becken verändert. Diese kleine Lageveränderung kann mehr Stabilität in Rücken und Becken bedeuten, mehr Entspannung im Nacken, mehr Losgelassenheit in den Schultern.

Wechseln Sie zur anderen Seite. Stellen Sie das andere Bein an und strecken Sie das andere aus. Fühlt sich diese Position gleich an?

Stellen Sie beide Beine an. Welche Veränderung spüren Sie nun? Richten Sie Ihr Becken so auf, dass Sie den unteren Rücken fest in den Boden schieben. Das Schambein zieht in Richtung Nase. Somit fixieren Sie Ihr Becken in der Aufrichtung und entlasten dadurch die Lendenwirbelsäule und die umliegende Muskulatur.

Kippen Sie anschließend Ihr Becken zurück, übertreiben Sie die Bewegung so, dass Ihnen dabei nichts unangenehm wird. Somit erweitern Sie Ihr Bewegungsausmaß und die Beweglichkeit im unteren Rücken/in der Lendenwirbelsäule. Führen Sie diese Bewegung beliebig oft durch und variieren Sie in Tempo und Bewegungsausmaß.

Wenn Sie die Übung beenden möchten, strecken Sie zuerst das eine Bein aus. Halten Sie inne und spüren Sie, wie sich das ausgestreckte, nun entlastete Bein anfühlt. Wie sich dadurch das knöcherne Becken in seiner Lage verändert. Strecken Sie dann das andere Bein aus. Liegen Sie in dieser Position beliebig lange.

Dies ist außerdem eine wunderbare Achtsamkeitsübung – siehe Kap. 17.

Für die folgenden Übungen stellen Sie beide Beine an.

1. Stellen Sie sich vor, Ihr Becken ist eine Schale. Diese Schale möchten Sie nun in Schwingung setzen. Erst sanft, nahezu unwillkürlich, beginnt Ihr Becken zu schwingen. Sie entscheiden, wie Sie die Schwingung verstärken, ob Ihre Schale kreisende oder vibrierende Schwingungen ausführt. Spüren Sie tief in Ihr Becken hinein, woher Ihre Schwingung kommt. Sind es Schwingungen aus dem Rücken, aus dem Beckenboden, aus den Gesäßmuskeln? Alles, was sich gut anfühlt, ist richtig. Führen Sie diese Übung beliebig lange durch und Sie werden eine gute Durchblutung im Inneren Ihres Beckens und der unteren Rückenmuskulatur spüren.

   Das Ziel der Übung: Körperwahrnehmung für das Becken und den Beckenboden üben und verbessern.

2. Stellen Sie sich Ihr knöchernes Becken vor. In Kap. 3 können Sie sich nochmals ein Bild davon machen. Nehmen Sie Ihr Schambein und Ihr Steißbein wahr und nähern beide gedanklich einander an und lösen diese willkürliche Spannung, die dadurch im Becken entsteht, wieder. Wiederholen Sie diese sanfte Annäherung beliebig lange.

   Nehmen Sie dann beide Sitzbeinknochen wahr und nähern diese einander an und lösen dann diese leichte Spannung wieder. Wiederholen Sie diese sanfte Annäherung beliebig lange.

   Das Ziel der Übung: Die Beckenknochen visualisieren und eine leichte Beckenbodenaktivität erzielen.

3. Stellen Sie sich vor, Sie möchten Ihre Schamlippen gedanklich weit öffnen, wie eine Blume ihre Blüten am Morgen öffnet und den Sonnenstrahlen entgegenstreckt. Öffnen Sie Ihre Schamlippen weit, Blütenblatt für Blütenblatt und strecken Sie sie der Sonne entgegen. Halten Sie diese Position so lange inne, wie Sie sich gut damit fühlen. Danach schließen Sie die Blüte – Ihre Schamlippen wieder. Wiederholen Sie dieses gedankliche Schließen und Öffnen der Schamlippen beliebig oft. Auch wenn Sie meinen, nichts oder nicht viel Bewegung in Ihren Schamlippen zu spüren – eine mentale Verknüpfung und ein willkürlicher Spannungsabbau und -aufbau findet auf jeden Fall statt.

   Das Ziel der Übung: Die willkürliche und unwillkürliche Muskelaktivität im Genitalbereich durch Visualisierung.

4. Die Aprikose: Stellen Sie sich vor, Sie halten eine Aprikose in der Mitte Ihrer Scheide. Sie möchten die Aprikose festhalten und bewegen. Sie drehen die Aprikose nach links, nach rechts, vorwärts und rückwärts. Alles mithilfe Ihrer Beckenbodenmuskeln. Ab und zu drücken, abmessen, das Fruchtfleisch aussaugen.

5. Die Blase heben/Wattebausch: Stellen Sie sich vor, Sie möchten einen ganz weichen Wattebausch die Vagina nach innen hochschieben und bis zum Schambein nach vorne wandern lassen, bis Sie das Gefühl haben, Sie heben die Blase etwas an.

16.2 DEN BECKENBODEN ENTSPANNEN

Ein weiterer Aspekt des Beckenbodentrainings, neben der Aktivierung, Wahrnehmung und dem Muskeltraining, ist der Aspekt der Beckenbodenentspannung.

Da sich der Beckenboden in seine Muskelschichten differenziert, kann es durchaus sein, dass ein Teil der Beckenbodenmuskeln durch Schwangerschaft und Geburt oder hormonelle Störungen geschwächt ist und dadurch wenig funktionell arbeitet. Andere Beckenbodenmuskeln übernehmen unbewusst deren Arbeit und gelangen dadurch in einen Hypertonus.

Auch aufgrund von Geburtsverletzungen, Dammrissen, -schnitten und den damit entstandenen Narben sind neuromuskuläre Störungen im Beckenboden möglich. Da der gesamte Urogenitaltrakt muskulär, faszial und hormonell beeinflusst wird, zeigen sich Beschwerden oft sehr unterschiedlich und sind von Frau zu Frau wieder anders wahrnehmbar.

Hormonell gesehen, ist der Beckenboden und sein Bandapparat in der zweiten Zyklushälfte weicher und weniger gut zu aktivieren. Manche Frauen bemerken diesen Zyklusunterschied sehr, manche wenig bis gar nicht. Besonders im Zeitraum der Monatsblutung sind Beckenbodenübungen daher wenig effizient und viele Frauen verzichten komplett auf ihr Training.

Beckenbodeninsuffizienzen und ein Hypertonus bedeuten also, dass der Beckenboden in unterschiedlichen Modi arbeitet. Häufig spüren dies die Frauen in Form von Schmerzen und Verspannungen im unteren Rücken und Muskelschmerzen in den Beinen. Denn die Adduktoren (Oberschenkelinnenseite) möchten ebenfalls (paradox) den Beckenboden unterstützen, was aber nicht deren Aufgabe ist. Es gilt also, den Beckenboden, die Adduktoren und den unteren Rücken zu dehnen, zu mobilisieren und zu entspannen.

In den Kapiteln 19 und 20 finden Sie die jeweiligen Übungen für die Adduktoren und den unteren Rücken. Nun kommen wir zur Entspannung des Beckenbodens.

16.2.1 ÜBUNG – DEN BECKENBODEN IN DER ENTLASTUNGSHALTUNG ENTSPANNEN

Ausgangsposition:

Nehmen Sie die Position Unterarmstütz ein. Die Schultern befinden sich über den Ellbogen, die Hüftgelenke sind über den Kniegelenken. Der Beckenboden ist nun entlastet. Sie blicken zu Boden und entlasten somit Ihre Halswirbelsäule.

Tipp:

Legen Sie die Stirn komplett auf die Hände am Boden ab. Somit sind Sie in einer noch entspannteren Haltung.

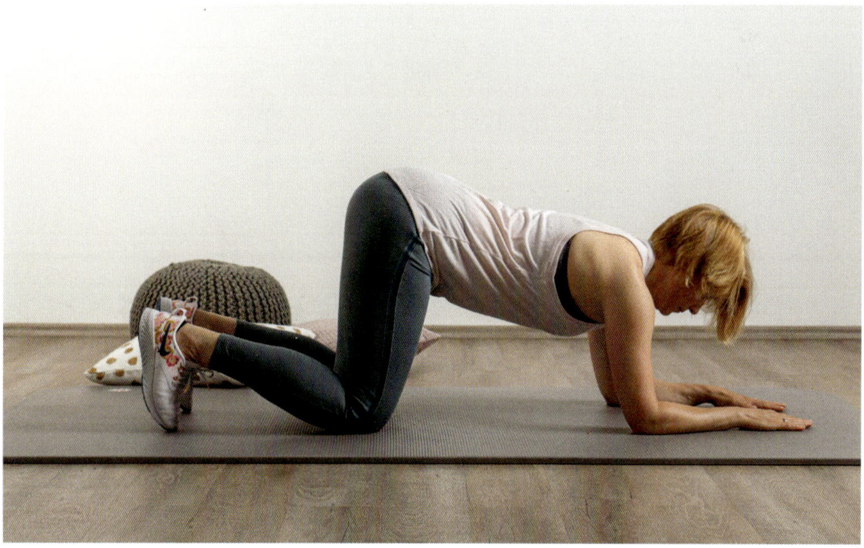

Übungsbeschreibung:

a. Atmen Sie ein und während der Ausatmung aktiveren Sie die Beckenbodenmuskeln der äußeren Schicht und verschließen/verschnüren die Körperöffnung. Denken Sie dabei an das Bild einer muskulären Acht, die die Körperöffnungen umschlingt. Ziehen Sie diese Muskeln zusammen und in sich hinein. Atmen Sie ein und lösen Sie diese Anspannung wieder. Führen Sie diese Übung fünfmal durch.

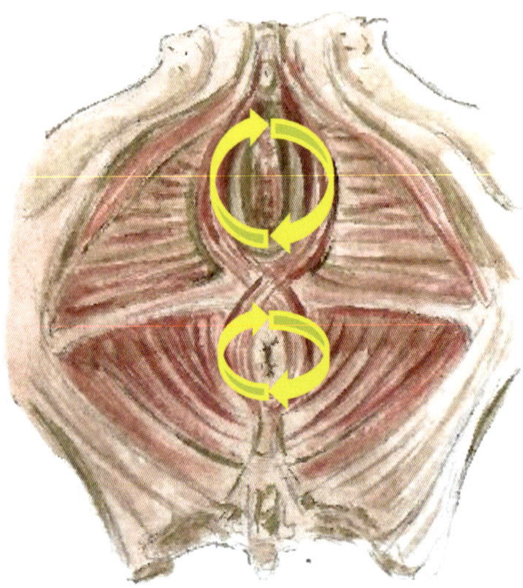

Nun atmen Sie ein und während Sie ausatmen, aktivieren Sie wieder die äußere Schicht. Atmen Sie weiter gleichmäßig ein und aus. Halten Sie diese Spannung (eine angenehme, gut zu haltende Spannung) circa 3-4 Atemzüge lang und lassen dann mit einer Einatmung wieder locker.

Führen Sie diese Sequenz ebenfalls fünfmal durch.

b. Atmen Sie ein und während der Ausatmung aktiveren Sie die Beckenbodenmuskeln der mittleren Schicht und schieben dabei beide Sitzbeinhöcker aufeinander zu. Stellen Sie sich dabei vor, ein gespanntes Gummiband liegt zwischen den Sitzbeinknochen, und dieses möchten Sie etwas durchhängen lassen. Atmen Sie ein und lösen Sie diese Anspannung wieder. Führen Sie diese Übung fünfmal durch.

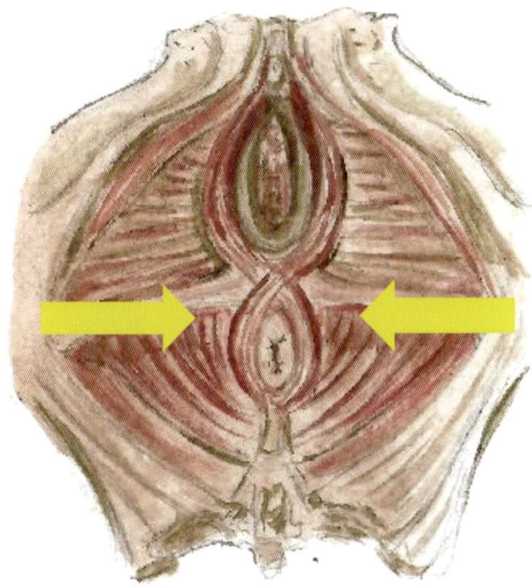

Nun atmen Sie ein und während Sie ausatmen, aktivieren Sie wieder die mittlere Schicht. Atmen Sie weiter gleichmäßig ein und aus. Halten Sie diese Spannung (eine angenehme, gut zu haltende Spannung) circa 3-4 Atemzüge lang und lassen dann mit einer Einatmung wieder locker.

Führen Sie diese Sequenz ebenfalls fünfmal durch.

c. Atmen Sie ein und während der Ausatmung aktiveren Sie die Beckenbodenmuskeln der inneren Schicht und verkürzen den Abstand zwischen Sitzbein und Schambein. Denken Sie dabei an das Bild einer Schaufel, die von hinten (vom Sitzbein) nach vorne (zum Schambein) die Blase nach innen oben anhebt. Atmen Sie ein und lösen Sie diese Anspannung wieder. Führen Sie diese Übung fünfmal durch.

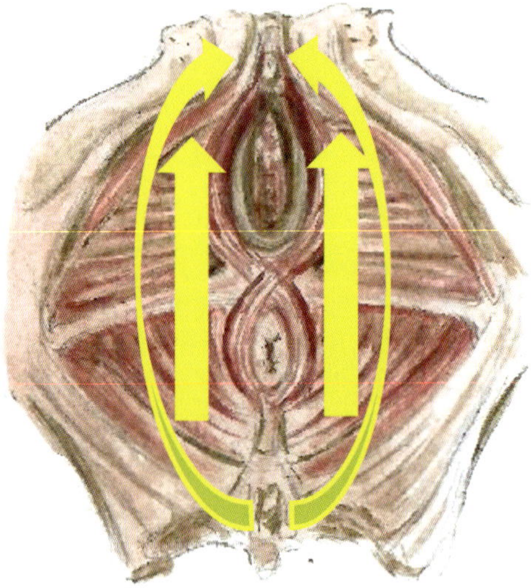

Nun atmen Sie ein und während Sie ausatmen, aktivieren Sie wieder die innere Schicht. Atmen Sie weiter gleichmäßig ein und aus. Halten Sie diese Spannung (eine angenehme, gut zu haltende Spannung) circa 3-4 Atemzüge lang und lassen dann mit einer Einatmung wieder locker.

Führen Sie diese Sequenz ebenfalls fünfmal durch.

Alle Übungen lassen sich auch in Rückenlage durchführen. Das Becken sollte dabei etwas hochgelagert sein, z. B. auf einem Kissen. Beide Beine sind dabei hüftbreit angestellt.

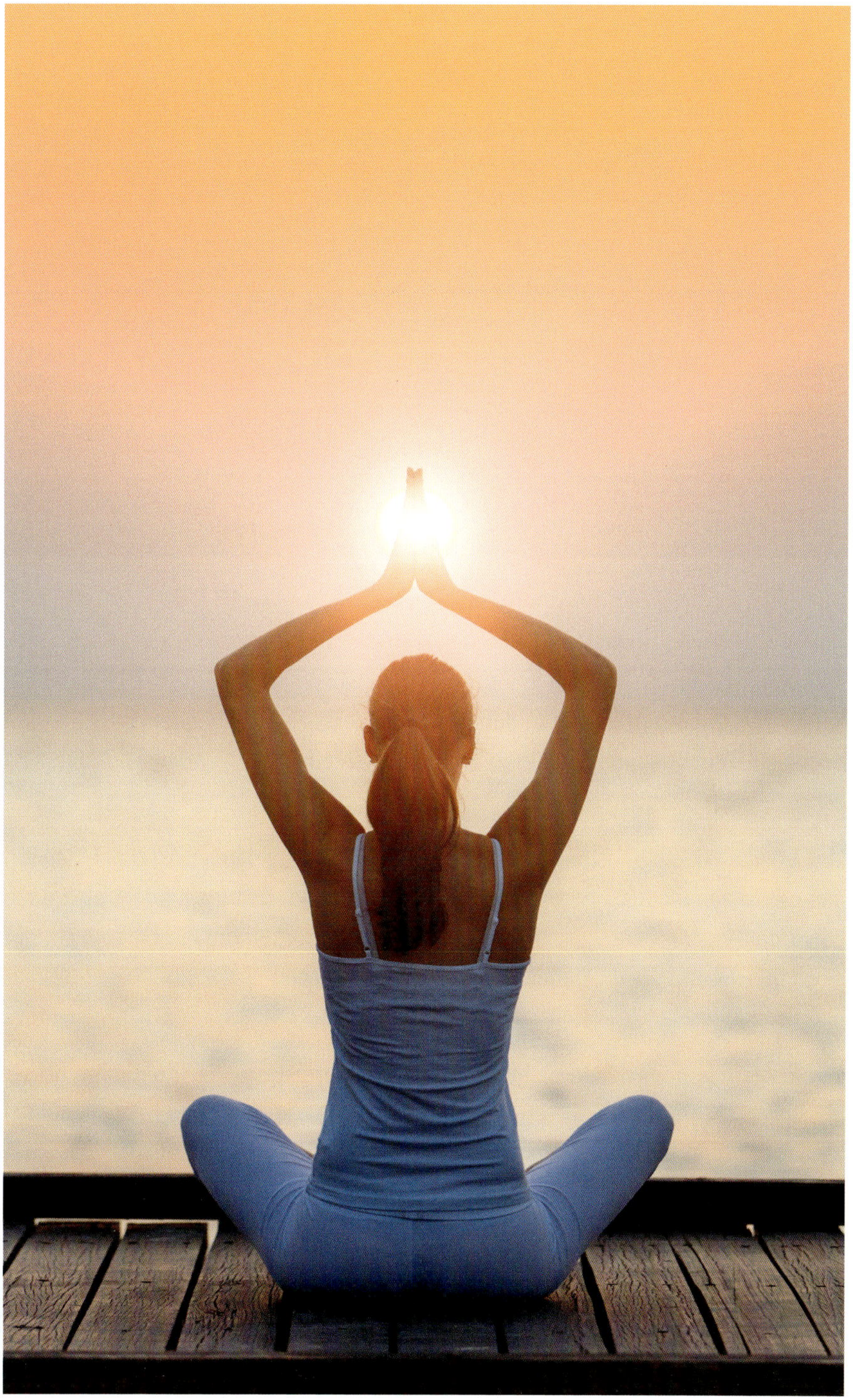

17

ACHTSAMKEIT UND RESILIENZ

Die Begriffe Achtsamkeit und Resilienz (psychische Widerstandskraft; Fähigkeit, schwierige Lebenssituationen ohne anhaltende Beeinträchtigung zu überstehen) haben in ihrer Wahrnehmung in den letzten Jahren sicher zugenommen. Wir haben begonnen, unser Sein und Tun mehr und mehr zu reflektieren und auf unseren Körper und unsere Psyche zu achten.

Eine höhere Widerstandsfähigkeit für Job und Familie zu erlangen, ist durch den immer größer werdenden Druck von außen (Chef, Kunden, Partner, Kinder), aber auch durch den eigenen Hang nach Perfektion oder Umwelteinflüsse immer wichtiger geworden. Besonders im Hinblick auf unsere körperliche und seelische Gesundheit und Gesunderhaltung ist sie sehr wertvoll.

So durchlaufen manche Menschen Krankheiten oder belastende Situationen besser als andere Menschen. Sie lassen sich weniger entmutigen und sind häufig optimistischer. Sie kommen besser durch diese Zeit und sind emotional stabiler.

Es handelt sich bei Resilienz um einen aktiven gedanklichen Bewertungsstil, nämlich wie man sich in dieser Situation sieht, fühlt und bewertet. Es ist ein aktiver Vorgang, eine Aktivierung der positiven Glaubenssätze. Manchen Menschen gelingt dies unbewusst sehr gut, allen anderen sei gesagt: Resilienz lässt sich lernen!

17.1 RESILIENZ DURCH ACHTSAMKEIT

Seit einigen Jahren ist bei vielen eine Umkehr des Lebensstils bemerkbar. Die Themen „Karriere machen und viel Geld verdienen" rücken in den Hintergrund. Work-Life-Balance, das bewusste Wahrnehmen, die Achtsamkeit, haben an Priorität gewonnen, die Werte haben sich verschoben: ökologischer Lifestyle, Umweltbewusstsein, (Körper-)Wahrnehmung, bewusstes Handeln, sinnhafte Entscheidungen, die getroffen werden und vieles mehr, was bedeutet, im Hier und Jetzt zu leben.

Dazu gehört auch die Gesundheit, psychisch wie physisch. Achtsamkeit ist das bewusste und ständige Bemühen, aufmerksam zu sein. Je aufmerksamer Sie sind,

- desto früher werden Sie negative Einflüsse und Faktoren wahrnehmen.
- desto eher werden Sie spüren, was Ihnen gut- und nicht guttut.
- desto besser werden Sie wahrnehmen, wie Sie sich im Moment fühlen, wo Sie gesundheitliche Probleme erkennen.
- desto genauer können Sie dagegen ansteuern.

Um Achtsamkeit auf die körperliche Gesundheit zu übertragen, möchte ich dies mit einem Beispiel verdeutlichen:

Sie erwachen häufig mit starken Verspannungen und Schmerzen in Schultern und Nacken. Sie überlegen, was in letzter Zeit dazu geführt haben könnte, dass Sie sich mehr und mehr muskulär verspannen. Sie stellen fest, dass Sie seit einiger Zeit aufgrund eines wichtigen Projekts in Ihrem beruflichen Umfeld stark unter Druck stehen. Zeitlich und qualitativ. Man erwartet von Ihnen Perfektion und Schnelligkeit.

Sie leisten viel, haben aber öfters Zweifel, ob Sie genügen und ob Sie es zeitlich schaffen. Sie machen Überstunden, grübeln oft noch bis zum Einschlafen. Diese innere Unruhe und der Druck schaffen es, dass Sie sich muskulär so verspannen, dass daraus die Schulter-/Nackenschmerzen entstehen.

Nun gehen Sie von vornherein achtsam an Ihr Projekt heran. Denn Sie kennen sich genau: Sie möchten gerne sehr gute Leistung in einem engen Zeitfenster abliefern. Sie spüren schnell, was Sie unter Druck setzt, aber Sie wissen auch, wie Sie mit kleinen Entspannungsübungen den Druck relativieren können. Sie machen auch bewusst Überstunden mit dem Wissen, sich am anderen Tag einen Ausgleich zu schaffen.

Sie schaffen es, achtsam mit sich und dem Projekt umzugehen. Sie spüren schnell, an welchen Tagen Sie mehr und weniger Konzentration für dieses Projekt haben und schaffen sich bewusst Freiräume: mal für sich – mal für Ihr Projekt.

Dieses Beispiel lässt sich auf alle Ihre beruflichen und familiären Themen übertragen. Sie entscheiden selbst, wie Sie Prioritäten setzen und wie Sie sich aus der Situation herausnehmen können. Gehen Sie immer achtsam mit sich um und entscheiden Sie gut, was Sie wirklich wollen, was Ihnen guttut!

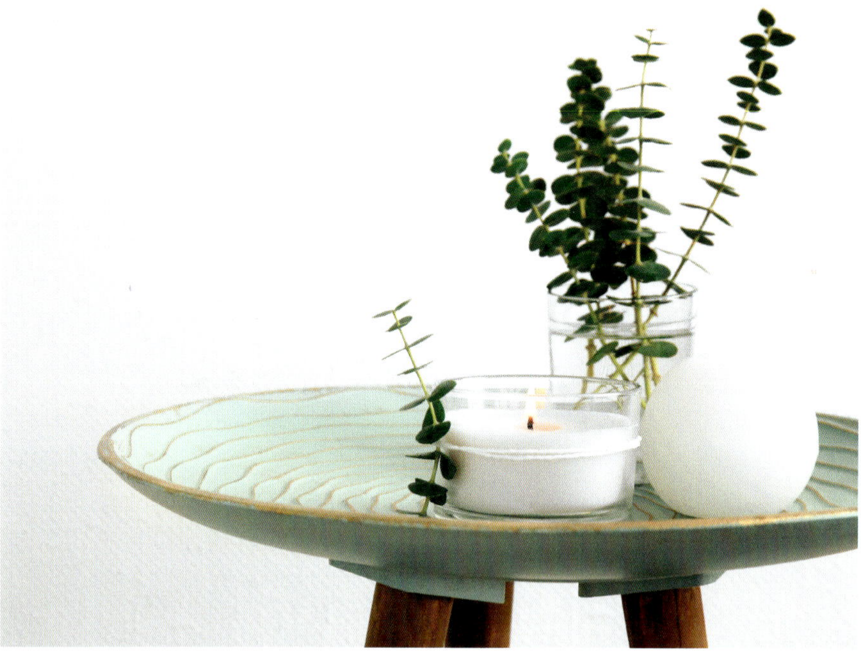

Vielleicht bemerken Sie, dass Achtsamkeit und Resilienz aus gutem Grund einen Zusammenhang bilden.

Je achtsamer Sie durchs Leben gehen, sorgfältig in Situationen Entscheidungen treffen oder auch mal Termine absagen, die Ihnen eventuell Stress erzeugen würden, an Ihre Gesundheit denken und gesundheitsbildende Maßnahmen ergreifen, steigern Sie Ihre persönliche (psychische) Widerstandsfähigkeit.

Es gibt viele Studien, in denen die positiven Auswirkungen von Achtsamkeit nachgewiesen wurden. Sie können sicher einige der folgenden Veränderungen an sich selbst erkennen:

- Sie steigern Ihre Selbstwahrnehmung.
- Sie treffen bessere Entscheidungen.
- Sie reduzieren Stress und Depressionen.
- Sie verbessern Ihr Gedächtnis und Ihre Aufmerksamkeitsspanne.
- Sie stabilisieren Ihre Gesundheit.
- Sie erlangen tieferes Mitgefühl mit anderen Menschen.
- Sie fühlen mehr Zufriedenheit.

Wie Sie nun mit Ihrem persönlichen Achtsamkeitstraining beginnen können, erfahren Sie im nächsten Kapitel.

17.2 ÜBUNGEN ZUR ACHTSAMKEIT

Sie können jederzeit und überall mit Übungen zur Achtsamkeit beginnen. Wenn Sie das Thema Achtsamkeit nach und nach in Ihr Leben einladen möchten, lassen sich alle Handlungen, alle Aktivitäten achtsam durchführen. Probieren Sie die Achtsamkeit gerne bei allen weiteren Übungen aus. Vor allem geht es darum, wahrzunehmen, was die jeweilige Übung bei Ihnen auslöst und wie Sie das Empfinden bewerten.

Beim Gehen nehmen Sie wahr:

- Wie die Ferse den Boden berührt.
- Wie der Rest des Fußes abrollt.
- Wie Sie sich mit Ballen und Zehen abdrücken.

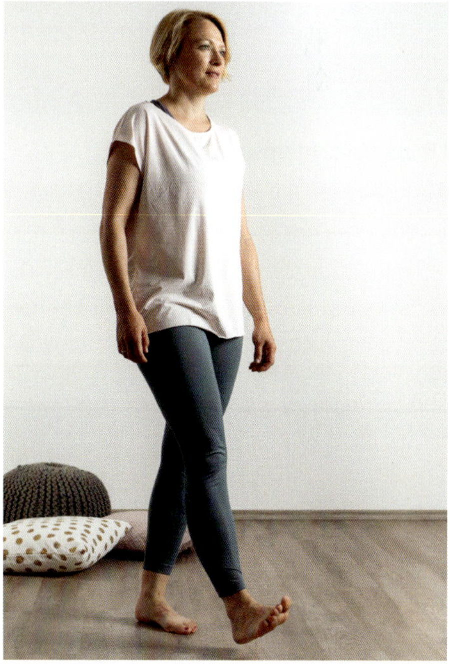

Beim Beckenaufrichten und -kippen nehmen Sie wahr:

- Wie der untere Rücken auf der Matte aufliegt.
- Welche Muskeln Sie für diese Bewegung einsetzen.
- Wie sich die Bewegung im Becken anfühlt.
- Wie sich die Bewegung auf den oberen Rücken auswirkt.
- Wie das jeweilige Bewegungsausmaß ein Spannungs- oder Entspannungsgefühl im Rücken erzeugt.

Vielleicht fallen Ihnen noch mehr achtsame Beispiele bei den jeweiligen Übungen ein.

Häufig urteilt man auch zu schnell. Die Übung tut mir gut, die andere Übung gefällt mir nicht. Setzen Sie besonders hier das achtsame Üben ein. Nehmen Sie die Übung wertfrei wahr. Nehmen Sie sich ausreichend Zeit dafür.

17.2.1 BEWUSSTE ACHTSAMKEIT FÜR EINE MINUTE

Schließen Sie Ihre Augen und atmen Sie ganz bewusst ein und aus.

Ausgangsposition:

1. Setzen Sie sich bequem auf einen Stuhl oder auf den Boden. Sie können diese Übung auch im Liegen oder Stehen durchführen.

2. Stellen Sie sich einen Timer auf eine Minute.

Übungsbeschreibung:

1. Schließen Sie Ihre Augen und atmen Sie bewusst ein und aus. Achten Sie darauf, wie die Luft durch Ihre Nase ein- und ausströmt, wie sich Ihr Brustkorb und Ihre Bauchdecke heben und senken. Konzentrieren Sie sich darauf, wo Sie Ihrer Atmung am leichtesten folgen können und bleiben Sie dabei.

2. Versuchen Sie, kontrollierte Atemzüge durchzuführen, indem Sie mal tiefere, mal langsamere Atemzüge machen. Achten Sie bewusst darauf, wie der Atem in Ihren Körper einströmt und wie er ihn wieder verlässt.

3. Vielleicht werden Sie bemerken, dass die Atmung nicht mehr Ihre volle Aufmerksamkeit genießt und eventuell andere Gedanken kommen und gehen. Wenn Ihnen das bewusst wird, richten Sie wieder Ihre Aufmerksamkeit auf Ihre Atmung.

4. Wenn Sie innerhalb dieser Minute mehrmals abschweifen, wenn Sie ungeduldig, ruhelos werden oder sich freuen, dass die Übung so gut klappt, machen Sie sich bewusst, dass diese Reaktionen völlig normal sind. Es bedeutet nicht, dass Sie an der ersten Achtsamkeitsübung scheitern oder dass Sie sie sofort beherrschen.

5. Kehren Sie einfach immer wieder zum bewussten Ein- und Ausatmen zurück.

6. Es gibt bei dieser Übung kein Richtig und kein Falsch. Es geht nur darum, Ihre Erfahrung bei dieser Übung bewusst wahrzunehmen und genauso zu akzeptieren. Wenn die Minute vorbei ist, öffnen Sie die Augen und stehen wieder auf.

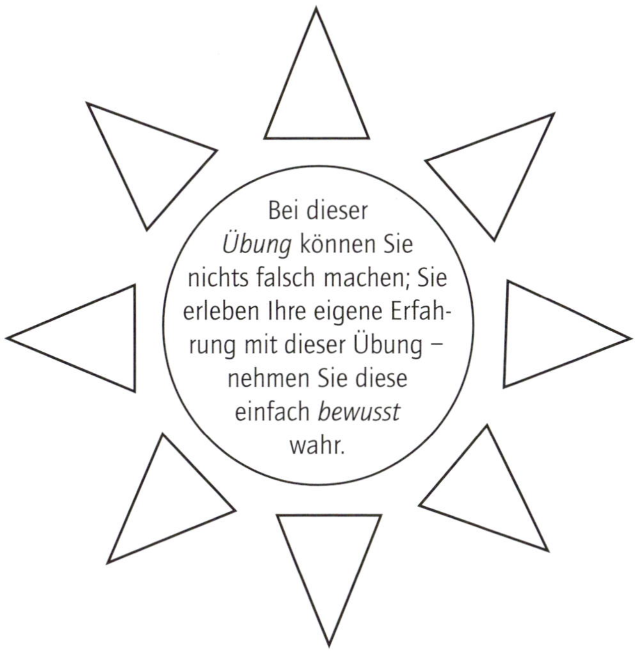

Hier geht es zur Audiodatei

17.2.2 DER KÖRPERSCAN

Übungsbeschreibung:

1. Sie liegen mit Ihrem ganzen Körper ruhig und entspannt auf dem Rücken und nehmen alle Auflagepunkte Ihres Körpers wahr. Sie spüren die Auflagepunkte des Kopfs, wie er tief in die Unterlage sinkt. Vielleicht neigt der Kopf etwas nach links oder rechts? Vielleicht haben Sie das Gefühl, der Kopf hängt etwas nach hinten? Gerne können Sie sich auch ein Kissen unter den Kopf legen.

2. Sie wandern gedanklich tiefer und spüren die Auflagepunkte der Schulterblätter, wie sie wie Engelsflügel flach auf der Unterlage aufliegen. Sie nehmen die Lage der Brustwirbelsäule wahr, die mittig zwischen den Schulterblättern liegt.

3. Da Sie mit ausgestreckten Beinen auf der Unterlage liegen, wölbt sich die Lendenwirbelsäule leicht nach oben und Sie spüren als Nächstes die Auflagepunkte des Gesäßes und des Beckens, wie es stabil auf der Unterlage liegt.

4. Beide Beine fühlen sich lang und gestreckt an und Sie spüren erst wieder die Auflagepunkte der Waden und der Fersen.

5. Wenn Ihnen diese Position im Rücken unangenehm ist, stellen Sie ein Bein auf und überprüfen Ihre Lage. Liegen Sie dadurch bequemer? Indem ein Bein aufgestellt ist, liegt das Becken etwas stabiler auf und die Lendenwirbelsäule wird etwas gestreckt, das Becken wird aufgerichtet. Stellen Sie auch mal beide Beine auf. Spüren Sie den Unterschied? Durch das Aufstellen der Beine findet im Becken eine Aufrichtung statt und die Lendenwirbelsäule streckt sich dem Boden entgegen. Sie liegt dadurch flach auf dem Boden auf und wird entlastet.

6. Sie entscheiden nun, wie Sie am liebsten liegen möchten. Mit ausgestreckten Beinen? Mit einem ausgestreckten und einem aufgestellten Bein? Oder mit beiden aufgestellten Beinen?

7. Wenn Sie nun für sich bequem liegen, beobachten Sie Ihre Atmung. Nehmen Sie wahr, wie sich bei jedem Atemzug die Lungen mit Luft füllen und wieder geleert werden. Wie sich bei jedem Atemzug der Brustkorb ausdehnt und wieder zusammenzieht. Atmen Sie dabei bewusst durch die Nase ein und durch den Mund wieder aus.

Hier geht es zur Audiodatei

18

ENTSPANNUNG UND KÖRPERWAHRNEHMUNG

Bei Entspannungsübungen bzw. Entspannungszuständen wird zwischen aktiver und passiver Entspannung unterschieden. *Passive Entspannung* ist ein Entspannungszustand, in dem Sie körperlich und geistig wenig, bis gar nicht aktiv sind. Zum Beispiel, wenn Sie schlafen, faulenzen, sich vom Fernseher berieseln lassen. Allerdings hat man festgestellt, dass diese Entspannungsform wenig nachhaltig ist und nicht wirklich den Stress- oder Spannungsabbau fördert. Es ist einfach ein Abschalten vom Tag.

Das mag für viele sehr angenehm und durchaus mal ein wichtiger Ausgleich sein. Wenn Sie aber wirklich Ihre Stresshormone im Blut senken, dem Gehirn einen Ausgleich schaffen und den Körper muskulär wie geistig entspannen möchten, um mehr Widerstandskraft für anstrengende Tage oder Rekonvaleszenz zu erreichen, ist die *aktive Entspannung* definitiv die bessere Wahl!

Bei den folgenden Übungen geht es darum, den Bereich des unteren Rückens – also der Lendenwirbelsäule, Kreuz- und Steißbein und die umliegenden Hüft- und Rückenmuskeln – zu entlasten und zu lösen.

Neben den Beckenbodenmuskeln verlaufen auch Muskeln durch unser knöchernes Becken, die vom Rücken in Richtung Bauch und Beine ziehen und Ober- und Unterkörper faszial und muskulär miteinander verbinden. Diese Muskeln sind schwer voneinander zu differenzieren und unabhängig voneinander zu dehnen und zu entspannen. Aus diesem Grund sind die folgenden Übungen ganzheitlich zu betrachten.

Nur eine entspannte und im Ruhezustand lockere Beckenbodenmuskulatur kann in Momenten der Anstrengung, z. B. beim Heben, Tragen, Sportmachen und in der Schwangerschaft, kraftvoll arbeiten und somit den passiven (knöchernen) Bewegungsapparat unterstützen. Aus diesem Grund ist es wichtig, neben den Übungen zur Kräftigung und Stabilisation auch Übungen zur Entspannung regelmäßig durchzuführen.

18.1 ÜBUNGSVORBEREITUNG FÜR ENTSPANNUNG UND KÖRPERWAHRNEHMUNG

Legen Sie sich auf eine bequeme Unterlage – beide Beine sollten dabei ausgestreckt sein, umso eine bessere Vorher-nachher-Wahrnehmung zu erleben.

Alle Mobilisationsübungen verhelfen zu einer körperlichen und seelischen Entspannung und können deshalb gut am Ende eines Sportprogramms durchgeführt werden, oder Sie führen diese Übungen gezielt zum Mobilisieren und Entspannen durch. Nachweislich führt das körperliche Entspannen zu einer psychischen Entspannung und verhilft nachhaltig zu mehr Wohlbefinden. Außerdem werden Sie immer besser spüren lernen, was Ihnen guttut und Sie dadurch schnell in einen optimalen Zustand kommen.

Es gibt viele verschiedene Beispiele und Möglichkeiten, Traumreisen und Meditationen durchzuführen. Es ist eine sehr schöne und einfache Art, sich zu entspannen und Kraft zu schöpfen, und Sie werden sehr einfach mit diesen Vorstellungsbildern zurechtkommen und werden sich darin sehr wohlfühlen.

Fällt Ihnen diese Art der Entspannung schwerer, ist es sinnvoll, einen Kurs zu besuchen oder sich eine CD anzuhören. Sie sitzen oder legen sich bequem in eine für Sie angenehme Position, die jederzeit auch verändert werden kann.

18.1.1 TRAUMREISE/MEDITATION

Um es sich bequemer zu machen, legen Sie Gegenstände, wie Brille, Uhr, eventuell Gürtel und andere störende Gegenstände, ab. Schließen Sie locker Ihre Augen und nehmen Sie sich vollkommen wahr. Es gibt nun nichts mehr für Sie zu tun. Sie dürfen loslassen und sein, wie Sie gerade sind. Ihr Atem darf nun kommen und gehen, ganz wie es ihm gefällt.

Auch die Gefühle und Gedanken dürfen sein, wie sie gerade sind. Lassen Sie sie kommen und gehen. Erlauben Sie sich, zu sein, wie Sie gerade sind. Sie brauchen niemandem zu gefallen, Sie machen das jetzt nur für sich. Sie richten Ihre Aufmerksamkeit ganz auf sich und lauschen nach innen, um sich selbst wahrzunehmen. Hier finden Sie die Kraft, Dinge, die Ihnen wichtig sind, in Bewegung zu setzen.

Sie spüren, wie Sie sich nach und nach loslassen können. Der Körper entspannt sich, es gibt nichts mehr zu tun. Alle Empfindungen, Gedanken, Wünsche und Träume, die durch Sie gelebt werden wollen, dürfen sein, wie sie sind. Vielleicht wird Ihr Atem bereits ein wenig ruhiger und tiefer, vielleicht fühlen Sie Ihren Körper nicht mehr richtig, er wird schwer oder ganz leicht.

Ihre Gedanken ziehen wie Wolken am Himmel an Ihnen vorbei. Sie nehmen Ihre Gefühle wahr, auch sie ziehen an Ihnen vorbei. Tiefer und tiefer sinken Sie in sich selbst hinein, tiefer und tiefer wird Ihr Atem, Sie kommen immer mehr in sich selbst an.

Stellen Sie sich vor, Sie gehen langsam einen Weg entlang, der von blühenden Gräsern und Wildblumen gesäumt ist. Sie spüren die warme Sonne, ein lauer Wind streicht um Ihre Beine, durch Ihr Gesicht. Sie nehmen den Duft der Blumen und Gräser wahr. Ein leichtes Zirpen der Grillen ist zu hören. Ihr Weg führt Sie an einem kleinen Bachlauf vorbei, und das leise Plätschern wirkt erfrischend und gleichzeitig beruhigend. Der Weg ist geebnet mit feinem Kies, bei jedem Schritt hören Sie ein leises Knirschen der Steine.

Sie gehen geradewegs auf Ihren Traumgarten zu. Die Begrenzung des Gartens kann alle möglichen Größen und Formen haben, so, wie es Ihnen gefällt. Er kann von einer großen, alten Steinmauer bis zu einer grünen Hecke alle Formen, Farben und Größen haben, ganz wie es für Sie wichtig ist. Sie gehen durch ein Gartentor, so, wie Sie es sich vorstellen.

Versuchen Sie, sich Ihren Traumgarten so genau wie möglich vorzustellen. Mit Pflanzen, Bäumen, Wiesen, Sträuchern, Blumen. Beete, kleine Hecken und Stauden sind in Formen angelegt, wie Sie es möchten. Vielleicht gibt es einen kleinen Teich? An einer besonders schönen Stelle befindet sich ein Ruheplatz, von dem aus Sie Ihren Garten überblicken können. Dort verweilen Sie und genießen die Ruhe und die angenehme Atmosphäre.

Versuchen Sie, alles Angenehme wahrzunehmen. Den Duft der Blumen, der Wiese und Bäume. Die Wärme der Sonne, die vielen unterschiedlichen Farben der Blumen und Sträucher. Sie genießen mit allen Sinnen das harmonische Gesamtbild Ihres Gartens. Vielleicht hören Sie das Zwitschern der Vögel, das Summen der Bienen oder das Zirpen der Grillen.

Sie genießen diesen angenehmen Zustand der Ruhe und Entspannung und spüren, wie Ihre inneren Kräfte wachsen und Sie mehr und mehr Energie auftanken können. In Ihrem inneren Garten finden Sie unermessliche Freiheit und Freude. Sie fühlen sich rundum wohl, Sie fühlen sich stark, belebt und gleichzeitig geschützt.

Da Sie nun genug Kraft aufgetankt haben und sich bestärkt fühlen, können Sie langsam Ihren Garten verlassen in dem Wissen, ihn jederzeit wieder besuchen zu können. Immer, wenn Sie zur Ruhe kommen möchten, Kraft schöpfen und auftanken möchten, können Sie jederzeit Ihren inneren Garten besuchen.

Langsam gehen Sie den Kiesweg zurück, Sie fühlen sich vollkommen wach, klar und erfrischt. Die eben gewonnene Energie bringen Sie mit zurück in Ihren Alltag. Dadurch fühlen Sie sich bestärkt, in allem, was Sie tun möchten.

Sie beginnen nun langsam, wieder Ihren Körper zu spüren, Sie strecken und räkeln sich. Sie atmen einmal tief und bewusst ein und aus. Sie nehmen den Raum um sich herum wieder wahr. Sie erinnern sich an den Raum, an den Tag und die Uhrzeit.

Öffnen Sie langsam wieder Ihre Augen, Sie sind wieder da im Hier und Jetzt, frisch und wach, gleichzeitig erholt und entspannt, mit neuem Lebensmut.

Hier geht es zur Audiodatei

19

MOBILISATION VON WIRBELSÄULE UND BECKEN

Das knöcherne Becken, die Lendenwirbelsäule, das Steiß- und das Kreuzbein sind in mehreren Bereichen und Ebenen knorpelhaft miteinander verbunden. Dazu kommen die unteren Rumpf- und Beckenbodenmuskeln, die Gesäßmuskulatur und die oberen Ansätze der Beinmuskeln. Faszial, also bindegewebig, sind wir ebenfalls verbunden, und zwar durchgängig vom Kopf bis zu den Füßen.

Schmerzen, Verspannungen und allgemeine Probleme im unteren Rücken, Becken und Beckenboden können also mehrere Ursachen haben und voneinander abhängen. Ein Beckenschiefstand, Hüftschmerzen (z. B. bei Arthrose), eine Blockade des Iliosakralgelenks, eine Schonhaltung aufgrund anderer körperlicher Probleme, ein Dammriss, eine Gebärmutterschwäche oder -senkung, Schmerzen beim Geschlechtsverkehr, die Schwangerschaft und viele Faktoren mehr können Ursachen weiterer Probleme im Urogenitaltrakt und im Rücken sein.

Betrachten Sie also Ihren Körper immer ganzheitlich! Taucht ein Schmerz an einer bestimmten Stelle im Körper auf, liegt die Ursache vielleicht ganz woanders. Befragen Sie also auch Ihre Frauenärztin bei Rückenproblemen und nicht nur den Orthopäden und umgekehrt. Viel Unterstützung erhalten Sie auch von erfahrenen Physiotherapeuten und Osteopathen, die sich auf ganzheitliche Therapien spezialisiert haben.

Es ist also wichtig, sich um ein bewegliches Becken, um einen entspannten und gelösten Rücken zu bemühen, denn die Auswirkungen der Mobilisationsübungen gehen viel tiefer – tief in den Beckenboden!

19.1 MOBILISATIONSHIGHLIGHT OVERBALL®

Nahezu alle Übungen lassen sich mit und ohne Overball® durchführen (siehe jeweilige Übung). Der Overball® hat den großen Vorteil, dass er aufblasbar und somit in seiner Größe individuell einstellbar ist. Sie unterscheiden in der Größe des Overballs® zwischen den Wirbelsäulenbereichen und Ihrem persönlichen Empfinden. Durch seine kleinen Maße ist er äußerst praktisch und lässt sich überallhin mitnehmen.

Er dient bei allen Übungen der Unterstützung der Wirbelsäule. Durch die weichen, sanften Bewegungen wirkt er gleichzeitig wie eine angenehme Massage für die verkrampfte, verspannte Muskulatur. Kombiniert man die Übungen mit dem Overball® mit der Atmung, lassen sich die einzelnen Übungen zusätzlich verstärken.

Eine großartige Abwechslung bietet der Overball® für Übungen am Arbeitsplatz. Besonders bei einseitig sitzender Tätigkeit und somit oft vorprogrammierter schlechter Haltung löst und entspannt sich die Muskulatur durch die gezielten Übungen. Die Stütz- und Haltemuskulatur wird gefordert, den Rücken aufrecht zu halten und zu kräftigen.

19.2 HANDHABUNG DES OVERBALLS®

Wenn Sie einen Overball® das erste Mal benutzen, blasen Sie ihn mit dem beiliegenden Röhrchen vollständig auf.

Danach lassen Sie beliebig Luft heraus und probieren in den verschiedenen Positionen aus, ob er der Übung entsprechend angenehm ist.

Empfehlung:

- Unter der Halswirbelsäule (HWS) mindestens 10 Zentimeter im Durchmesser.
- Unter der Brustwirbelsäule (BWS) höchstens 5 Zentimeter im Durchmesser.
- Unter der Lendenwirbelsäule (LWS) beliebig.
- Wenig Luft = wenig Bewegung, weniger Spannung.
- Mehr Luft = mehr Bewegung, mehr Spannung.

Wichtig: Am Anfang lieber weniger Luft im Overball®, langsam die Luftmenge erhöhen.

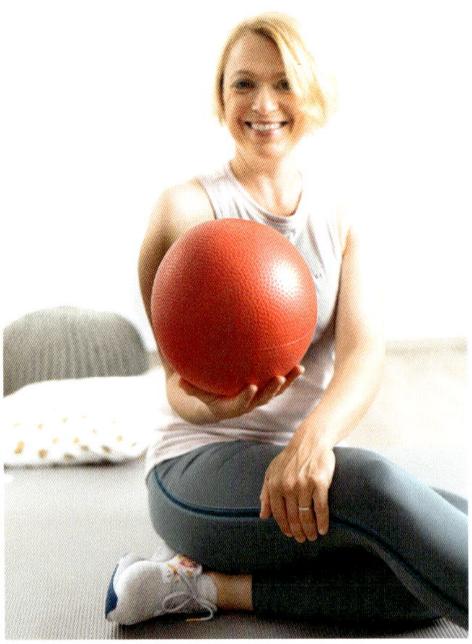

Hier geht es zum Video

19.3 BECKEN UND LWS IN RÜCKENLAGE MOBILISIEREN

Allgemeine Ausgangsposition:
Stellen Sie in bequemer Rückenlage beide Beine hüftbreit an. Somit liegt der untere Rücken stabil und flach am Boden und bietet so eine gute Beweglichkeit der LWS für die folgenden Übungen. Der Kopf sollte ebenfalls bequem am Boden aufliegen. Wenn Sie das Gefühl haben, dass der Kopf in dieser Position etwas nach hinten hängt, legen Sie sich gerne ein Kissen unter den Kopf. Die Schulterblätter liegen locker und flach auf der Unterlage.

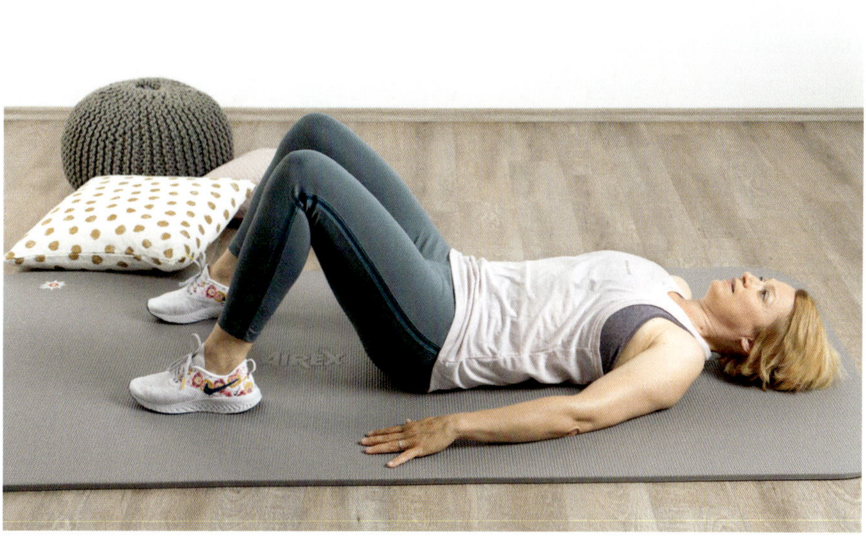

Abb. 41: Nehmen Sie sich Zeit für eine bequeme und stabile Lagerung.

19.3.1 DAS BECKEN AUFRICHTEN UND KIPPEN

Mit und ohne Overball®

Ausgangsposition:
Stellen Sie in bequemer Rückenlage beide Beine hüftbreit an. Kopf, Arme und Schulterblätter liegen bequem auf der Unterlage.

Übungsbeschreibung:
Bewegen Sie Ihr Becken sanft vor und zurück, als wenn Sie eine Schale auskippen möchten. Beim Zurückkippen hebt sich die LWS vom Boden ab und Sie kommen dadurch in ein leichtes Hohlkreuz. Beim Aufrichten des Beckens schieben Sie die LWS flach und fest in den Boden und ziehen Ihr Schambein in Richtung Bauchnabel. Diese Bewegung ist wie eine sanfte Welle, die das Becken vor und zurück schiebt und ganz ohne Kraft auskommt.

Variieren Sie in Tempo und Bewegungsausmaß, ganz wie es Ihnen angenehm ist. Führen Sie diese Übung beliebig lange durch.

Ideal ist es, die Übung langsam und über einen Zeitraum von circa 2-3 Minuten durchzuführen, bevor Sie zur nächsten Übungsausführung wechseln.

> **TIPP**
>
> Kombinieren Sie die Atmung zur Bewegung. Probieren Sie aus, welche Atemvariante Ihnen angenehmer ist.
>
> - Atmen Sie während des Beckenaufrichtens tief durch die Nase in den Bauch ein und beim Rückkippen durch den Mund wieder aus. Machen Sie tiefe, langsame Atemzüge.
> - Atmen Sie während des Beckenrückkippens tief durch die Nase in den Bauch ein und beim Beckenaufrichten durch den Mund wieder aus.

Zur Verstärkung der Bewegung können Sie die Füße leicht in den Boden drücken.

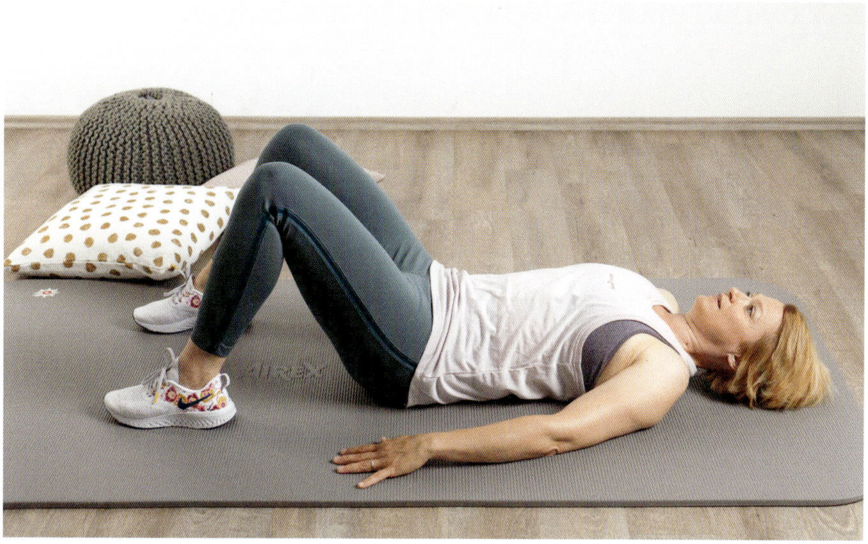

Abb. 42: Das Becken richtet sich auf und die LWS liegt flach auf dem Boden auf.

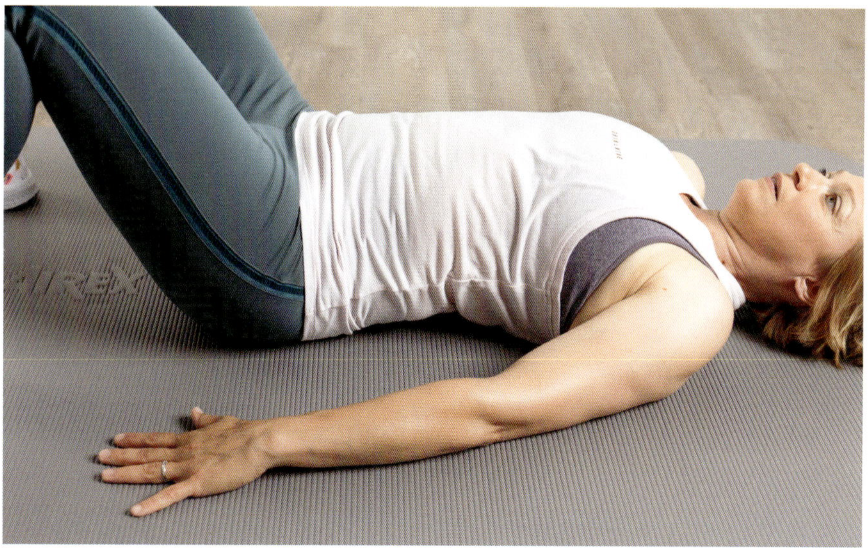

Abb. 43: Das Becken kippt nach hinten und die LWS wölbt sich auf – die LWS ist komplett vom Boden abgehoben.

19.3.2 DAS BECKEN SEITLICH MOBILISIEREN – BEINSCHAUKEL

Mit und ohne Overball®

Ausgangsposition:
Stellen Sie in bequemer Rückenlage beide Beine hüftbreit an. Kopf, Arme und Schulterblätter liegen bequem auf der Unterlage.

Übungsbeschreibung:
Beginnen Sie, langsam und sanft die Beine und somit das Becken hin- und herzuschaukeln, als wenn Sie eine Schale hin- und herwiegen möchten.

Diese Bewegung ist wie eine sanfte Welle, die das Becken hin- und herschiebt und ganz ohne Kraft auskommt.

Nehmen Sie wahr, ob die Spannungsverhältnisse in Rücken und Becken auf beiden Seiten gleich sind. Probieren Sie aus, ob sich die Spannungsverhältnisse im Laufe der Übung langsam ausgleichen.

Variieren Sie in Tempo und Bewegungsausmaß, ganz wie es Ihnen angenehm ist. Führen Sie diese Übung beliebig lange durch. Atmen Sie während der Übung ruhig und gleichmäßig ein und aus.

Ideal ist es, die Übung langsam und über einen Zeitraum von circa 2-3 Minuten durchzuführen, bevor Sie zur nächsten Übungsausführung wechseln.

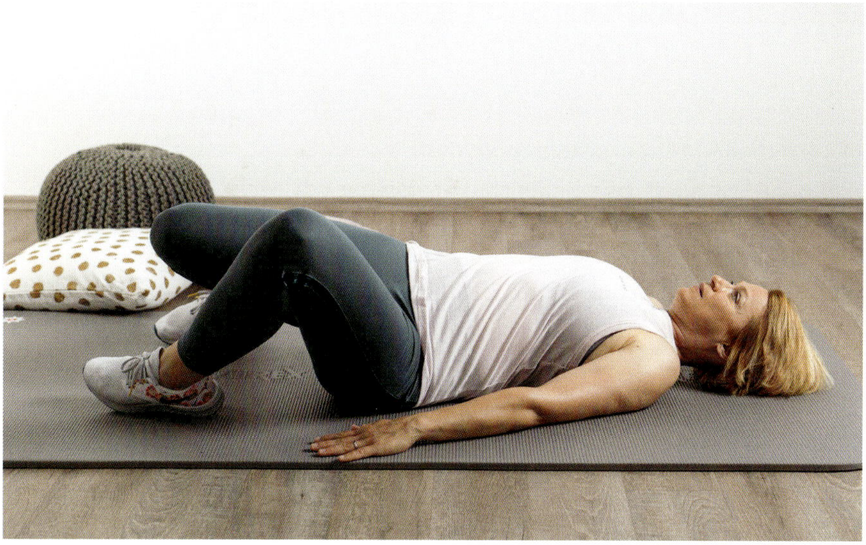

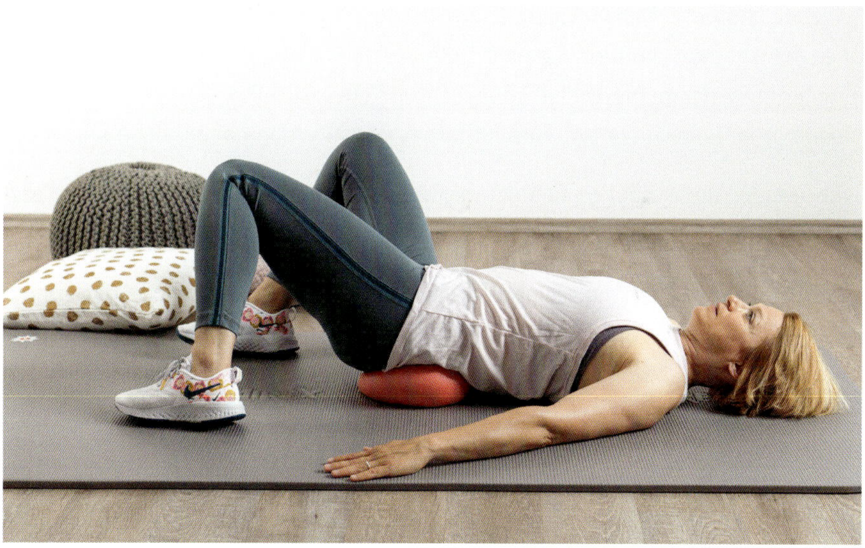

19.3.3 DAS BECKEN SEITLICH MOBILISIEREN – LATERALFLEKTION

Mit Overball® (mit angestellten Beinen) und ohne Overball® (die Beine sind ausgestreckt)

Ausgangsposition:
Wenn Sie die Übung ohne Overball® durchführen, strecken Sie beide Beine in Rückenlage aus.

Mit Overball® stellen Sie in bequemer Rückenlage beide Beine hüftbreit an.

Kopf, Arme und Schulterblätter liegen bequem auf der Unterlage. In dieser Rückenlage legen Sie zur besseren Wahrnehmung beide Hände auf die Beckenkämme.

Übungsbeschreibung:
Schieben und ziehen Sie im Wechsel jeweils links und rechts die Beckenkämme nach oben in Richtung Schultern und nach unten zu den Füßen. Vielleicht spüren Sie hier eine leichte Asymmetrie in der Beweglichkeit? Dies ist teilweise normal, wenn Sie allerdings im Bereich der LWS und ISG öfters Beschwerden haben, siehe Kap. 4.

Probieren Sie diese Übung auch mit gestreckten Beinen (ohne Overball®) aus, und schieben Sie dabei im Wechsel die Beine aus den Hüften nach unten weg.

Zur Verstärkung der Übung schieben Sie auch Ihre Schultern im Wechsel nach unten in Richtung Becken. Während Sie den linken Beckenkamm nach unten schieben, ziehen Sie den rechten Beckenkamm in Richtung Schultern. Hier kommt nun von oben die rechte Schulter dem rechten Beckenkamm entgegen.

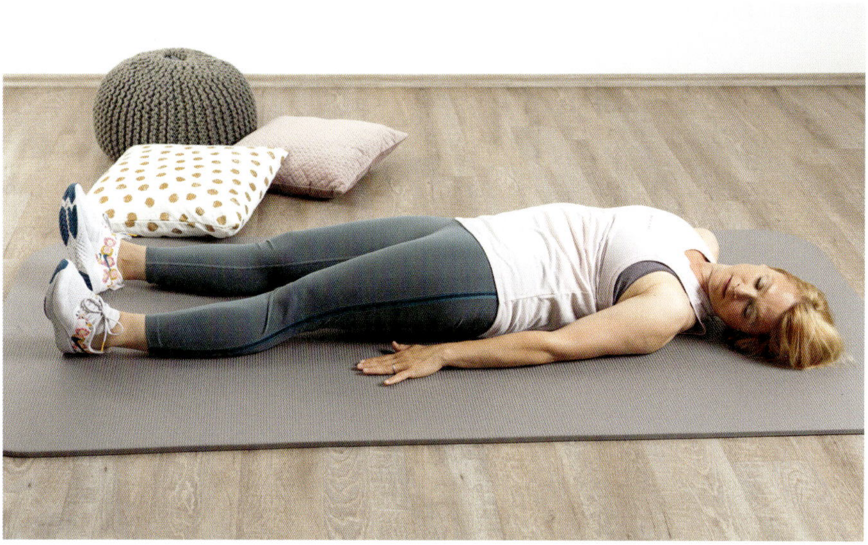

Abb. 44: Wenn Sie bei dieser Übung die Beine ausstrecken möchten, führen Sie die Übung bitte ohne Overball® durch.

Variieren Sie in Tempo und Bewegungsausmaß, ganz wie es Ihnen angenehm ist. Führen Sie diese Übung beliebig lange durch.

Ideal ist es, die Übung langsam und über einen Zeitraum von circa 2-3 Minuten durchzuführen, bevor Sie zur nächsten Übungsausführung wechseln.

19.3.4 DIE BECKENUHR NACH FELDENKRAIS

Mit und ohne Overball®

Bei dieser Übung möchte ich gerne die Beckenuhr (nach Moshé Feldenkrais) vorstellen. Dabei werden Sie unnütze und unbewusste Anstrengungen Ihrer Beckenmuskulatur kennenlernen. Sie verfeinern die Kontrolle über die Beckenstellung und verbessern die Haltung der Wirbelsäule. Kopf- und Rumpfbewegungen können dadurch besser koordiniert und gegeneinander ausgeführt werden. Die Gesamtwahrnehmung aller teilnehmenden Körperteile bei der Bewegungsausführung erweitert sich.

Therapeuten und Übungsleiter nutzen diese Methode außerdem gerne, um die Bewegungsrichtungen einfacher zu vermitteln. Somit lassen sich auch „unrunde" Bereiche besser wahrnehmen und lokalisieren.

Ausgangsposition:
Nehmen Sie eine bequeme Rückenlage ein. Kopf, Schultern und Arme liegen entspannt links und rechts neben dem Körper auf dem Boden.

Übungsbeschreibung:
Wölben Sie die Lendenwirbelsäule leicht nach oben, sodass diese einen Bogen über den Boden spannt. Stellen Sie sich vor, eine kleine Maus läuft unter Ihrer Lendenwirbelsäule durch. Spüren Sie, wie Ihre Füße dabei in den Boden drücken und sich dadurch der Druck auf das Steißbein vergrößert.

Stellen Sie sich nun das Ziffernblatt einer Uhr vor. Dieses liegt imaginär auf der Rückseite Ihres Beckens:

- Das obere Ende des Beckens (circa Ende des fünften Lendenwirbels) ist 12 Uhr.
- Am Steißbein ist sechs Uhr.
- Links und rechts an den beiden Hüftgelenken sind drei Uhr und neun Uhr.

Besonders gut vorstellbar ist die Beckenuhr beim Beckenkreisen, denn da wird das gesamte Ziffernblatt zuerst im Uhrzeigersinn gekreist. Ob Sie die Bewegung sehr großräumig oder mit einer kleinen Bewegung durchführen, entscheiden Sie nach Belieben.

1. Nehmen Sie den größten Druckpunkt Ihres Beckens wahr und verlagern Sie diesen auf sechs Uhr – auf das Steißbein. Dadurch wölbt sich die Lendenwirbelsäule auf. Spannen Sie dieses Gewölbe gleichmäßig an und auf. Diese Anspannung übt einen Zug auf Ihre Füße aus, die noch immer fest am Boden stehen.

Nun verlagern Sie den Druckpunkt wieder auf 12 Uhr, der obere Beckenrand und die Lendenwirbelsäule liegen nun fest am Boden, das Steißbein hebt sich vom Boden und der Druck auf die Füße erhöht sich.

Atmen Sie in Ihrem eigenen Atemfluss entspannt ein und aus – unabhängig von der ausführenden Bewegung.

2. Kehren Sie wieder von 12 nach sechs Uhr zurück, um sich dann wieder nach 12 Uhr zu bewegen. Führen Sie diese Bewegung 25-mal durch. Der Kraftaufwand wird immer weniger, wie eine Welle, die sanft an den Strand gespült wird. Anschließend strecken Sie beide Beine aus und entspannen. Beobachten Sie Ihr Beckengefühl. Wie fühlt es sich an? Spüren Sie Veränderungen in der Wahrnehmung? Eventuell haben sich die Kontaktpunkte zum Boden verändert, der Kopf hat sich ebenfalls mit der Beckenbewegung mitbewegt, als würde er diese Bewegung nachahmen.
3. Stellen Sie sich nun vor, es befinden sich an Ihrem Hinterkopf ebenfalls Kontaktpunkte, wie ein Mini-Ziffernblatt. Die Mitte des Ziffernblatts befindet sich an der Stelle, an der der Hinterkopf am Boden aufliegt. Wenn Sie nun Ihr Becken in Richtung 6 Uhr (Steißbein) bewegen, bewegt sich der Kopf automatisch über den Zug der Wirbelsäule mit dem Kinn nach unten in Richtung Brustbein. Bewegt sich das Becken nach 12 Uhr, schiebt sich der Kopf über die Verlängerung der Wirbelsäule wieder nach oben hinten.
4. Führen Sie diese Beckenbewegung von 12 nach 6 Uhr und wieder zurück 25-mal durch, und achten Sie darauf, dass der Kopf sanft mitrollt. Nehmen Sie weiterhin wahr, welche Auswirkung diese Bewegung auf alle anderen Körperteile und auf die Atmung hat. Der Atem fließt einfach mit. Anschließend strecken Sie beide Beine aus und entspannen.
5. Stellen Sie beide Beine wieder an und neigen Sie das Becken nun nach drei Uhr. Somit haben Sie automatisch mehr Druck auf dem linken Fuß. Neigen Sie dann zurück nach neun Uhr und nehmen auch hier den Druckpunkt im rechten Fuß wahr. Führen Sie diese Bewegung – rechts/links von neun Uhr nach drei Uhr und zurück – 25-mal durch. Beobachten Sie, wie sich Ihr Kopf über sein Mini-Ziffernblatt automatisch mitbewegt. Vermeiden Sie unnötige Anspannungen der umliegenden Muskeln und atmen Sie fließend ein und aus. Anschließend strecken Sie beide Beine aus und entspannen.

6. Stellen Sie beide Beine wieder an. Ihr Beckenauflagepunkt befindet sich auf 12 Uhr. Verschieben Sie nun den Punkt von 12 Uhr nach ein Uhr und wieder nach 12 Uhr. Wiederholen Sie diese Bewegung fünfmal. Nun bewegen Sie Ihr Becken von 12 über ein nach zwei Uhr und wieder zurück. Wiederholen Sie diese Bewegung fünfmal. Weiter geht es mit der Bewegung von 12 über 1, 2 nach 3 Uhr und wieder zurück. Ebenfalls fünfmal wiederholen. Gehen Sie so schrittweise vor, bis sie am Steißbein (sechs Uhr) angekommen sind. Jede Bewegung, Stunde um Stunde, sollte eine fließende Kurve ohne Ecken und Kanten ergeben. Denken Sie dabei nicht darüber nach, zögern Sie nicht. Lassen Sie Ihr Becken sanft gleiten. Arbeiten Sie sich von 6 Uhr genauso schrittweise Stunde für Stunde zurück bis 12 Uhr, um dann in die andere Richtung von 12 rückwärts über 9 nach 6 Uhr ebenso zu verfahren. Lassen Sie anschließend in einer angenehmen Ruheposition die Bewegungen Revue passieren. Haben Sie vielleicht bemerkt, wie sich Ihr Kopf ebenfalls in alle Richtungen, gleichermaßen wie Ihr Becken, mitbewegt hat? Häufig tun wir Dinge unbewusst.

Diese Pause können Sie gerne schon durchführen, wenn Sie die erste Hälfte des Ziffernblatts absolviert haben.

Es spielt keine Rolle, welche Übung Sie durchführen – Sie und Ihr Wohlbefinden entscheiden über die Durchführung bezüglich Wiederholungszahl, Bewegungsausmaß und Tempo!

- Wenn Sie nun das Becken von 12 Uhr nach 6 Uhr bewegen, ist dies das Beckenaufrichten (das Becken schiebt nach vorne) und Beckenkippen (das Becken kippt nach hinten).
- Wenn Sie das Becken von 3 Uhr nach 9 Uhr schieben, ist dies die Rotation der LWS.
- Wenn Sie das Becken von 12 Uhr über 3 Uhr nach 6 Uhr bewegen, bewegen Sie das Becken also im Halbkreis vor und zurück.
- Genauso können Sie das Becken von 6 Uhr über 9 Uhr nach 12 Uhr und wieder zurück bewegen, also einen Halbkreis in die andere Richtung ausführen.
- Der Halbkreis von 9 Uhr über 12 Uhr nach 3 Uhr ist eine Kombination aus Beckenaufrichtung und Rotation. Die Bewegung des Beckens von 3 Uhr über 6 Uhr nach 9 Uhr ist eine Kombination aus Beckenkippung nach hinten und Rotation.

Alle Ziffern lassen sich nun beliebig verbinden, alle Bewegungsrichtungen sind gültig. Durch die Ziffern lassen sich nun die mobilen Bereiche von den weniger beweglichen Bereichen unterscheiden und lokalisieren. So stellen Sie zum Beispiel fest, dass es an einer oder mehreren Ziffern „hakt“. Wenn Sie diese Stelle als störend empfinden, können Sie vorsichtig diese Bereiche durch die Mobilisationsübungen bearbeiten.

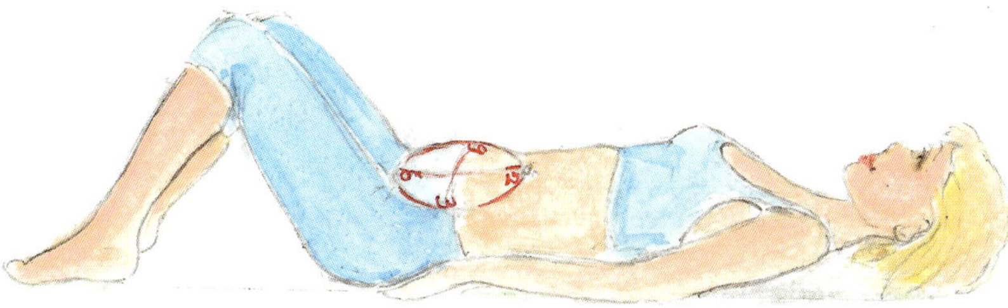

Abb. 45: Die Beckenuhr befindet sich in Rückenlage auf dem Rücken (hier vereinfacht auf dem Bauch dargestellt. – Am oberen Ende des Beckens ist 12 Uhr, am Steißbein ist 6 Uhr. Seitlich an den Hüftgelenken sind 3 und 9 Uhr.

19.3.5 DAS BECKEN UND DAS ILIOSAKRALGELENK ÜBER DAS HÜFTGELENK MOBILISIEREN

Mit und ohne Overball®

Ausgangsposition:
Nehmen Sie eine bequeme Rückenlage ein. Kopf, Schultern und Arme liegen entspannt links und rechts neben dem Körper auf dem Boden.

Übungsbeschreibung:

1. Ziehen Sie mit der rechten Hand das rechte Knie zu sich heran. Bewegen Sie das Bein nach rechts und links, nach oben und unten und verbinden Sie diese vier Richtungen zu einer kreisenden Bewegung. Beginnen Sie zuerst mit kleinen, langsamen Bewegungen und lassen diese dann größer werden.

   Bearbeiten Sie diese Seite so lange, bis Sie spüren, dass der gesamte Hüft- und Lendenwirbelbereich geschmeidig wird. Atmen Sie während der gesamten Übungsabfolge tief und entspannt ein und aus.

   Stellen Sie das Bein ab und spüren Sie nach. Machen Sie einen Rechts-/Linksvergleich. Spüren Sie Unterschiede zum linken Bein? Wenn ja, welche? Es könnte im rechten Bein kribbeln, wärmer/weicher/leichter/schwerer oder fester sein.

   Führen Sie nun die gleiche Übung mit dem linken Bein und der linken Hand durch.

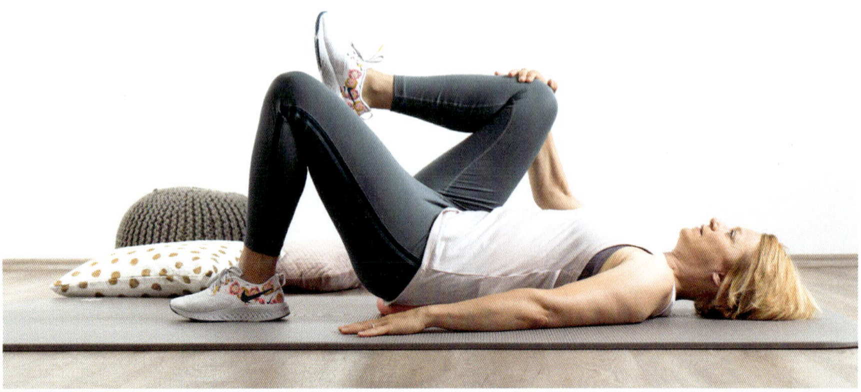

Abb. 46: Liegen Sie möglichst stabil – der ausgestreckte, liegende Arm kann zusätzlich unterstützen.

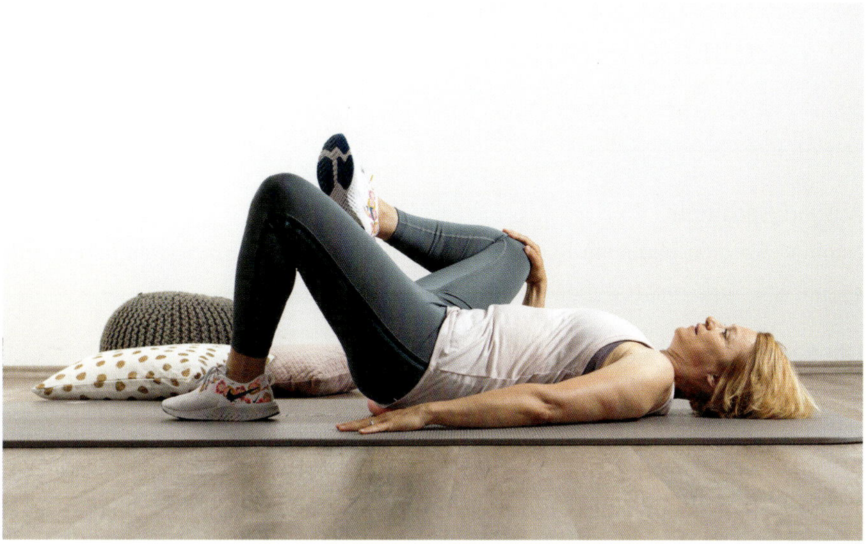

Abb. 47: Beim Nach-außen-Ziehen des Beins sollten Sie möglichst nicht umkippen. – Bewegen Sie das Bein nur so weit, wie Sie sich in Rückenlage gut stabilisieren können.

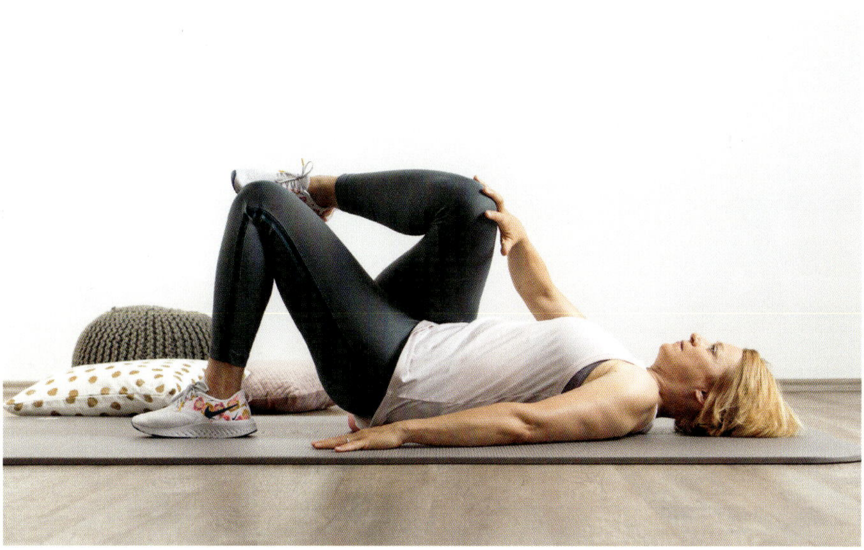

Abb. 48: Die Beweglichkeit nach innen ist etwas eingeschränkt. Probieren Sie aus, wie beweglich Sie im Hüftgelenk sind.

19.3.6 DAS BECKEN UND DAS ILIOSAKRALGELENK ÜBER DAS HÜFTGELENK MOBILISIEREN

Mit und ohne Overball®

Ausgangsposition:
Nehmen Sie eine bequeme Rückenlage ein. Kopf, Schultern und Arme liegen entspannt links und rechts neben dem Körper auf dem Boden.

Übungsbeschreibung:

1. Lassen Sie beide Beine gebeugt nach außen fallen. Ihre Hüftbeweglichkeit bestimmt Ihr Bewegungsausmaß und lässt sich durch diese Übung wunderbar erweitern. Schließen Sie die Augen und atmen Sie tief ein und aus. Bleiben Sie beliebig lange in dieser Ausgangsstellung, solange Sie sich wohlfühlen.

   Alternativ können Sie daraus auch eine Bewegungsübung gestalten, indem Sie die Beine im Wechsel öffnen und schließen und dabei durchgängig entspannt atmen. Lassen Sie sich bei dieser Übung Zeit und spüren Sie, wie Ihnen die Bewegung und die leichten Spannungsreize guttun.

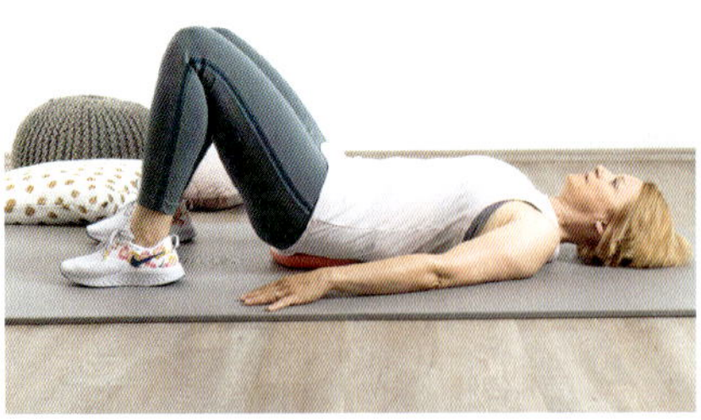

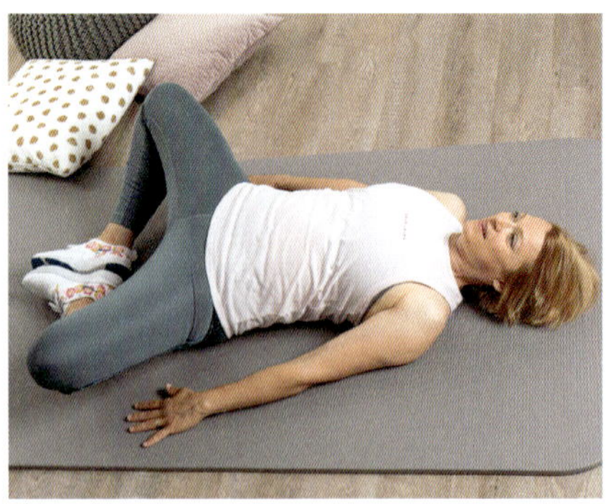

Abb. 49: Wenn Sie bei dieser Übung mit dem Overball® arbeiten, erreichen Sie mehr Bewegungsausmaß, weil Sie mehr Platz für die Bewegung haben.

2. Ziehen Sie Ihr Knie diagonal zur anderen Seite, das heißt: Sie fassen das rechte Knie mit der linken Hand und ziehen es in Richtung linke Seite, bis Sie eine angenehme Spannung spüren. Halten Sie die Spannung einige Atemzüge lang und führen diese Übung beliebig oft und auf beiden Seiten, gerne mehrmals, durch.

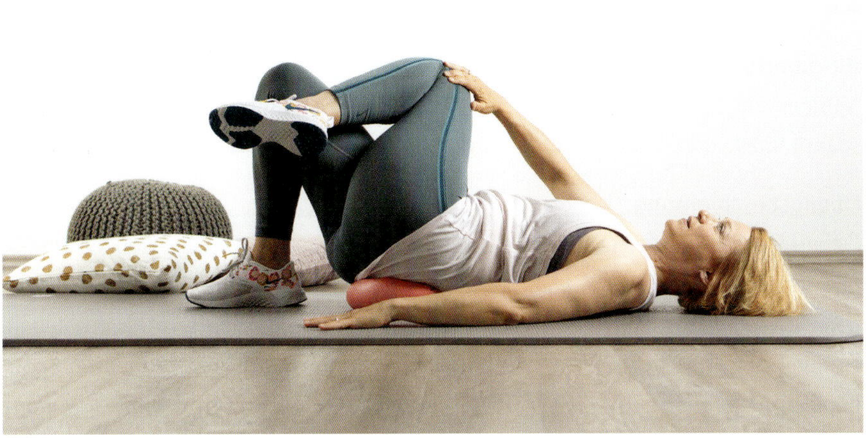

3. Nehmen Sie beide Beine gegrätscht nach oben und ziehen Sie beide Beine an den Innenseiten der Knie noch etwas weiter auseinander, bis Sie eine leichte Spannung in den Beininnenseiten spüren. Halten Sie die Spannung einige Atemzüge lang und lassen danach wieder locker und entspannen. Diese Übung können Sie beliebig oft durchführen.

Tipp:
Probieren Sie beide Möglichkeiten aus: mit angewinkelten (kurzer Hebel) und fast gestreckten Beinen.

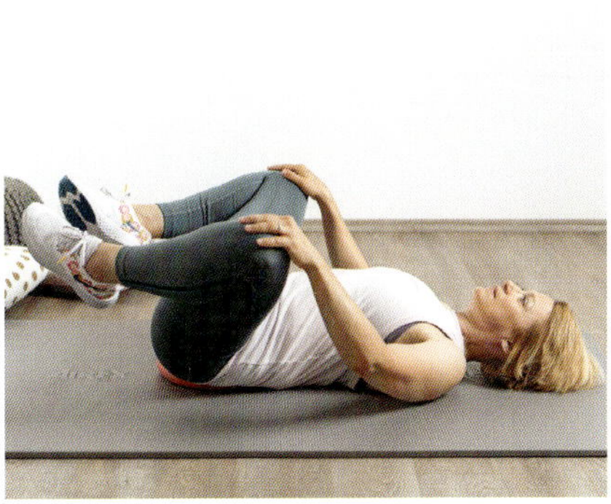

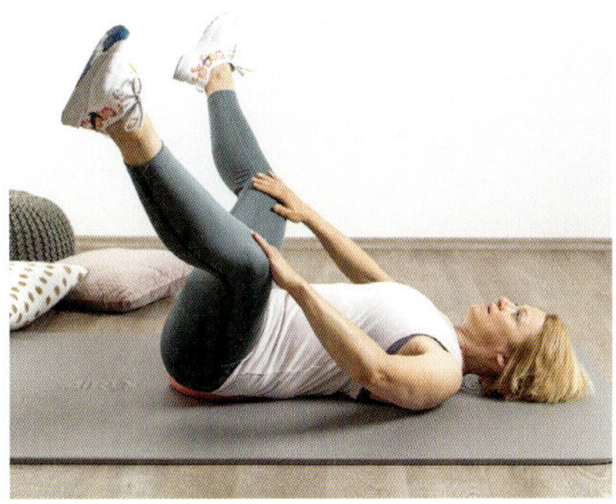

19.3.7 MOBILISATION DER LWS UND DES ISG

Mit und ohne Overball®

Ausgangsposition:
Nehmen Sie eine bequeme Rückenlage ein. Kopf, Schultern und Arme liegen entspannt links und rechts neben dem Körper auf dem Boden.

Übungsbeschreibung:
Ziehen Sie mit beiden Händen das rechte und linke Knie im Wechsel zu sich heran und schieben es wieder weg. Die Bewegung in die Streckung darf richtig übertrieben sein, als wenn Sie das Bein unter Spannung aus der Hüfte hinausschieben. Führen Sie diese Übung sanft und fließend durch und achten Sie dabei auf Spannungsänderungen im Rücken. Atmen Sie während der gesamten Übungsabfolge tief und entspannt ein und aus.

Stellen Sie am Ende der Übung beide Beine rückenschonend nacheinander ab. Diese Übung lässt sich auch nur mit einem Bein durchführen.

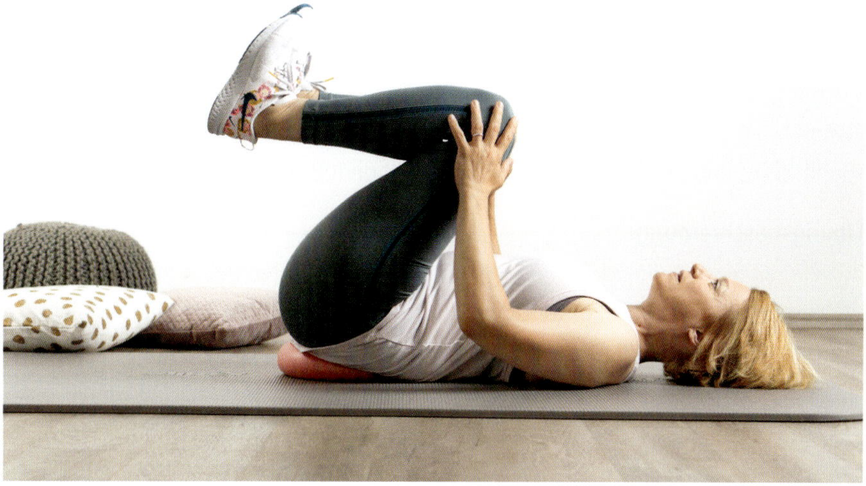

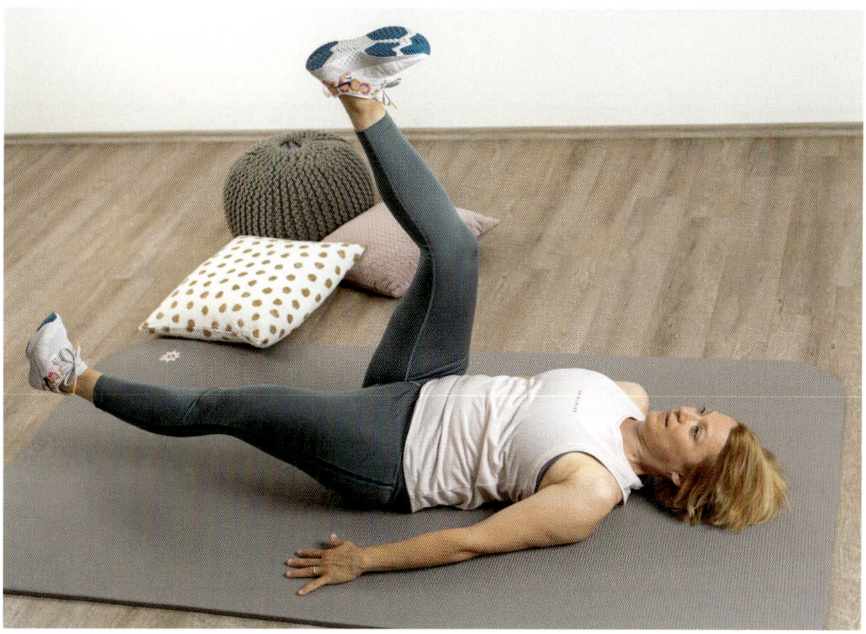

19.3.8 MOBILISATION UND DEHNEN DER LWS

Mit und ohne Overball®

Ausgangsposition:
Nehmen Sie eine bequeme Rückenlage ein. Kopf, Schultern und Arme liegen entspannt links und rechts neben dem Körper auf dem Boden.

Übungsbeschreibung:

1. Ziehen Sie mit einer Hand oder mit beiden Händen ein gebeugtes Bein zu sich heran, bis es im unteren Rücken und im Gesäß leicht spannt. Achten Sie bitte darauf, dass Sie keinen Schmerz spüren! Halten Sie diese Dehnung beliebig lange, und atmen Sie dabei ruhig und entspannt ein und aus. Sie werden merken, dass Sie bei jeder Ausatmung ein klein wenig elastischer und nachgiebiger werden. Anschließend stellen Sie das Bein wieder ab, spüren nach und wechseln dann zum anderen Bein.

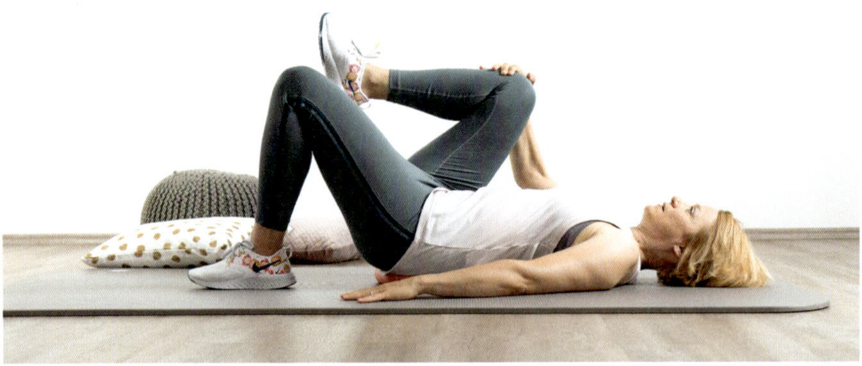

2. Ziehen Sie mit beiden Händen beide Knie zu sich heran und halten Sie diese Spannung so, dass sie Ihnen angenehm ist. Ein leichtes Ziehen darf spürbar sein. Dabei ruhig und tief ein- und ausatmen. Sollten Sie Gleichgewichtsprobleme haben, lassen Sie beide Hände/Arme am Boden liegen und ziehen beide Beine aus eigener Kraft aktiv zu sich heran.

   Ebenfalls können Sie in dieser Haltung sanft hin- und herschaukeln und somit den unteren Rücken entlasten – idealerweise auf einem Kissen und einem soften oder leicht aufgeblasenen Ball (zum Beispiel Overball® oder Redondo®).

Am Ende der Übung stellen Sie beide Beine nacheinander rückenschonend ab. Sie können diese Übung beliebig oft und lange durchführen – genießen Sie dieses entspannende Gefühl!

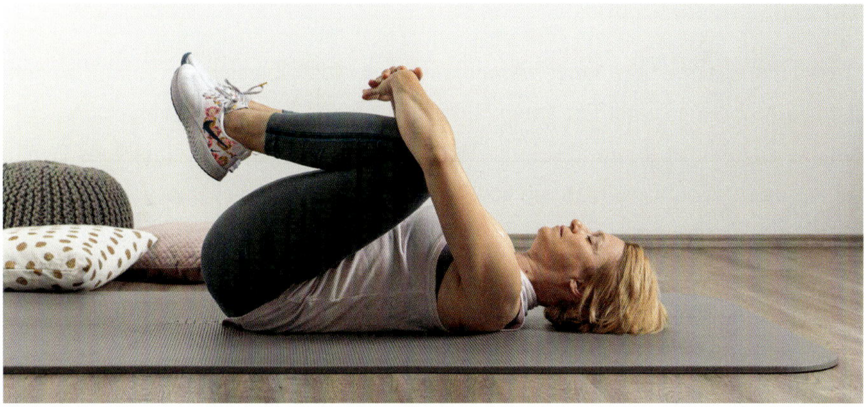

3. Strecken Sie ein Bein nach oben in Richtung Decke aus, die Zehen ziehen leicht nach unten in Richtung Bauchnabel. Sie sollten eine leichte Spannung im unteren Rücken, im Gesäß und in der Wade spüren. Das andere Bein bleibt aufgestellt und bietet eine stabile Auflagefläche. Atmen Sie während dieser Dehnübung ruhig und entspannt ein und aus und halten Sie diese leichte Spannung mindestens 30 Sekunden lang. Bei jedem Ausatmen entspannt sich Ihr Rücken und Ihr Gesäß mehr und mehr. Wechseln Sie anschließend zum anderen Bein.

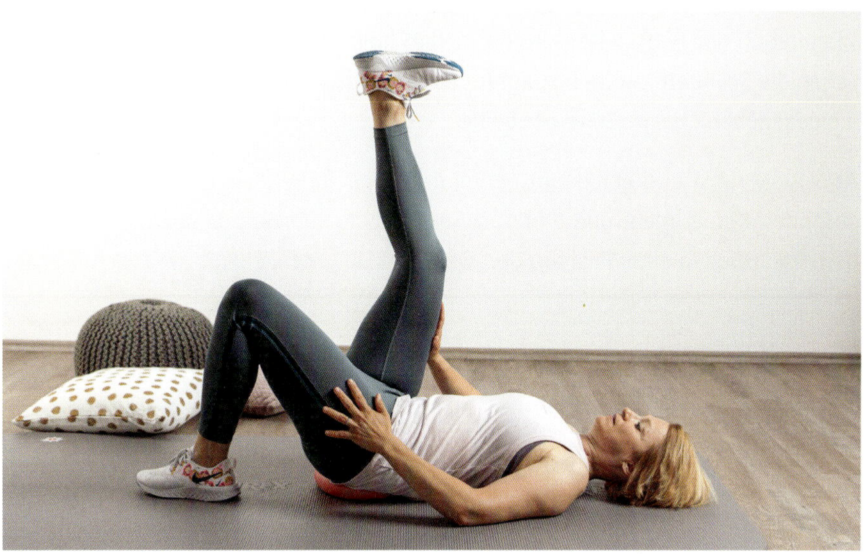

19.3.9 MOBILISATION UND DEHNEN DER LWS DURCH DREHDEHNLAGERUNG

Mit und ohne Overball®

Diese Übung eignet sich hervorragend, um viele Muskelbereiche im Rumpf zu dehnen, zu mobilisieren und zu entspannen. Für diese Übung gilt: Drehen und dehnen Sie sich nur in Ihrem absoluten Wohlfühlbereich! Durch regelmäßiges Durchführen dieser Übung werden Sie von Mal zu Mal beweglicher und geschmeidiger. Bauch- und untere Rückenmuskeln, Gesäß- und Hüftmuskeln werden gelockert und gedehnt. Auch tief im Becken werden dadurch die Beckenbodenmuskeln leicht gedehnt.

Versuchen Sie, ohne jegliche Hilfsmittel, wie z. B. Kopfkissen oder Nackenrolle, auszukommen. Vermeiden Sie eine zu weiche Unterlage, da Sie sonst den Kontakt des Körpers zur Unterlage nicht deutlich genug wahrnehmen können – eine Gymnastik- oder Yogamatte ist ideal.

Ausgangsposition:
Nehmen Sie eine bequeme Rückenlage ein. Kopf, Schultern und Arme liegen entspannt links und rechts neben dem Körper auf dem Boden.

Übungsbeschreibung:
Lassen Sie beide Beine sanft nach außen in eine Richtung sinken. Hilfreich und entspannter für den Rücken ist es, wenn Sie die Handinnenseiten nach oben drehen. So liegen die Schulterblätter entspannter auf der Unterlage. Drehen Sie den Kopf auf die gegenüberliegende Seite der Beine.

Atmen Sie ruhig und entspannt ein und aus und spüren Sie, wie Ihre Muskeln im gesamten Körper mehr und mehr an Anspannung verlieren. Bleiben Sie circa fünf tiefe Atemzüge in einer Position und wechseln Sie anschließend zur anderen Seite.

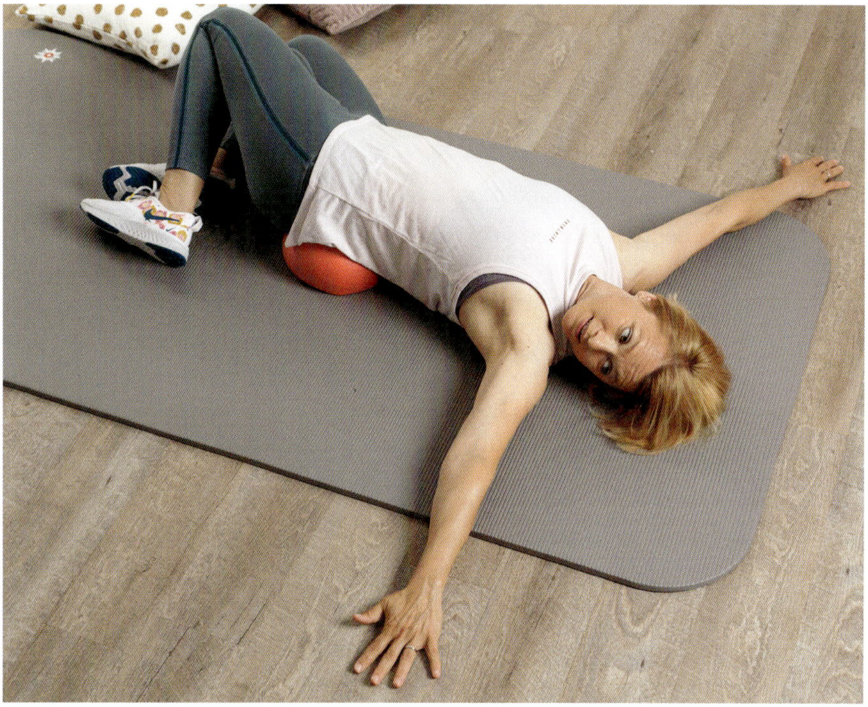

Im folgenden Video sehen Sie eine ganze Übungseinheit mit dem Overball® zur LWS-Mobilisation.

Hier geht es zum Video

19.4 BECKEN UND LWS IM STEHEN MOBILISIEREN

Im Stehen und Sitzen können Sie das Becken und den unteren Rücken (LWS) in verschiedenen Ebenen mobilisieren. Interessant ist die Möglichkeit der Selbstbefundung. Das bedeutet, dass Sie selbst feststellen können, wo es in Ihrem Rücken unrund läuft. Über die Methode der Selbstwahrnehmung können Sie gut herausfinden, ob es an einer oder mehreren Stellen in Ihrem Rücken eventuell Blockaden gibt, wo sich die Bewegungen zum Beispiel asymmetrisch anfühlen.

Die Übungen im Sitzen können sehr gut an einem sitzenden Arbeitsplatz in den Berufsalltag eingebaut werden oder bei längeren Autofahrten lässt sich auch so der untere Rücken lösen und mobilisieren.

19.4.1 MOBILISATION IM STAND

Ausgangsposition:
Die Fußspitzen zeigen leicht nach außen, das Körpergewicht ist auf beiden Füßen gut verteilt, und Sie belasten beide Füße gleichmäßig. Die Kniegelenke sind locker und minimal angewinkelt – also nicht ganz gestreckt. Das Becken befindet sich in einer entspannten Nullstellung (neutrale Beckenposition).

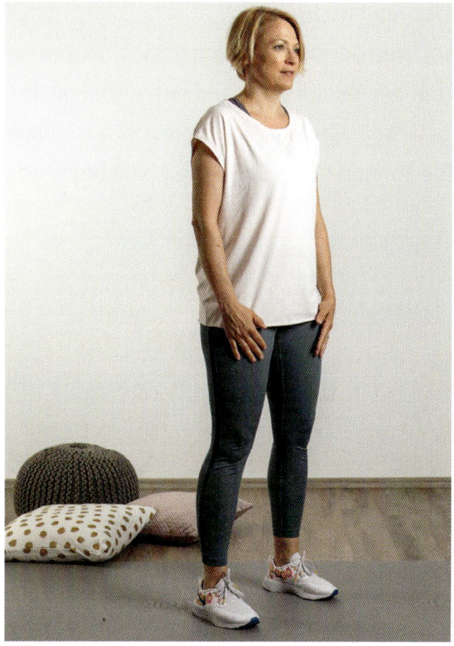

Der Rumpf ist aufgerichtet, als ob Sie eine Medaille stolz präsentieren möchten. Schauen Sie mit Ihren Augen geradeaus, der Kopf ist gerade und erhoben. Die Schultern fallen locker nach hinten, unten, außen.

Wenn Sie spielerisch das „aktive Stehen" üben möchten, um es regelmäßig in Ihren Alltag zu integrieren, bauen Sie folgende Abfolge ein: Strecke Sie beide Arme nach oben. Stellen Sie sich vor, Ihre Arme sind die Äste eines Baums, die sich der Sonne entgegenstrecken. Schon durch die Armposition richtet sich der Rumpf genau richtig auf. Die Füße sind fest verwurzelt und geerdet. Die Beine haben, wie der Baumstamm, eine elastische Festigkeit. Der Baum kann sich im Wind mitbewegen und bleibt trotzdem fest verwurzelt.

Bewahren Sie diese angenehme und leichte Grundspannung stets so, dass Sie ganz entspannt weiteratmen und alle anderen Dinge im Stehen, wie sonst auch, ausführen können.

Hier geht es zum Video

19.4.2 DAS BECKEN AUFRICHTEN UND KIPPEN

Übungsbeschreibung:
Im Wechsel richten Sie nun das Becken auf und kippen es nach hinten. Die Beine und der Rumpf bewegen sich dabei nicht mit. Versuchen Sie, das Becken isoliert zu bewegen. Variieren Sie dabei in Tempo und Bewegungsausmaß, wie es Ihnen guttut. Sie können diese Bewegung beliebig wiederholen, ganz wie es Ihnen angenehm ist.

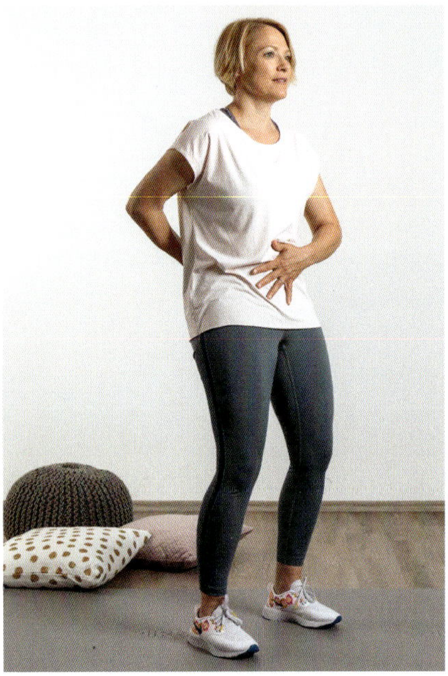

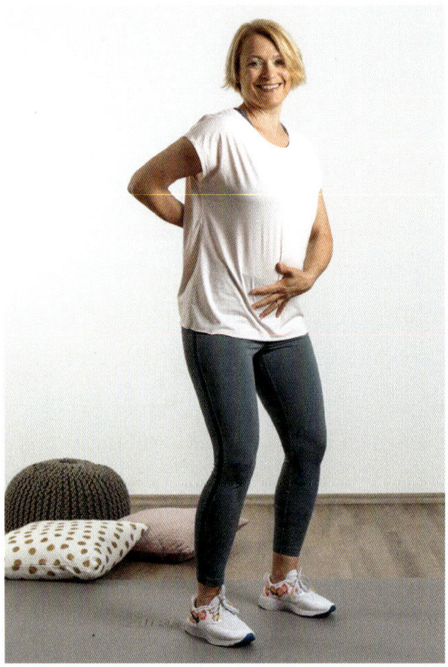

19.4.3 DAS BECKEN SEITLICH MOBILISIEREN – LATERALFLEKTION

Übungsbeschreibung:
Aus dem Stand schieben Sie das Becken im Wechsel hin und her, zur Verstärkung der Bewegung ziehen Sie den Beckenkamm (oberster knöcherner Rand der beiden Beckenschaufeln) im Wechsel links und rechts nach oben in Richtung Schultern. *Vielleicht spüren Sie bei dieser Bewegung eine Asymmetrie, also einen Unterschied in der Beweglichkeit nach links und rechts.*

Sollten Sie Seitenunterschiede bei den Bewegungen spüren, oder Sie bemerken „unrunde" Bewegungen an einer oder mehreren Stellen, z. B. beim Beckenkreisen, gehen Sie mit diesem Feedback folgendermaßen um: Wenn Sie ansonsten im Alltag keinerlei Beschwerden in diesem Bereich bemerken, nehmen Sie diese „Informationen" wahr, die Ihr Körper in diesem Moment rückmeldet.

Sollten Sie des Öfteren Beschwerden in diesem Bereich haben, kann Ihnen Ihr Physiotherapeut oder Arzt am besten weiterhelfen. Geben Sie diese Information der gespürten Wahrnehmung möglichst detailliert weiter.

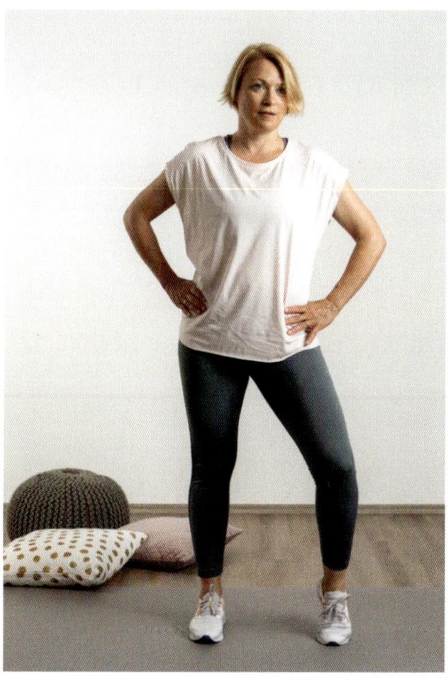

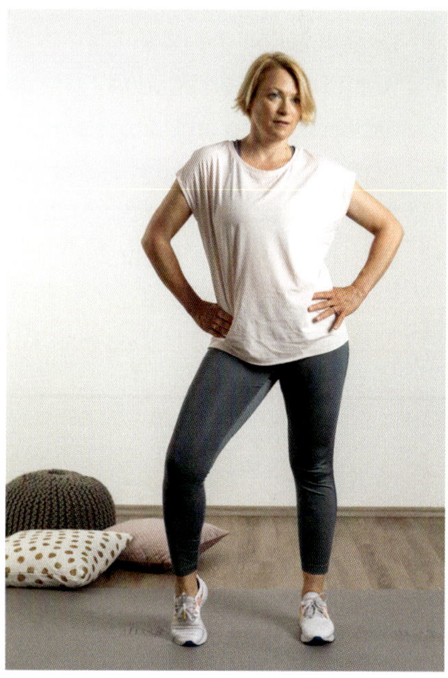

19.4.4 DIE BECKENUHR IM STEHEN

Die Beckenuhr im Stand: Stellen Sie sich das Ziffernblatt einer Uhr vor. Dieses Ziffernblatt legen Sie nun gedanklich oben auf Ihr großes Becken – so, als ob Sie durch Ihr Becken von oben runterschauen möchten.

- Vorne am Schambein ist 12 Uhr.
- Hinten am Steißbein ist 6 Uhr.
- Links und rechts an den beiden Beckenkämmen ist 3 Uhr und 9 Uhr.

Besonders gut vorstellbar ist die Beckenuhr beim Beckenkreisen, denn da wird das gesamte Ziffernblatt zuerst im Uhrzeigersinn gekreist. Ob Sie die Bewegung sehr großräumig oder mit einer kleinen Bewegung durchführen, entscheiden Sie nach Belieben.

Es spielt keine Rolle, welche Übung Sie durchführen – Sie und Ihr Wohlbefinden entscheiden über die Durchführung bezüglich Wiederholungszahl, Bewegungsausmaß und Tempo!

- Wenn Sie nun das Becken von 12 Uhr nach 6 Uhr bewegen, ist dies das Beckenaufrichten (das Becken schiebt nach vorne) und Beckenkippen (das Becken kippt nach hinten).
- Wenn Sie das Becken von 3 Uhr nach 9 Uhr schieben (im Stand), ist dies die Lateralflektion der LWS.
- Wenn Sie das Becken von 12 Uhr über 3 Uhr nach 6 Uhr bewegen, bewegen Sie das Becken also im Halbkreis vor und zurück.
- Genauso können Sie das Becken von 6 Uhr über 9 Uhr nach 12 Uhr und wieder zurück bewegen, also einen Halbkreis in die andere Richtung ausführen.
- Der Halbkreis von 9 Uhr über 12 Uhr nach 3 Uhr ist eine Kombination aus Beckenaufrichtung und Lateralflektion. Die Bewegung des Beckens von 3 Uhr über 6 Uhr nach 9 Uhr ist eine Kombination aus Beckenkippung nach hinten und Lateralflektion.

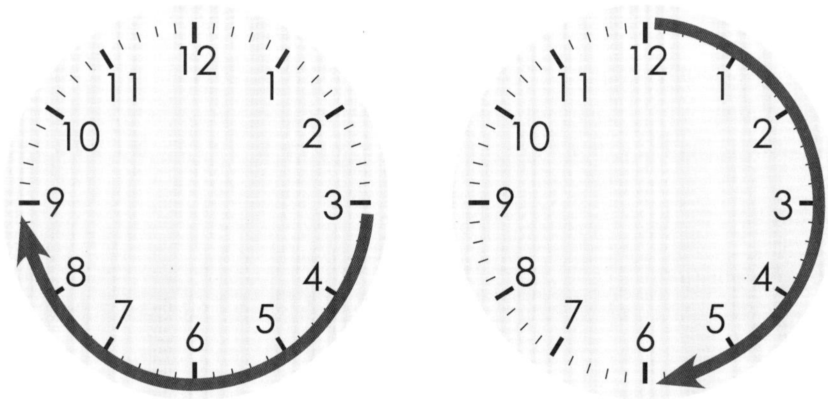

Alle Ziffern lassen sich nun beliebig verbinden, alle Bewegungsrichtungen sind gültig. Durch die Ziffern lassen sich nun die mobilen Bereiche von den weniger beweglichen Bereichen unterscheiden und lokalisieren. So stellen Sie zum Beispiel fest, dass es an einer oder mehreren Ziffern „hakt". Wenn Sie diese Stelle als störend empfinden, können Sie vorsichtig diese Bereiche durch die Mobilisationsübungen bearbeiten.

19.5 MOBILISATION IM SITZEN

Wenn Sie lange und/oder unkomfortabel gesessen haben, wird es häufig unangenehm im Rücken. Das Sitzen ist sowieso die unphysiologischste Haltung für den Körper. Das Becken befindet sich entweder in einer gekippten oder aufgerichteten Position und der Oberkörper hat ordentlich Mühe, die erschlafften und ermüdeten Bauch- und Rückenmuskeln erneut anzufeuern. Sie haben richtig Mühe, eine geeignete Sitzposition zu finden und haben den unbändigen Drang, sich zu dehnen, zu strecken, aufzustehen und umherzugehen. Tun Sie dies, so oft es Ihnen möglich ist!

Eine weitere Möglichkeit, um die Rücken- und Beckenmuskeln zu aktivieren, ist, verschiedene Bewegungsübungen im Sitzen auszuführen. Dadurch werden die Muskeln gut durchblutet und ermüden nicht so schnell. Bringen Sie Abwechslung in Ihren Sitzalltag!

19.5.1 DAS BECKEN AUFRICHTEN UND KIPPEN

Sie können diese Übung überall im Sitzen durchführen. Je nachdem, wo Sie sich gerade befinden, und je nachdem, ob auch Ihr oberer Rücken Bewegung fordert, führen Sie diese Übung mal mit mehr, mal mit weniger oberer Rückenaktivität durch.

Variante 1

Ausgangsposition:
Nehmen Sie zuerst Ihre Sitzbeinhöcker wahr. Lassen Sie Ihr Becken anschließend sanft nach hinten unten sinken und heben es dann wieder nach oben. Schieben Sie sich mit der Wirbelsäule so weit wie möglich gerade nach oben.

Übungsbeschreibung:
Im Wechsel richten Sie nun das Becken auf und kippen es nach hinten. Die Beine und der Rumpf bewegen sich dabei nicht mit. Versuchen Sie, das Becken isoliert zu bewegen. Variieren Sie dabei in Tempo und Bewegungsausmaß, wie es Ihnen guttut. Sie können diese Bewegung beliebig wiederholen, ganz wie es Ihnen angenehm ist.

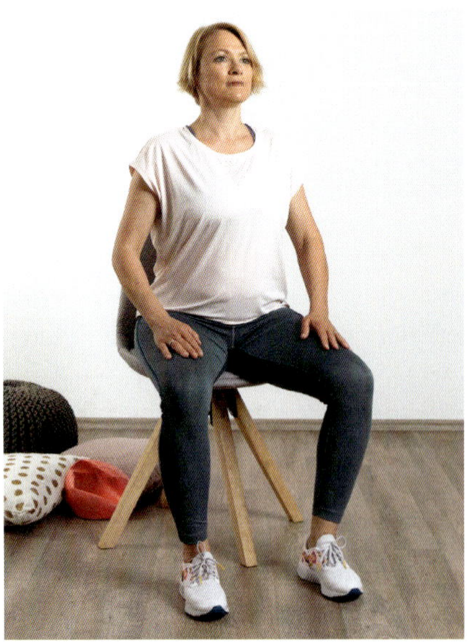

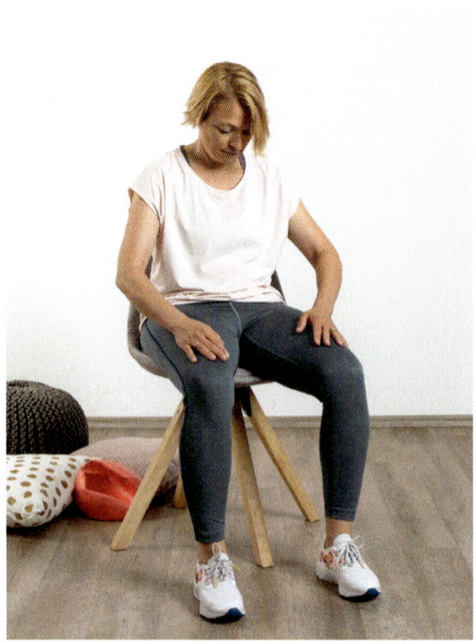

Hier geht es zum Video

Variante 2

Ausgangsposition:

Nehmen Sie Ihre Sitzbeinhöcker wahr. Lassen Sie Ihr Becken anschließend sanft nach hinten unten sinken und heben es dann wieder nach oben. Schieben Sie sich mit der Wirbelsäule so weit wie möglich gerade nach oben.

Übungsbeschreibung:

Im Wechsel richten Sie nun das Becken auf und kippen es nach hinten. Die Beine und der Rumpf bewegen sich dabei nicht mit. Versuchen Sie, das Becken isoliert zu bewegen. Variieren Sie dabei in Tempo und Bewegungsausmaß, wie es Ihnen guttut. Sie können diese Bewegung beliebig wiederholen, ganz wie es Ihnen angenehm ist.

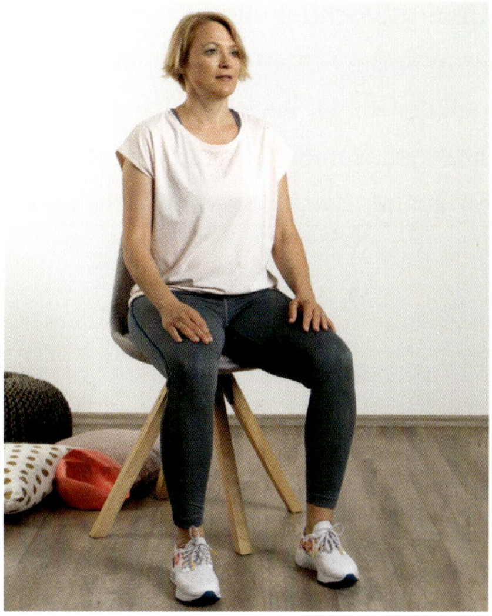

Abb. 50: Beginnen Sie jede Übung aus der korrekten Ausgangsstellung.

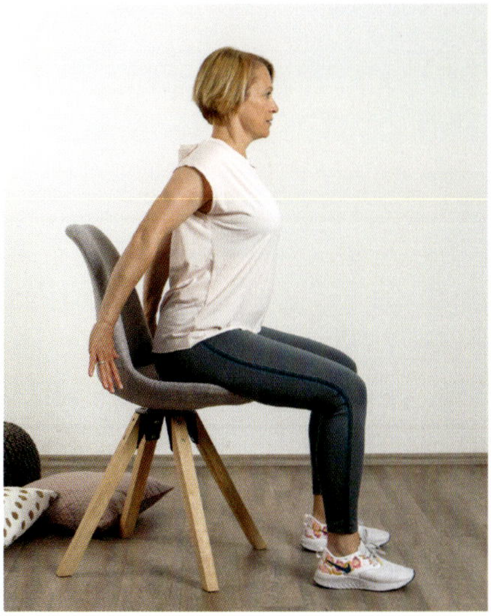

Abb. 51: Ziehen Sie ebenfalls die Schultern mithilfe der Arme nach hinten unten.

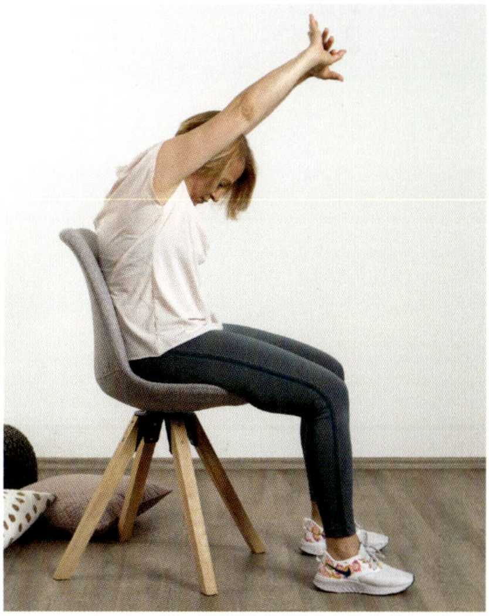

Abb. 52: Machen Sie sich ganz rund und verstärken Sie die Rundung, indem Sie die Arme nach vorne oben strecken.

19.5.2 DAS BECKEN KREISEN IM SITZEN

Ausgangsposition:
Nehmen Sie Ihre Sitzbeinhöcker wahr. Beginnen Sie intuitiv. Lassen Sie Ihr Becken anschließend sanft nach hinten unten sinken und heben es dann wieder nach oben. Schieben Sie sich mit der Wirbelsäule, so weit wie möglich, gerade nach oben.

Übungsbeschreibung:
Im Wechsel richten Sie nun das Becken auf und kippen es nach hinten. Die Beine und der Rumpf bewegen sich dabei nicht mit. Versuchen Sie, das Becken isoliert zu bewegen. Variieren Sie dabei in Tempo und Bewegungsausmaß, wie es Ihnen guttut. Sie können diese Bewegung beliebig wiederholen, ganz wie es Ihnen angenehm ist.

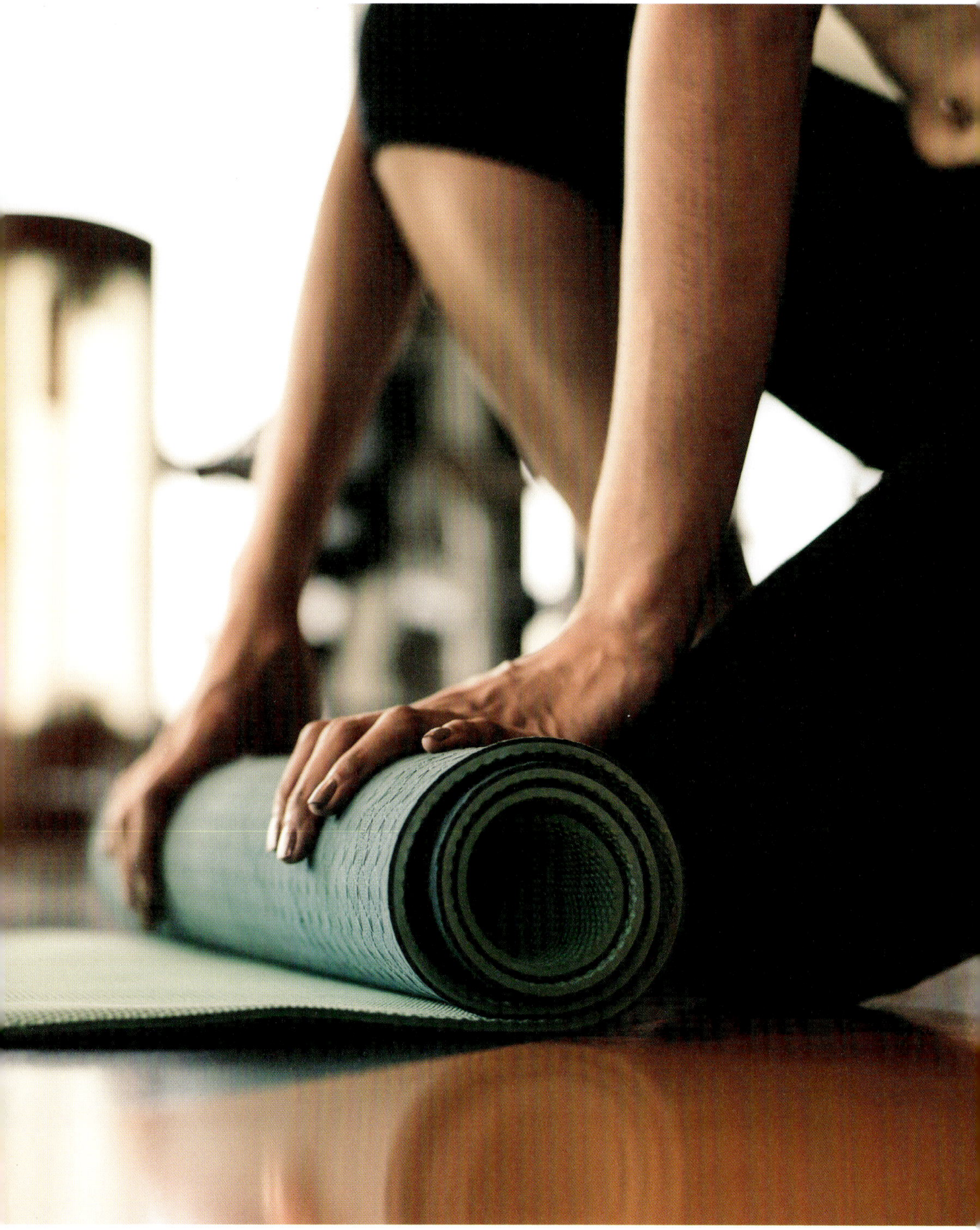

20

DETONISIERENDES DEHNEN FÜR RÜCKEN-, RUMPF- UND BEINMUSKELN

Dehnübungen sind sehr hilfreich, um die körperliche Belastbarkeit, die Beweglichkeit und Dehnfähigkeit zu erhalten und/oder zu verbessern, wenn sie korrekt ausgeführt werden.

Da jeder Mensch durch Fehlhaltung, falsche Belastung, Überbelastung oder einfach durch das beginnende Altern zu verkürzen beginnt, ist es ratsam, auch ohne sportliche Erfolge erzielen zu wollen, regelmäßig zu dehnen. Einfach, um beweglich und im körperlichen wie seelischen Einklang zu bleiben – Dehnen tut einfach gut und entspannt!

Nehmen Sie sich für Ihre Dehnübungen Zeit und führen Sie diese korrekt aus – andernfalls drohen Verletzungen oder Verspannungen, oder die Übungen sind einfach unwirksam.

Deshalb konzentrieren Sie sich bitte immer auf die richtige Ausgangsstellung. Zu jeder Übung erkläre ich die korrekte Ausgangsstellung und die Ausführung der Dehnübung.

Grundsätzlich gilt:
Dehnreiz: JA
Schmerz: NEIN

Atmen Sie während der Dehnübungen tief und ruhig ein und aus. Machen Sie nach jeder Übung eine kurze Pause und spüren Sie nach, wie es Ihnen geht. Die Übungen sollten Ihnen guttun und für Wohlbefinden sorgen.

Es gibt vier verschiedene Dehnmethoden:

- aktiv-dynamisch;
- aktiv-statisch;
- passiv-dynamisch;
- passiv-statisch.

Tab. 2: Dehnmethoden

	Aktiv (innere Kräfte)	**Passiv (äußere Kräfte)**
Dynamisch (federnd)	Aktiv-dynamische Dehnmethode	Passiv-dynamische Dehnmethode
Statisch (haltend)	Aktiv-statische Dehnmethode	Passiv-statische Dehnmethode

1. Bei der aktiv-dynamischen Dehnmethode wird der zu dehnende Muskelbereich aus eigener Muskelaktivität in einen Dehnreiz gebracht und dabei wird (dynamisch) gefedert (> 10 Wiederholungen).

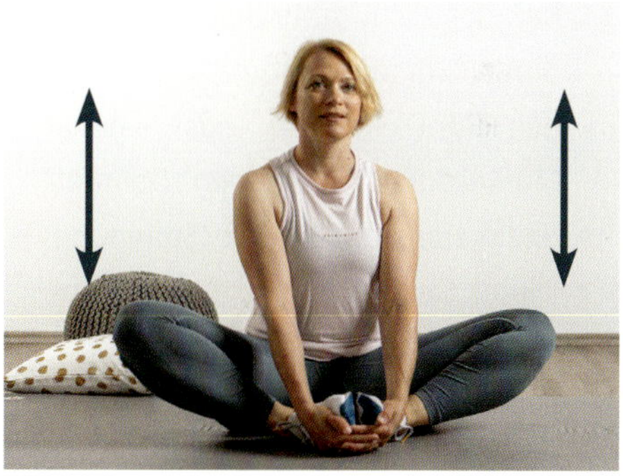

Vorteile:

- Die Dehnung entspricht den Anforderungen der sportlichen Bewegung.
- Sie wirkt gleichzeitig kräftigend auf den muskulären Gegenspieler. Beispiel: Die Adduktoren werden gedehnt, die Abduktoren werden dabei gekräftigt.

Nachteile:

- Die extreme Dehnstellung wird nur kurzfristig eingenommen.
- Die schnelle Bewegung kann den Muskeldehnreflex auslösen.

2. Bei der passiv-dynamischen Dehnmethode federn Sie den zu dehnenden Muskelbereich mit Ihren Händen oder werden von einer anderen Person bewegt (> 10 Wiederholungen).

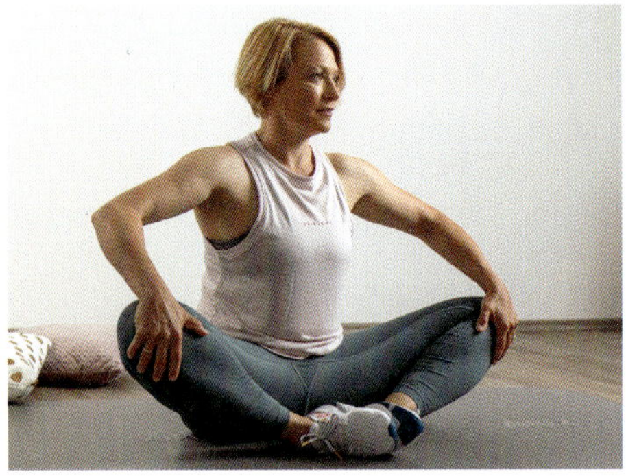

Abb. 53: Drücken Sie mit beiden Händen die Knie federnd nach unten zum Boden.

Vorteile:

- Die Methode bewirkt einen starken Dehnreiz.

Nachteile:

- Durch die federnde Ausführung ist die Verletzungsgefahr hoch, besonders bei der Partnerhilfe.
- Die Methode ist nur von Sportlern anwendbar, die mit ihr vertraut sind.
- Der Muskeldehnreflex kann die Effektivität verringern.
- Der muskuläre Gegenspieler wird nicht gekräftigt.

3. Bei der aktiv-statischen Dehnmethode bringen Sie den zu dehnenden Muskelbereich aus eigener Muskelaktivität in einen Dehnreiz und halten dann diese Spannung. Dieser Dehnreiz sollte nur so stark sein, dass Sie ihn gut für 20-30 Sekunden halten können. Dabei ruhig und gleichmäßig atmen.

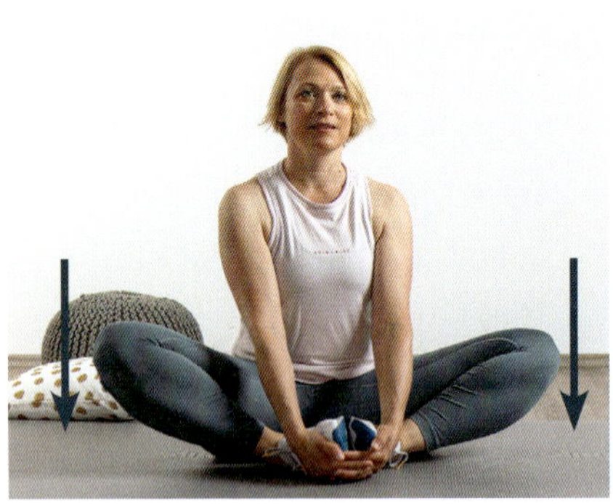

Vorteile:

- Die Methode bewirkt einen lang anhaltenden Dehnreiz.
- Die angespannte Muskulatur wird gekräftigt.
- Ein Muskeldehnreflex wird vermieden.
- Es wird ein gutes Muskelgefühl aufgebaut.

Nachteile:

- Die Methode ist wenig spezifisch in Bezug auf konkrete sportliche Belastungen.

4. Bei der passiv-statischen Dehnmethode bringen Sie den zu dehnenden Muskelbereich mit Ihren Händen, mithilfe einer anderen Person oder durch eine Ausgangsstellung, in die der zu dehnende Muskelbereich durch einen anderen Körperteil hineingezogen wird, in einen Dehnreiz.

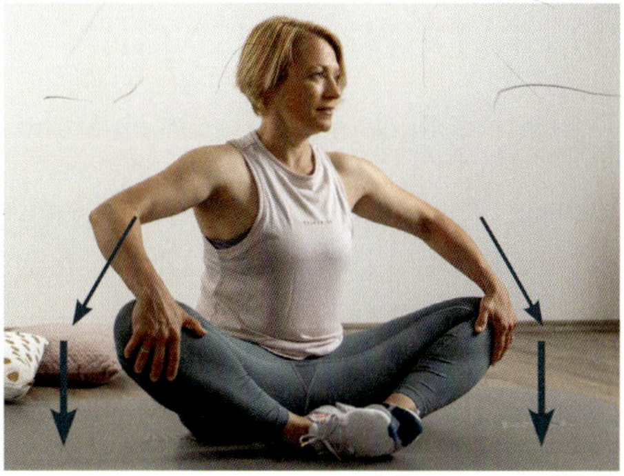

Abb. 54: Drücken Sie mit beiden Händen die Knie zum Boden.

Vorteile:

- Die Methode bewirkt einen starken Dehnreiz.
- Die Verletzungsgefahr ist durch die langsame statische Ausführung gering gegenüber der passiv-dynamischen Dehnmethode.

Nachteile:

- Die Dehnung in Teilschritten kann die Dehnreflexeffektivität begrenzen.
- Zu große Winkelstellungen belasten gelenksichernde Strukturen (Kapseln, Bänder).

Hier geht es zum Video

20.1 DEHNÜBUNGEN

1. Unterer Rücken und Gesäß im Stand

Vielleicht spüren Sie im Alltag des Öfteren ein leichtes Ziehen, eine Verspannung im unteren Rücken? Dann ist die Übung, regelmäßig durchgeführt, genau die Richtige für Sie für zwischendurch!

Ausgangsposition:
Nehmen Sie den aktiven bzw. aufrechten Stand ein. Beide Beine stehen hüftbreit und mit gleichmäßig verteiltem Körpergewicht, die Füße zeigen leicht nach außen. Das Becken befindet sich in Nullstellung und richtet sich leicht auf.

> Wenn Sie die Beckenaufrichtung und Kippung in sanfter Wellenbewegung regelmäßig ausführen, entlasten und entspannen Sie merklich auf Dauer den Rücken.

Der Rücken und das Brustbein sind aufgerichtet, die Schultern fallen locker nach hinten, unten und außen.

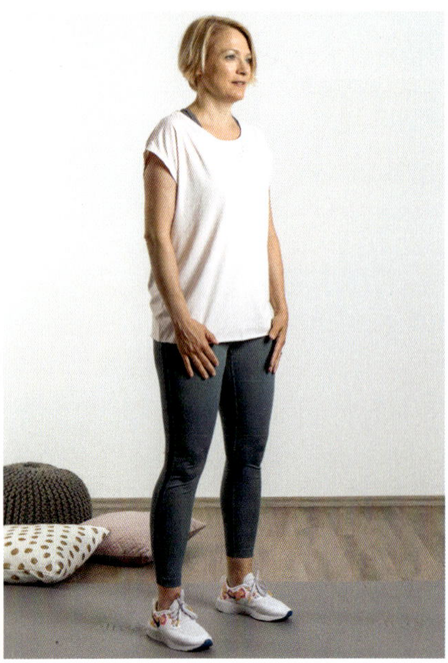

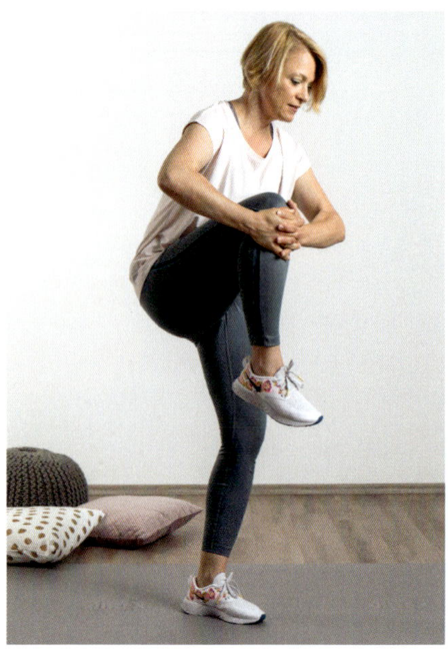

Übungsbeschreibung:
Ziehen Sie nun mit beiden Händen ein Knie zu sich heran. Sobald Sie einen guten Dehnreiz im unteren Rücken und im Gesäß spüren, halten Sie die Spannung circa 30 Sekunden lang und wechseln Sie dann zum anderen Bein. Atmen Sie tief und ruhig ein und aus. Bei jedem Ausatmen werden Sie spüren, wie die Muskulatur nachgiebiger und lockerer wird.

Hier geht es zum Video

2. Seitneigung – Lateralflektion der Wirbelsäule im Stand

Ebenso wie die erste Übung – „Unterer Rücken und Gesäß im Stand“ – lässt sich diese Übung wunderbar in den Berufs-/Alltag integrieren. Zwischendurch „dehnen, lockern, lösen“ entspannt und entlastet die komplette Rumpfmuskulatur und verhilft zu einem sehr guten Körpergefühl.

Ausgangsposition:
Stellen Sie sich mit geschlossenen Beinen aufrecht hin und strecken Sie beide Arme nach oben. Die Finger greifen ineinander, sodass eine gute Grundspannung in den Armen entsteht.

Übungsbeschreibung:
Neigen Sie sich nun mit dem Rumpf auf eine Seite, als ob Sie sich wie eine Banane biegen möchten. Die Hüfte schiebt ein wenig in die andere Richtung, Sie sollten allerdings nicht in der Hüfte „abknicken“. Am besten beobachten Sie sich dabei im Spiegel und können sich so gegebenenfalls korrigieren. Sobald Sie einen guten Dehnreiz spüren, halten Sie die Spannung circa 30 Sekunden lang. Wechseln Sie dann zur anderen Seite. Diese Übung kann mehrmals hintereinander durchgeführt werden. Atmen Sie tief und ruhig ein und aus. Bei jedem Ausatmen werden Sie spüren, wie die Muskulatur nachgiebiger und lockerer wird.

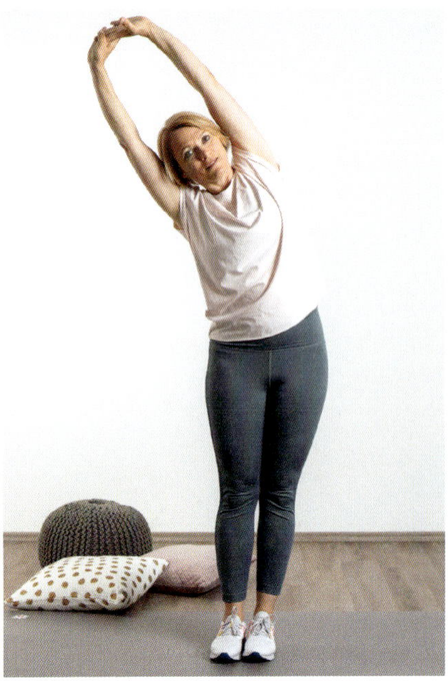

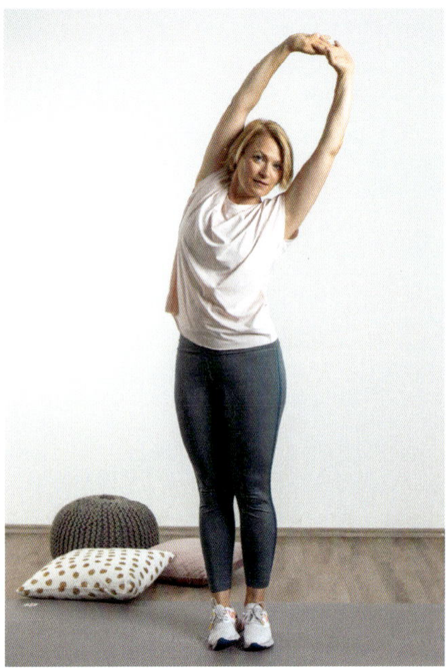

3. Oberer und unterer Rücken

Zur Erhaltung und Verbesserung der Rückenbeweglichkeit und einer guten Dehnfähigkeit sollten wir uns nicht nur im Rücken nach vorne beugen und dehnen, sondern auch den Rücken in seiner Beweglichkeit nach hinten unterstützen. Mit einer guten Körperspannung bewegen wir bei dieser Übung die Schulter-/Arm- und Nackenmuskeln.

Folgen Sie dabei immer Ihrem Körpergefühl. Führen Sie diese Übung besonders sanft und langsam aus. Ihr Körper gibt Ihnen eine gute Rückmeldung, wie weit Sie sich nach hinten oben strecken und biegen können. Spannung ja – Schmerz nein!

Ausgangsposition:
Stellen Sie sich in den Ausfallschritt, beide Füße zeigen gerade nach vorne, und verteilen Sie Ihr Körpergewicht auf beide Füße/Beine.

Übungsbeschreibung:
Nehmen Sie beide Arme gestreckt nach oben und legen Sie Ihre Handinnenflächen aneinander.

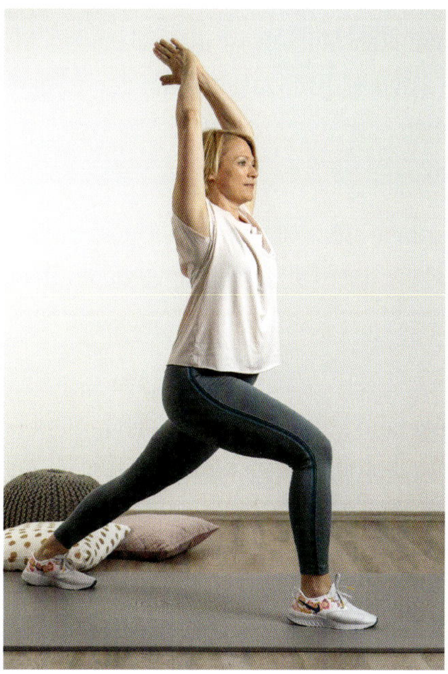

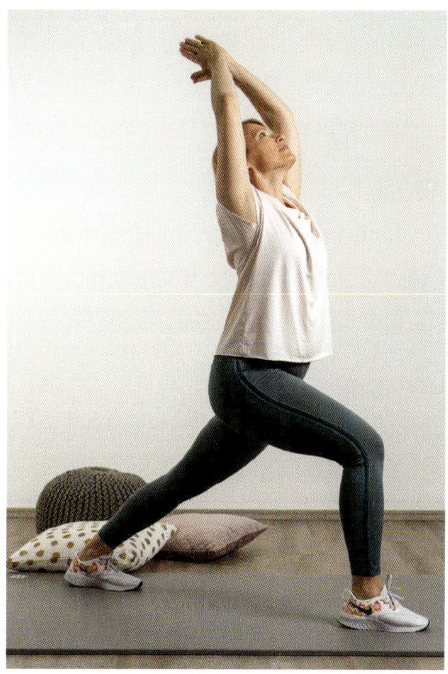

4. M. iliopsoas – Hüftbeuger

Durch häufiges Sitzen neigt der Hüftbeuger zu Verkürzungen bzw. dazu, sich zu verspannen.

Wenn man bedenkt, wie viel Zeit unseres Alltags wir sitzend verbringen, darf es nicht verwundern, wenn bei vielen Menschen unter anderem die Muskulatur der vorderen Hüfte verkürzt ist.

Mit der Zeit gewöhnt sich der Hüftbeuger an die Verkürzung und der Zustand wird sozusagen als neuer Normalzustand wahrgenommen.

Ist der Hüftbeuger verkürzt, kann er den Oberkörper nach vorne ziehen. Meistens ist zusätzlich die Bauchmuskulatur geschwächt, was sich dahin gehend auswirkt, dass das Becken nach vorne gekippt wird. Dadurch verhindert sie die aktive Aufrichtung des Beckens, die aber so wichtig für einen gesunden und aktiven Rücken ist.

Übung 1

Die folgende Übung ist als passiv-statische Dehnmethode zu bezeichnen. Passiv deshalb, weil uns bei dieser Übung die Schwerkraft nach unten in den Dehnreiz hineinschiebt. Der Gegenspieler des zu dehnenden Muskels ist inaktiv. Anders als bei der aktiven Dehnmethode baut er keine aktive Muskelkraft auf, um den zu dehnenden Muskel in den Dehnreiz hineinzuziehen.

Ausgangsposition:
Ein Bein befindet sich im Kniestand, das andere Bein ist aufgestellt. Die großen Gelenke befinden sich übereinander. Kniegelenk über Fußgelenk im vorderen Bein, Hüftgelenk über Kniegelenk im hinteren Bein.

Übungsbeschreibung:
Positionieren Sie die Hände neben das vordere Bein und schieben Sie sich mit Ihrem Becken nach vorne unten. Sobald Sie einen guten Dehnreiz spüren, halten Sie die Spannung circa 30 Sekunden lang und wechseln dann zum anderen Bein.

Zur Erweiterung der Beweglichkeit legen Sie den hinteren Fuß ab. Dadurch kommen Sie tiefer in Richtung Boden und der Dehnreiz wird verstärkt.

Atmen Sie tief und ruhig ein und aus. Bei jedem Ausatmen werden Sie spüren, wie die Muskulatur nachgiebiger und lockerer wird.

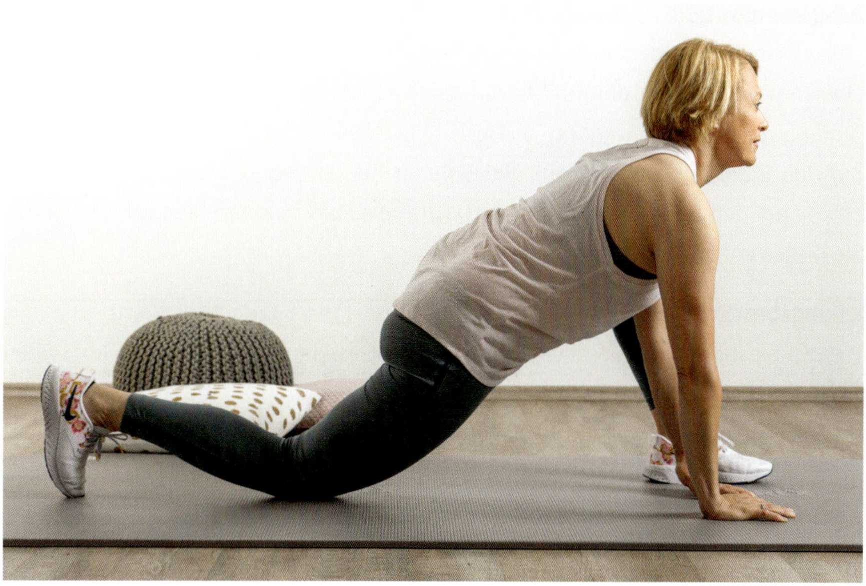

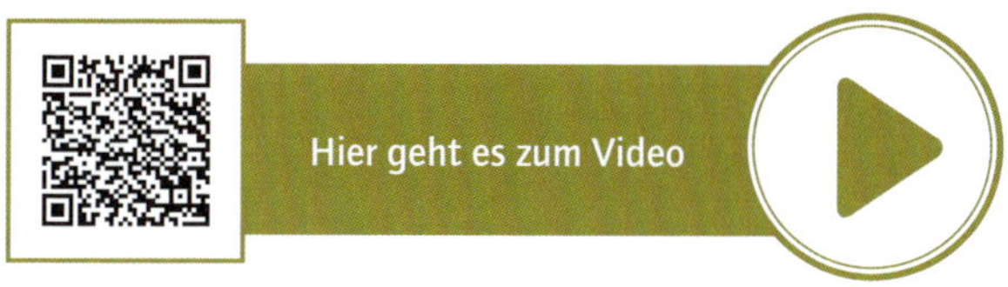

Übung 2

Die aktive Dehnmethode ist ebenfalls sehr gut geeignet, um den Hüftbeuger zu dehnen. Anders als bei der passiven Dehnmethode muss der Gegenspieler, also die gegenüberliegende Muskulatur, Kraft aufwenden (hier die Oberschenkelrückseite), um den zu dehnenden Muskel in einen Dehnreiz hineinzuschieben (oder zu ziehen).

Diese Übung eignet sich hervorragend dazu, außerdem die Oberschenkelvorderseite (M. quadriceps) besonders knieschonend zu dehnen. Bei dieser aktiven Dehnmethode kräftigt man außerdem durch die anstrengende Halteposition das Standbein.

Ausgangsposition:
Stellen Sie sich in den Ausfallschritt, beide Füße zeigen gerade nach vorne. Der Oberkörper ist gerade, der Kopf ist aufgerichtet, der Blick geht geradeaus. Zur Überprüfung der Beckenbewegung, die jetzt folgt, können Sie die Hände jeweils vorne auf den Bauch und hinten auf den unteren Rücken legen. Oder Sie legen beide Hände auf den Beckenkamm. Heben Sie die Ferse des hinteren Beins ab und gehen Sie insgesamt etwas tiefer.

Übungsbeschreibung:
Richten Sie Ihr Becken auf und spannen Sie die Gesäßmuskeln leicht an. Nun sollten Sie eine Dehnspannung in der Oberschenkelvorderseite des hinteren Beins spüren – halten Sie den Dehnreiz etwa 20-30 Sekunden lang. Atmen Sie dabei ruhig und gleichmäßig. Dann wechseln Sie die Seite.

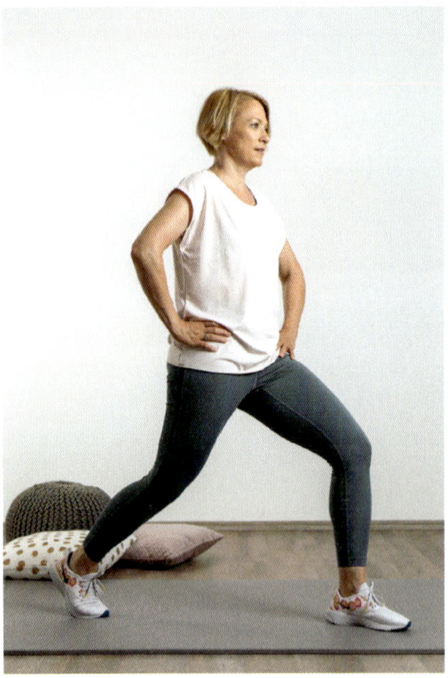

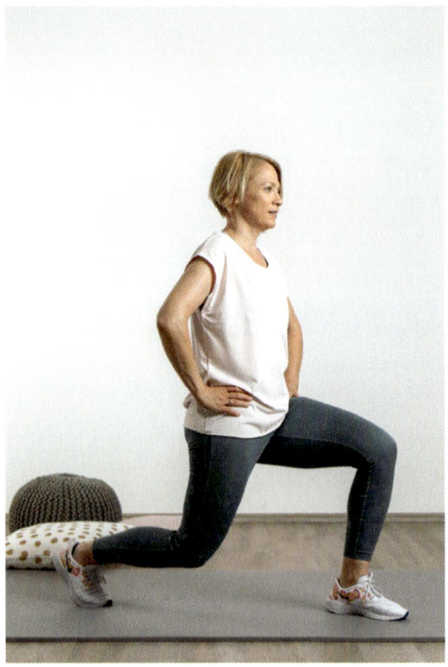

Hier geht es zum Video

5. Adduktoren – Oberschenkelinnenseite

Die Adduktoren neigen bei vielen Menschen zur Verkürzung und sollten deshalb regelmäßig gedehnt werden. Dadurch wird die Hüft- und Beckenbeweglichkeit erweitert und löst, sanft ausgeführt, auch das Iliosakralgelenk. Diese Dehnübung kann sehr gut auch dynamisch ausgeführt werden. Also mit sanften Bewegungen immer wieder in einen leichten Dehnreiz hineinbewegend.

Ausgangsposition:
Setzen Sie sich mit den Fußsohlen aneinander in den Grätschsitz. Um den Rücken aufzurichten, legen Sie die Hände hinter Ihr Gesäß und strecken sich dabei aktiv in die Aufrichtung. Der Kopf ist aufrecht, die Schultern locker lassen. Somit wird außerdem der obere Rücken aufgerichtet. Das Brustbein wird ebenfalls aufgerichtet.

Übungsbeschreibung:
Drücken Sie nun aus eigener Muskelkraft die Knie in Richtung Boden. Sobald Sie einen guten Dehnreiz spüren, halten Sie die Spannung circa 30 Sekunden lang (statische Ausführung). Diese Übung kann mehrmals hintereinander durchgeführt werden.

Bei der dynamischen Ausführung bewegen Sie die Knie immer wieder sanft in den Dehnreiz hinein. Sie können diese Bewegung in Ihrem individuellen Tempo ausführen, idealerweise langsam beginnend.

Dauer dieser dynamischen Dehnübung: grundsätzlich nach eigenem Ermessen – solange es Ihnen guttut.

Atmen Sie tief und ruhig ein und aus. Bei jedem Ausatmen werden Sie spüren, wie die Muskulatur nachgiebiger und lockerer wird.

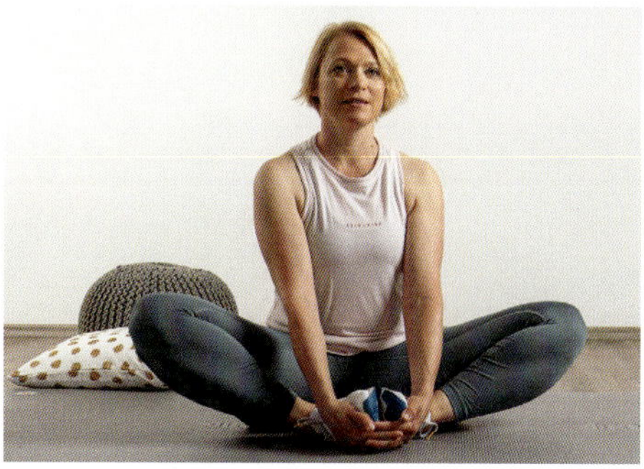

Hier geht es zum Video

6. Oberschenkelrückseite und Hüfte

Immer wieder erwähnenswert und wichtig ist die allgemeine Beweglichkeit und Dehnfähigkeit im Hüftgelenk, im Becken und im unteren Rücken. So bleiben Sie auch im Alter beweglich und erhalten alle wichtigen koordinativen Fähigkeiten und die muskuläre Elastizität, um Stürzen vorzubeugen.

Ausgangsposition:
Setzen Sie sich in den Grätschsitz und winkeln ein Knie nach vorne an. Sitzen Sie möglichst aufrecht.

Übungsbeschreibung:
Neigen Sie sich mit geradem Oberkörper nach vorne und stützen Sie sich dabei mit beiden Händen ab. Versuchen Sie, den ganzen Oberkörper nach vorne abzulegen, idealerweise mit nach vorne gestreckten Armen. Sobald Sie einen guten Dehnreiz spüren, halten Sie die Spannung mindestens 30 Sekunden lang oder länger. Diese Übung kann mehrmals hintereinander durchgeführt werden.

Atmen Sie tief und ruhig ein und aus. Bei jedem Ausatmen werden Sie spüren, wie die Muskulatur nachgiebiger und lockerer wird.

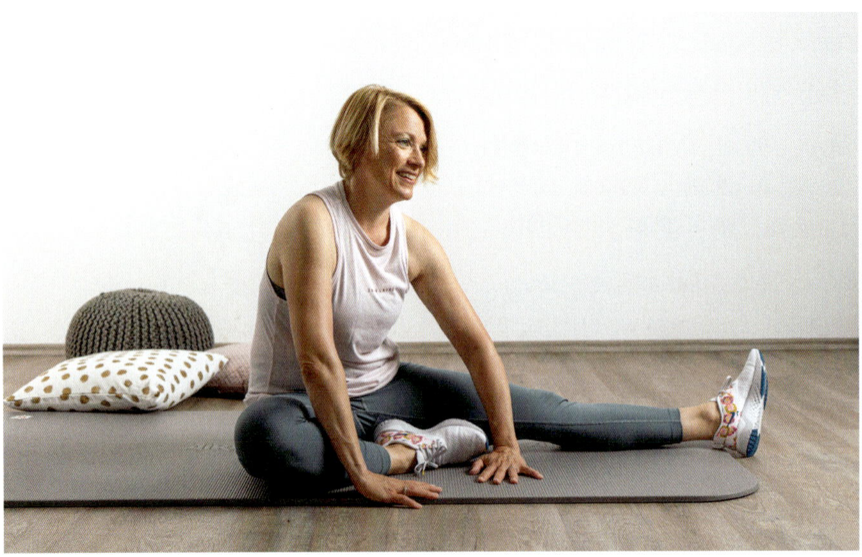

7. Unterer Rücken, Gesäß und Oberschenkelrückseite

Häufig plagen uns Verspannungen im unteren Rücken und im Gesäß. Grund dafür ist oft eine verkürzte Oberschenkelrückseite und, damit verbunden, zieht diese ischiokrurale Muskulatur das Becken in eine Rückkippung. Dadurch verspannen sich Gesäß und der muskuläre Bereich rund um die Lendenwirbelsäule.

Ausgangsposition:
Strecken Sie beide Beine nach vorne, die Beine sind geschlossen. Der Rücken ist gerade aufgerichtet.

Übungsbeschreibung:
Neigen Sie sich mit Ihrem Oberkörper so weit nach vorne, bis Sie eine leichte Spannung im unteren Rücken, im Gesäß und in der Beinrückseite spüren. Zur Verstärkung und zum gleichzeitigen Dehnen der Wadenmuskulatur ziehen Sie beide Fußspitzen zu sich heran. Sobald Sie einen guten Dehnreiz spüren, halten Sie die Spannung circa 30 Sekunden lang (statische Ausführung). Diese Übung kann mehrmals hintereinander durchgeführt werden.

Atmen Sie tief und ruhig ein und aus. Bei jedem Ausatmen werden Sie spüren, wie die Muskulatur nachgiebiger und lockerer wird.

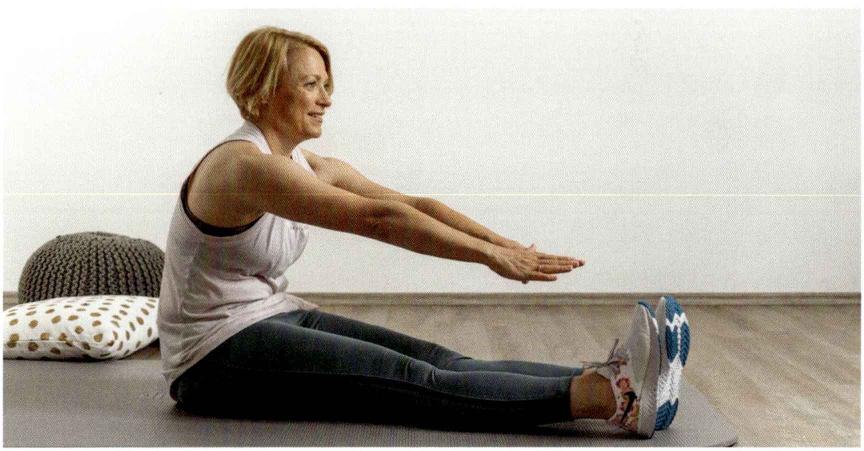

Hier geht es zum Video

8. Hüftmuskulatur

Die Hüftmuskulatur beeinflusst unseren Gang und die Aufrichtung des Rumpfs. Je beweglicher wir in der Hüftmuskulatur sind, desto raumgreifender und elastischer können wir gehen und laufen. Auch die Aufrichtung fällt leichter, sowohl im Sitzen als auch im Stehen. Im Grunde beeinflussen die Muskeln rund um das Hüftgelenk unsere Statik nach oben in den Rumpf und nach unten in die Beine bis zu den Füßen.

Ausgangsposition:
Legen Sie sich bequem auf den Rücken und stellen Sie beide Beine hüftbreit auf. Legen Sie den rechten Fuß auf das linke Knie.

Übungsbeschreibung:
Schieben Sie nun mit der rechten Hand das rechte Knie von sich weg. Sobald Sie einen guten Dehnreiz im Bereich des rechten Hüftgelenks spüren, halten Sie die Spannung circa 30 Sekunden lang (statische Ausführung). Diese Übung kann mehrmals hintereinander durchgeführt werden.

Atmen Sie tief und ruhig ein und aus. Bei jedem Ausatmen werden Sie spüren, wie die Muskulatur nachgiebiger und lockerer wird.

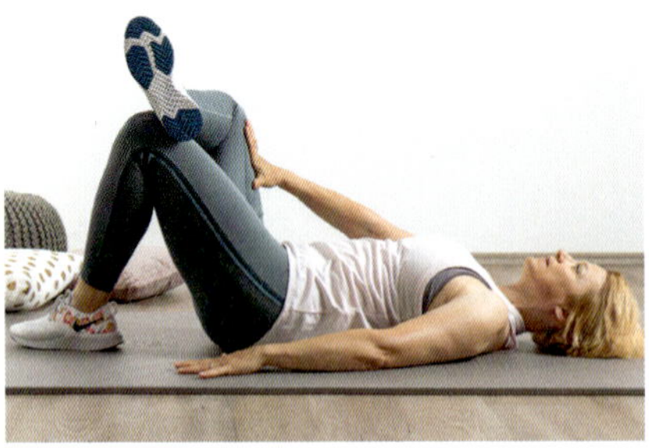

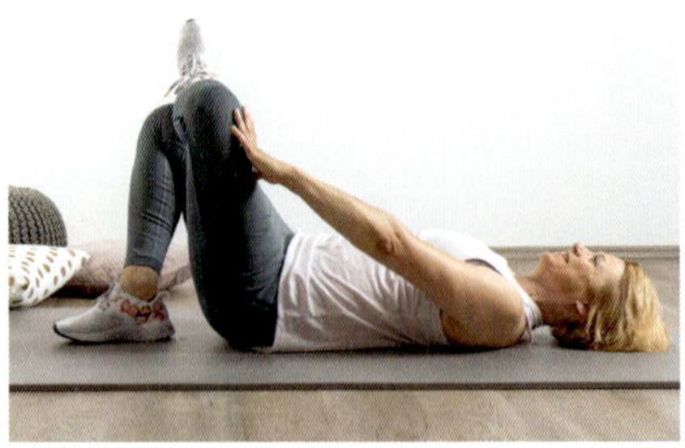

Hier geht es zum Video

9. Gesäß und unterer Rücken in Rückenlage

Diese Übung dient nahezu ausschließlich dem Wohlbefinden und der Entspannung im Rücken. Ganz zum Schluss einer Trainings-/Übungseinheit angewendet, kann diese Übung beliebig lange durchgeführt werden. Mit ruhigen, tiefen Atemzügen kann eine gute Entspannung im Cool-down hervorgerufen werden.

Diese Übung kann in zwei Varianten ausgeführt werden – Ruhebein aufgestellt oder ausgestreckt.

Variante 1

Ausgangsposition:
In Rückenlage stellen Sie beide Beine hüftbreit auf. Beide Arme und Schulterblätter liegen locker und entspannt am Boden auf. Der Hinterkopf liegt ebenfalls locker und entspannt am Boden auf.

Übungsbeschreibung:
Ziehen Sie mit der rechten Hand das rechte Knie zu sich heran. Sobald Sie einen guten Dehnreiz im unteren Rücken und im Gesäß spüren, halten Sie die Spannung circa 30 Sekunden lang (statische Ausführung). Wechseln Sie anschließend zur anderen Seite.

Diese Übung kann mehrmals hintereinander durchgeführt werden. Atmen Sie tief und ruhig ein und aus. Bei jedem Ausatmen werden Sie spüren, wie die Muskulatur nachgiebiger und lockerer wird.

Hier geht es zum Video

Variante 2

Ausgangsposition:
In Rückenlage liegen beide Beine gestreckt und locker am Boden. Beide Arme und Schulterblätter liegen locker und entspannt am Boden auf. Der Hinterkopf liegt ebenfalls locker und entspannt am Boden auf.

Übungsbeschreibung:
Ziehen Sie mit der rechten Hand das rechte Knie zu sich heran. Sobald Sie einen guten Dehnreiz im unteren Rücken und im Gesäß spüren, halten Sie die Spannung circa 30 Sekunden lang (statische Ausführung). Diese Übung kann sich intensiver und weniger erholsam anfühlen, weil sie durch die andere Ausgangsstellung (ausgestrecktes Bein) einen stärkeren Zug empfinden. Wechseln Sie anschließend zur anderen Seite.

Diese Übung kann mehrmals hintereinander durchgeführt werden. Atmen Sie tief und ruhig ein und aus. Bei jedem Ausatmen werden Sie spüren, wie die Muskulatur nachgiebiger und lockerer wird.

10. Unterer Rücken und Gesäß – je nach Ausführung auch oberer Rücken und Schultern

Diese Übung dient nahezu ausschließlich dem Wohlbefinden und der Entspannung im Rücken. Ganz zum Schluss einer Trainings-/Übungseinheit angewendet, kann diese Übung beliebig lange durchgeführt werden. Mit ruhigen, tiefen Atemzügen kann eine gute Entspannung im Cool-down hervorgerufen werden.

Ausgangsposition:
Aus dem beidbeinigen Kniestand setzen Sie Ihr Gesäß hinten auf den Fersen ab. Sie entscheiden, in welcher Armhaltung Sie es sich bequem machen möchten bzw. welche Muskelbereiche eine gute Dehnung benötigen.

Übungsbeschreibung:
Entweder legen Sie beide Arme neben sich entspannt ab oder Sie strecken beide Arme so weit wie möglich nach vorne. Letztlich sollten Sie einen angenehmen Dehnreiz spüren und alle Muskeln im Rücken, in den Schultern, im Nacken können bei jedem Ausatmen mehr und mehr loslassen und entspannen.

In dieser Dehnposition, die gleichzeitig wohltuend und entspannend wirken soll, können Sie beliebig lange bleiben.

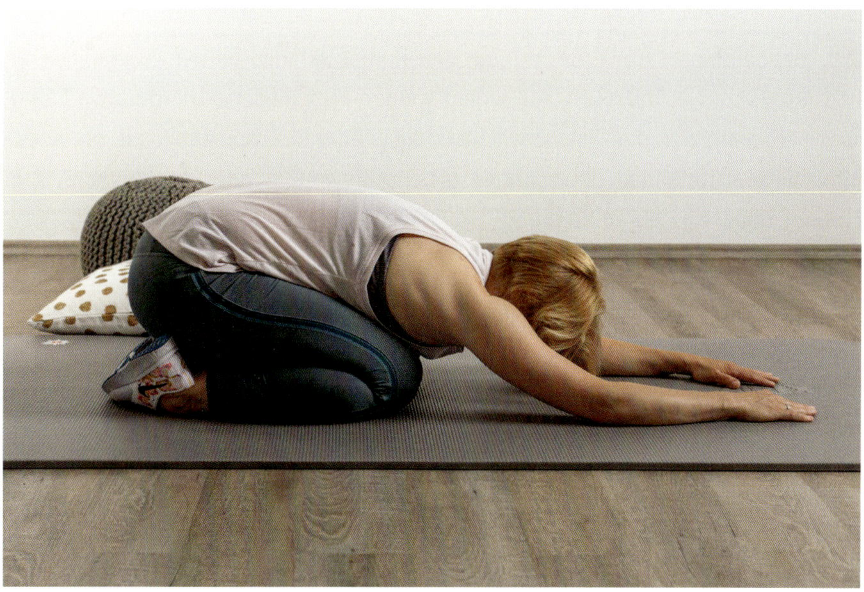

21

KRAFTVOLLE ÜBUNGEN MIT DEM PEZZIBALL

Einen Pezziball zu Hause zu haben, ist definitiv eine gute Idee! Sie können ihn zum aktiven Sitzen, für Übungen zur Kräftigung in verschiedenen Ausgangsstellungen (Sitzen, Bauchlage, Rückenlage, Seitlage), zur allgemeinen Entspannung und zur Entlastungslagerung (den Rücken, Beckenboden und die Beine entlasten) nutzen.

Der Pezziball bietet Abwechslung, um den Rumpf aktiv zu halten, zu stabilisieren und Muskulatur aufzubauen. Außerdem werden verschiedene koordinative Fähigkeiten trainiert, z. B. die Gleichgewichtsfähigkeit, die Reaktionsfähigkeit, die Kopplungsfähigkeit (mehrere Bewegungen gleichzeitig miteinander zu „koppeln", z. B. Hopsen, dabei das rechte Knie und den linken Ellbogen zusammenführen).

Hören Sie zu den rhythmischen und anstrengenderen Übungen motivierende Musik. Je schneller der Beat, desto schneller werden die Bewegungen ausgeführt.

Zu den Entspannungsübungen auf dem Pezziball hören Sie wiederum ruhige und langsame Musik, zu der Sie sich gut auf das Loslassen und entspannte Atmen einlassen können.

Die richtige Pezziballgröße finden:

Körpergröße	Unterschenkellänge	Sitzball Durchmesser
141 bis 155 Zentimeter	37 bis 47 Zentimeter	55 Zentimeter
156 bis 175 Zentimeter	48 bis 57 Zentimeter	65 Zentimeter
176 bis 185 Zentimeter	58 bis 67 Zentimeter	75 Zentimeter
186 bis 195 Zentimeter	68 bis 77 Zentimeter	85 Zentimeter

Grundsätzlich gilt:
Das Hüftgelenk sollte sich im Sitzen auf dem Pezziball etwas höher als das Kniegelenk befinden. Der Ball sollte nicht zu prall, aber auch nicht zu wenig aufgepumpt sein.

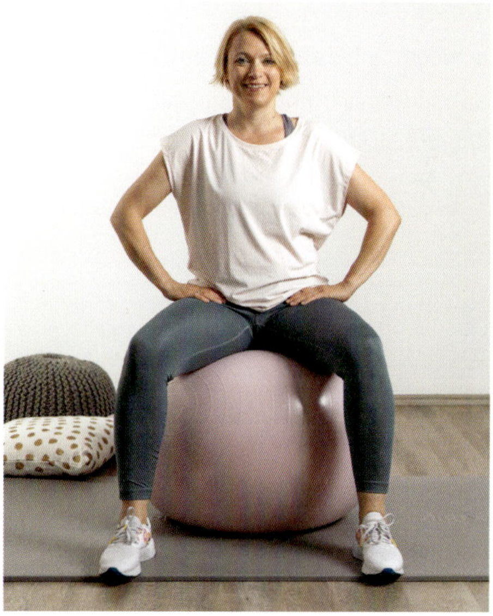

21.1 PEZZIBALLÜBUNGEN IM SITZEN

1. Das Becken mobilisieren

Übungsbeschreibung:
Schieben Sie Ihr Becken im Wechsel von links nach rechts. Die Kraft und die Bewegung kommen aus dem Becken. Variieren Sie dabei das Bewegungsausmaß, mal kleine Bewegungen, mal größere Bewegungen von links nach rechts und maximal so weit, bis Sie eine minimale Spannung spüren.

Schieben Sie das Becken auch im Wechsel vor und zurück – das Becken kippen und aufrichten. Verbinden Sie alle Richtungen zu einem Kreis, den Sie immer größer werden lassen.

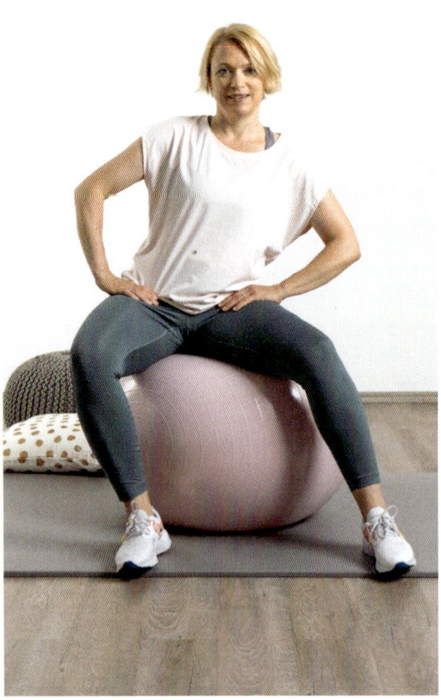

Abb. 55: Schieben Sie das Becken sanft im Wechsel von links nach rechts.

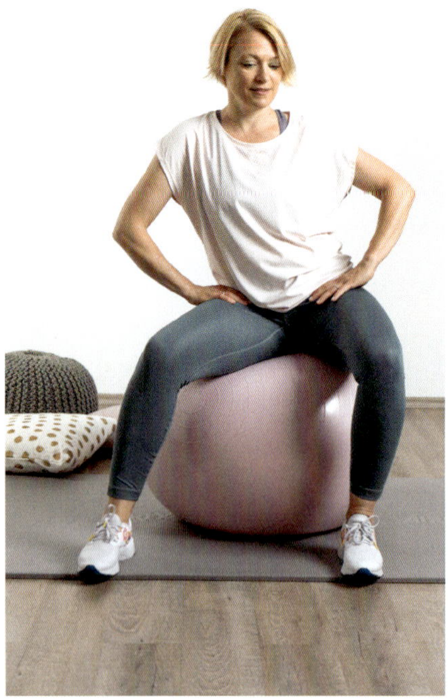

Abb. 56: Der Rumpf darf sich leicht mitbewegen.

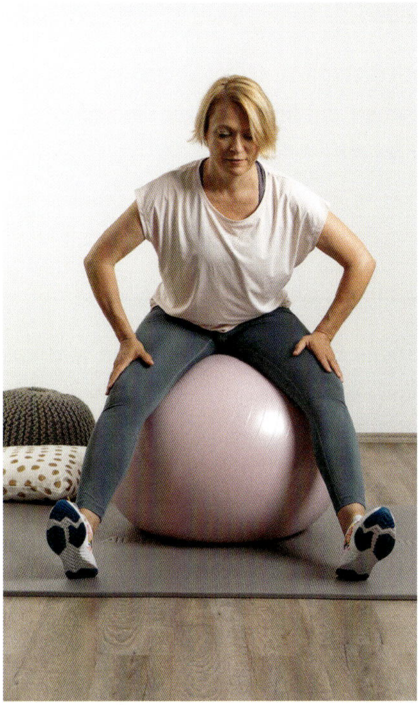

Abb. 57: Mobilisieren Sie Becken und unteren Rücken, indem Sie aus dem aktiven Sitzen das Becken vor und zurück schieben.

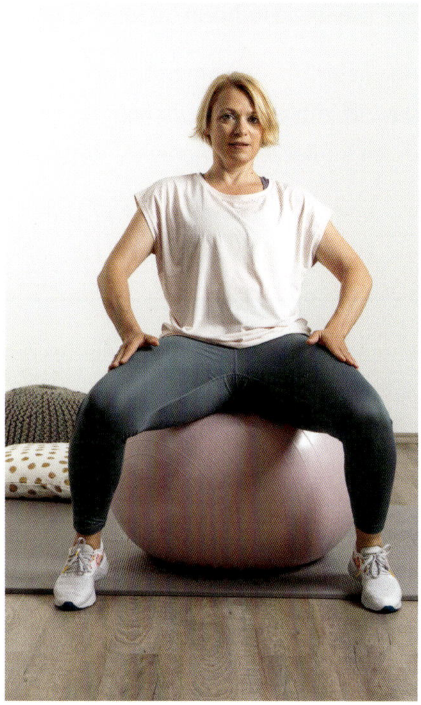

Abb. 58: Der Rumpf bleibt während der Bewegung aufrecht.

Hier geht es zum Video

2. Die Beckenuhr im Sitzen auf dem Pezziball

Bei dieser Übung kommt Ihnen wieder die Beckenuhr zu Hilfe. Stellen Sie sich vor, das Ziffernblatt einer Uhr liegt, von oben gesehen, auf Ihrem Becken – so, als ob Sie durch Ihr Becken von oben runterschauen möchten.

- Vorne am Schambein ist 12 Uhr.
- Hinten am Steißbein ist 6 Uhr.
- Links und rechts an den beiden Beckenkämmen ist 3 Uhr und 9 Uhr.

Besonders gut vorstellbar ist die Beckenuhr beim Beckenkreisen, denn da wird das gesamte Ziffernblatt zuerst im Uhrzeigersinn gekreist. Ob Sie die Bewegung sehr großräumig oder mit einer kleinen Bewegung durchführen, entscheiden Sie nach Belieben.

Es spielt keine Rolle, welche Übung Sie durchführen – Sie und Ihr Wohlbefinden entscheiden über die Durchführung bezüglich Wiederholungszahl, Bewegungsausmaß und Tempo!

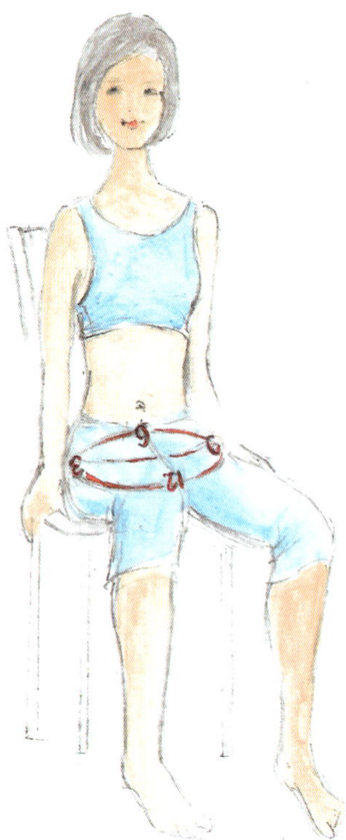

Abb. 59: Die Beckenuhr im Sitzen

Wenn Sie nun das Becken von 12 Uhr nach 6 Uhr bewegen, ist dies das Beckenaufrichten (das Becken schiebt nach vorne) und Beckenkippen (das Becken kippt nach hinten).

Wenn Sie das Becken von 3 Uhr nach 9 Uhr schieben, ist dies die Lateralflektion der LWS.

Wenn Sie das Becken von 12 Uhr über 3 Uhr nach 6 Uhr bewegen, bewegen Sie das Becken also im Halbkreis vor und zurück.

Genauso können Sie das Becken von 6 Uhr über 9 Uhr nach 12 Uhr und wieder zurück bewegen, also einen Halbkreis in die andere Richtung ausführen.

Der Halbkreis von 9 Uhr über 12 Uhr nach 3 Uhr ist eine Kombination aus Beckenaufrichtung und Lateralflektion (seitliche Beugung). Die Bewegung des Beckens von 3 Uhr über 6 Uhr nach 9 Uhr ist eine Kombination aus Beckenkippung nach hinten und Lateralflektion.

Alle Ziffern lassen sich nun beliebig verbinden, alle Bewegungsrichtungen sind gültig. Durch die Ziffern lassen sich nun die mobilen Bereiche von den weniger beweglichen Bereichen unterscheiden und lokalisieren. So stellen Sie zum Beispiel fest, dass es an einer oder mehreren Ziffern „hakt". Wenn Sie diese Stelle als störend empfinden, können Sie vorsichtig diese Bereiche durch die Mobilisationsübungen bearbeiten.

Wahrscheinlich werden Sie auch einen Seitenunterschied in der Beckenbeweglichkeit bemerken. Das ist erst mal nicht weiter schlimm. Es gibt Ihnen einfach die Rückmeldung einer Dysbalance – eines Ungleichgewichts.

Führen Sie die Übung beliebig lange durch. Das Becken sollte sich danach weich und geschmeidiger anfühlen als vorher.

Hier geht es zum Video

3. Hüft-, Becken- und ISG-Mobilisation

Übungsbeschreibung:
Aus dem stabilen Sitz ziehen Sie das rechte Knie nach oben und stellen es anschließend wieder auf dem Boden ab. Beginnen Sie zunächst langsam und wiederholen Sie die Übung nur mit dem rechten Bein, mindestens 15-20 Wiederholungen. Variieren Sie zwischendurch das Tempo, die Bewegung sollte sich geschmeidig anfühlen. Ihr linkes Bein (das Standbein) stabilisiert Sie im Sitzen und wird gleichzeitig gekräftigt.

Zu Beginn der Übung können Sie sich mit beiden Händen im Becken abstützen. Probieren Sie dann aber auch die Diagonalbewegung – der linke Ellbogen berührt das rechte Knie –, somit trainieren Sie außerdem Ihre stabilisierende Rumpfmuskulatur!

Ein weiterer Trainingseffekt – die Arbeit im Einbeinstand, trainiert Ihre koordinativen Fähigkeiten, unter anderem die Kopplungs-, Gleichgewichts- und Reaktionsfähigkeit!

Anschließend wechseln Sie zum anderen Bein und führen die Übung genauso durch. Wenn Sie mögen, können Sie zum Abschluss die Übung im Links-rechts-Wechsel ausprobieren. Atmen Sie während der Bewegungsausführung ruhig und gleichmäßig ein und aus.

Goodie für den Beckenboden: Zur Verstärkung der Übung für den Beckenboden aktivieren Sie die Beckenbodenmuskeln beim Hochziehen des Knies – kurz halten – beim Abstellen des Fußes entspannen Sie die Beckenbodenmuskeln wieder.

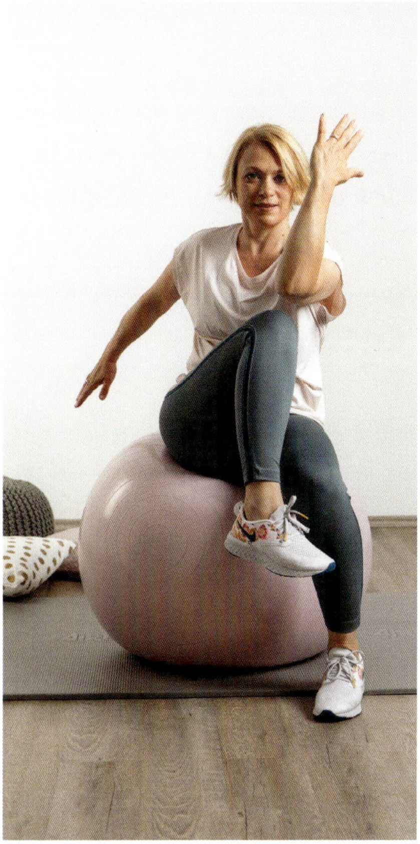

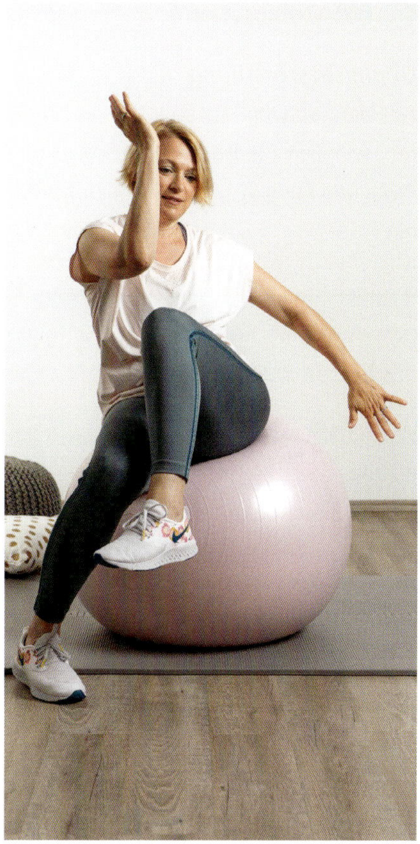

4. LWS-Mobilisation I

Übungsbeschreibung:
Aus dem aktiven Sitz strecken Sie ein Bein gerade nach vorne weg. Sie werden spüren, wie sich Ihr Rücken aufrichtet und die Lendenwirbelsäule nach hinten kippt. Probieren Sie aus, wie beweglich Ihre LWS ist und prägen Sie sich dieses Gefühl gut ein.

Aus der Streckung ziehen Sie dieses Knie nach oben – beugen Sie Ihren Rücken mitsamt Ihrem Kopf dem Knie entgegen. Der Rücken wölbt sich wie ein großes C, das Becken richtet sich auf.

Wiederholen Sie die Bewegung wie bei Übung 2 immer mit demselben Bein, mindestens 15-20-mal. Führen Sie die Bewegung langsam und geschmeidig aus und achten Sie dabei auf Ihre LWS – spüren Sie bewusst die Bewegung der Kippung und Aufrichtung. Anschließend wechseln Sie zur anderen Seite. Atmen Sie ruhig und bewusst tief ein und aus.

Wenn Sie mögen, können Sie zum Abschluss die Übung im Links-rechts-Wechsel ausprobieren. Atmen Sie während der Bewegungsausführung ruhig und gleichmäßig ein und aus.

Goodie für den Beckenboden: Zur Verstärkung der Übung für den Beckenboden aktivieren Sie die Beckenbodenmuskeln beim Hochziehen des Knies – kurz halten – beim Abstellen des Fußes entspannen Sie die Beckenbodenmuskeln wieder.

Weitere Übungsziele:
- *Training der Gleichgewichtsfähigkeit.*
- *Kräftigung der Oberschenkelvorderseite des Bewegungsbeins.*

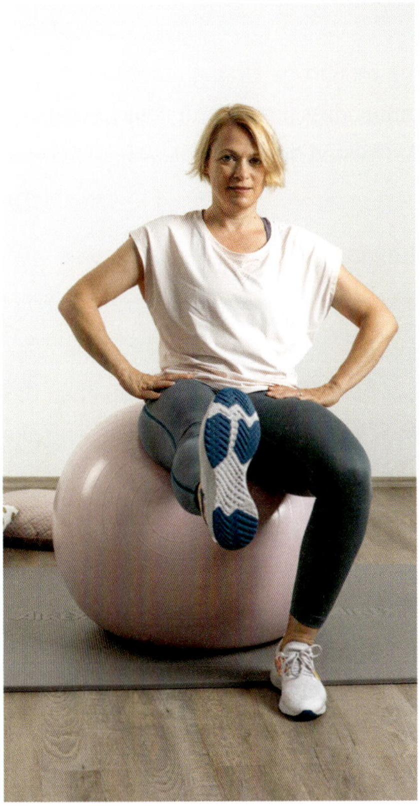

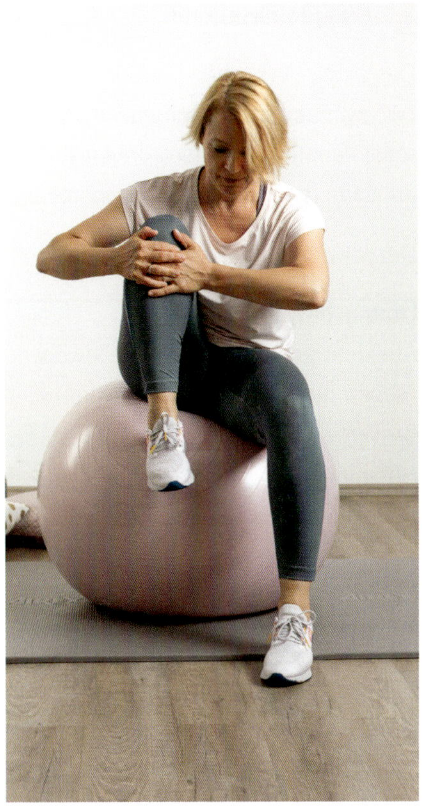

5. LWS-Mobilisation II

Das aktive Aufstehen und Hinsetzen ist eine großartige Übung, um ebenfalls die LWS zu mobilisieren. Achten Sie aber bitte darauf, dass Ihnen der Ball nicht wegrollt, sonst könnte es zu Verletzungen kommen. Am besten deuten Sie das Hinsetzen nur an, dann darf der Ball ruhig wegrollen.

Der Schwerpunkt liegt hier auf der Aufrichtung und der Kippung des Beckens.

Übungsbeschreibung:
Aus dem angedeuteten Sitz schwebend über dem Ball, bei dem das Becken übertrieben nach hinten gekippt wird, richten Sie Ihren Rücken auf und schieben das Becken ebenso übertrieben nach vorne. Zum Schwungholen nehmen Sie gerne die Arme mit.

Die Beckenbewegung „Aufrichten und Kippen" sollte zunächst langsam begonnen werden. Variieren Sie in Tempo und Bewegungsausmaß, mal sanft und langsam, mal verstärkt und schneller in die jeweilige Bewegungsrichtung.

Atmen Sie dabei tief ein und aus.

Diese Übung eignet sich ideal zur Kombination von Atmung und Bewegung – siehe Kap. 12. Hier zum Beispiel beim Aufrichten ausatmen und beim Kippen des Beckens nach hinten ausatmen.

Weitere Übungsziele:

- *Kräftigung der Rückenstrecker, Schulter- und Nackenmuskulatur.*
- *Muskelkräftigung der Oberschenkelvorder- und -rückseite.*

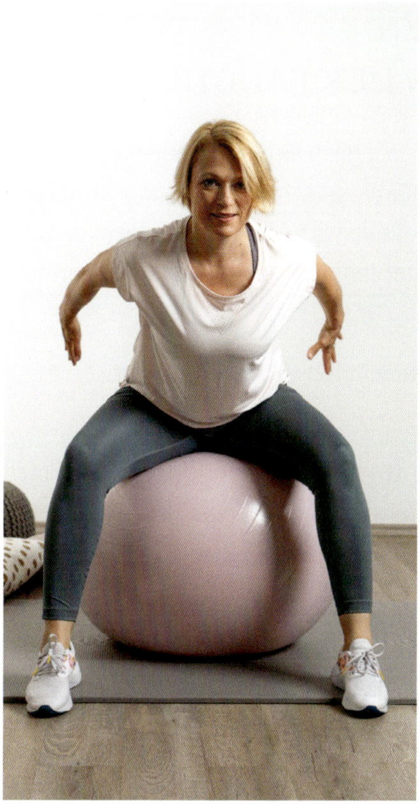

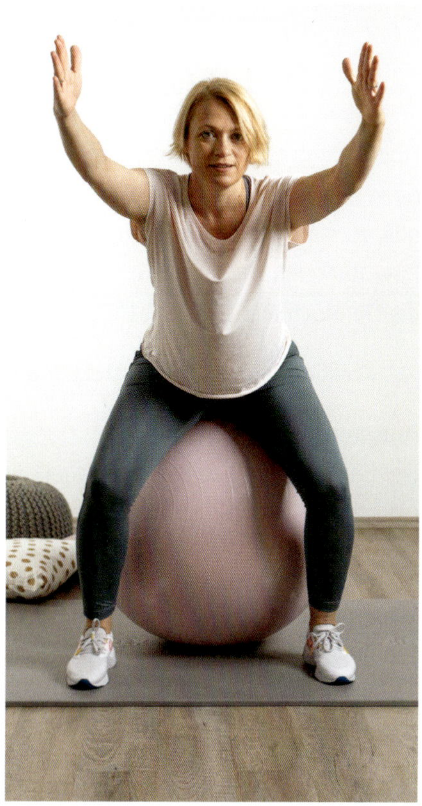

21.2 PEZZIBALLÜBUNGEN IM LIEGESTÜTZ/IN DER BAUCHLAGE

Übungen im Liegestütz bzw. in der Bauchlage eignen sich hervorragend zur Kräftigung der Rumpfmuskulatur. Die Kraft, ihr Körpergewicht in Bewegung zu bringen oder zu stabilisieren und zu halten, kommt aus den Schulter-/Armmuskeln und aus Ihrer Rückenmuskulatur. Für Schwangere oder sehr übergewichtige Menschen sind die Übungen nicht geeignet.

1. Kräftigung der Rückenstrecker und der Schulter-/Armmuskulatur

Ausgangsposition:
Der Ball befindet sich entweder direkt unter den Fußgelenken oder unter den Unterschenkeln. Die Arme sind ausgestreckt, schulterbreit auseinander und alle Gelenke befinden sich untereinander: Handgelenk unter Ellbogengelenk unter Schultergelenk.

Übungsbeschreibung:
Arbeiten Sie sich nun Schritt für Schritt nach unten. Aus der Armstreckung positionieren Sie die Arme in den Unterarmstütz und anschließend wieder in die Streckung.

Kontrollieren Sie sich am besten im Spiegel. Der ganze Körper sollte eine Gerade bilden, vom Kopf (Blick nach unten) zu den Füßen.

Wiederholungszahl:
- Zu Beginn: 5-7 Wiederholungen.
- Steigerung: 10-15 Wiederholungen.
- Fortgeschrittene: 20 und mehr Wiederholungen.

Weitere Übungsziele:
- *Kräftigung der Rumpfmuskulatur, da Sie hier besonders viel Kraft zur Stabilisierung des Körpers aufbringen müssen.*
- *Stabilisation des oberen Rückens und der Schulter.*

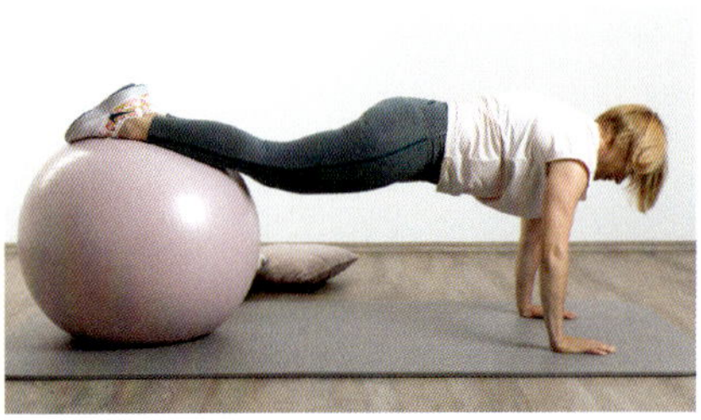

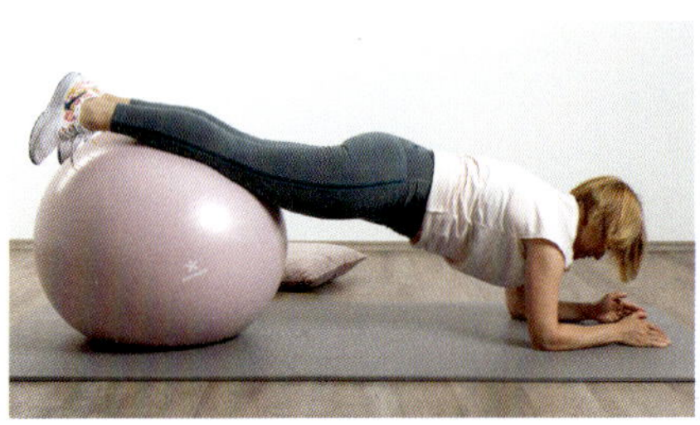

2. Ganzkörperkräftigung für Fortgeschrittene I

Übungsbeschreibung:

Aus dem Liegestütz ziehen Sie beide Beine unter den Bauch und strecken die Beine wieder. Diese Übung ist sehr anstrengend und koordinativ (Gleichgewichtsfähigkeit) anspruchsvoll. Bei dieser Übung benötigen Sie viel Kraft in den Armen, Schultern und Handgelenken. Allerdings ist diese Übung ideal: Mit wenig Aufwand wird der ganze Körper muskulär beansprucht. Trauen Sie sich und probieren Sie sich aus!

Atmen Sie möglichst ruhig und gleichmäßig.

Wiederholungszahl:

- Zu Beginn: fünf Wiederholungen.
- Steigerung: 10-15 Wiederholungen.
- Fortgeschrittene: 20 und mehr Wiederholungen.

Weitere Übungsziele:

- *Dehnen der unteren Rückenmuskulatur beim Anbeugen der Beine/des Gesäßes.*
- *Kräftigung der Rumpfmuskulatur, da Sie hier besonders viel Kraft zur Stabilisierung des Körpers aufbringen müssen.*
- *Stabilisation des oberen Rückens und der Schulter.*
- *Verbesserung der koordinativen Fähigkeit Gleichgewicht.*

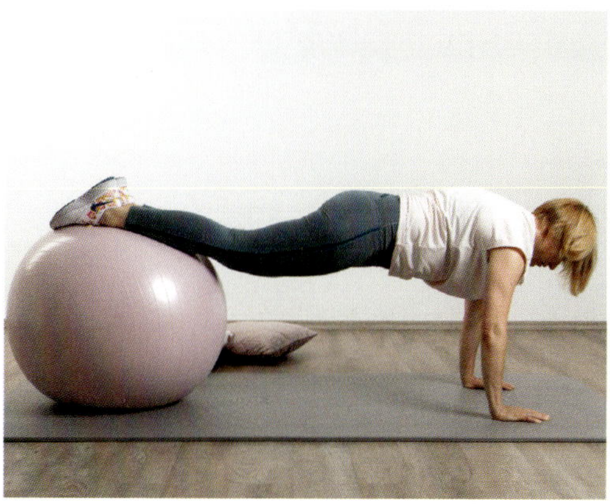

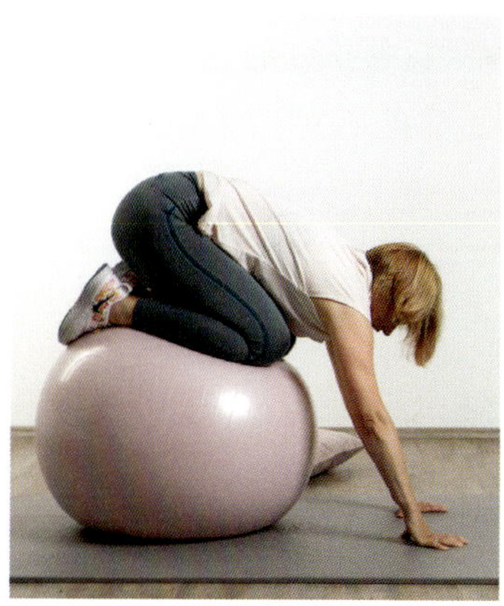

3. Ganzkörpertraining für Fortgeschrittene II

Diese Übung ist im Grunde die gleiche Übung wie Nummer 2.

Ausgangsposition:
Bei genauerem Hinsehen erkennen Sie, dass diese Übung im Unterarmstütz ausgeführt wird.

Übungsbeschreibung:
Im Wechsel strecken Sie beide Beine nach hinten weg und ziehen sie dann wieder unter den Bauch.

Atmen Sie möglichst ruhig und gleichmäßig.

Wiederholungszahl:

- Zu Beginn: fünf Wiederholungen.
- Steigerung: 10-15 Wiederholungen.
- Fortgeschrittene: 20 und mehr Wiederholungen.

Weitere Übungsziele:

- *Dehnen der unteren Rückenmuskulatur beim Anbeugen der Beine/des Gesäßes.*
- *Kräftigung der Rumpfmuskulatur, da Sie hier besonders viel Kraft zur Stabilisierung des Körpers aufbringen müssen.*
- *Stabilisation des oberen Rückens und der Schulter.*
- *Verbesserung der koordinativen Fähigkeit Gleichgewicht.*

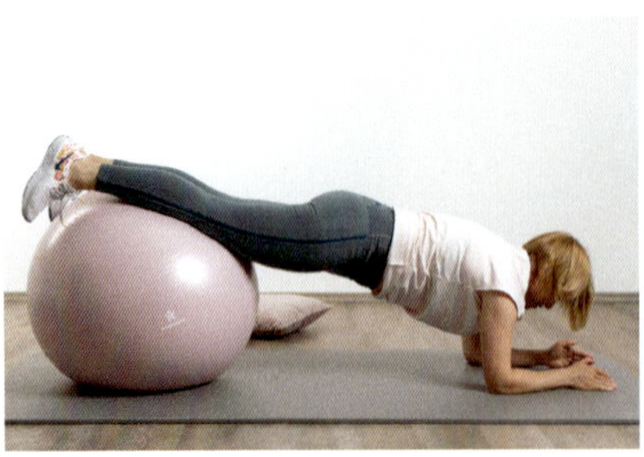

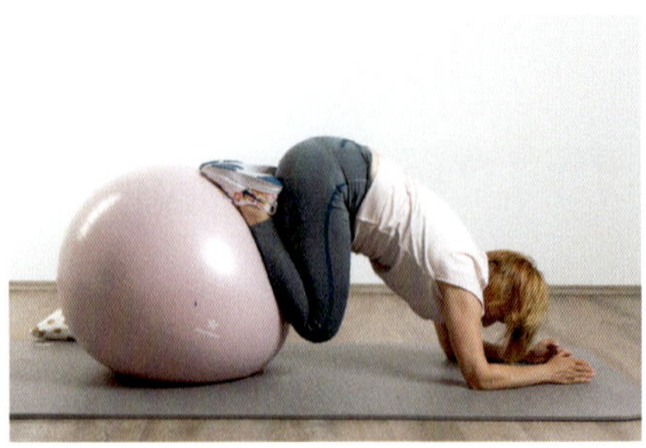

21.3 PEZZIBALLÜBUNGEN IN SEITLAGE

1. Hüftmobilisation und Kräftigung der Abduktoren

Ausgangsposition:
Legen Sie sich seitlich auf den Pezziball und stützen Sie sich mit einer Hand am Boden ab. Damit Sie eine gute Körperspannung aufbauen können, strecken Sie den anderen Arm in Verlängerung des Rumpfs nach oben. Die aktive Körperspannung erleichtert die Bewegung und gibt Ihnen zusätzlich Kraft.

Übungsbeschreibung:
Heben Sie das gestreckte Bein senkrecht nach oben ab, so weit es Ihnen möglich ist, und senken Sie das Bein wieder. Führen Sie die Bewegung langsam und gleichmäßig durch. Anschließend wechseln Sie zur anderen Seite.

Atmen Sie möglichst ruhig und gleichmäßig.

Wiederholungszahl:
- Zu Beginn: fünf Wiederholungen.
- Steigerung: 10-15 Wiederholungen.
- Fortgeschrittene: 20 und mehr Wiederholungen.

Spannen Sie zur Verstärkung zusätzlich Ihre Beckenbodenmuskeln leicht an. Die Intensität sollte so stark sein, dass Sie dadurch spürbar Kraft und Aufrichtung im Becken wahrnehmen und gleichmäßig atmen können.

Weitere Übungsziele:
- *Kräftigung der Abduktoren.*
- *Kräftigung der Rumpfmuskulatur, besonders der seitlichen Bauchmuskeln.*
- *Verbesserung der Körperspannung und -stabilität.*

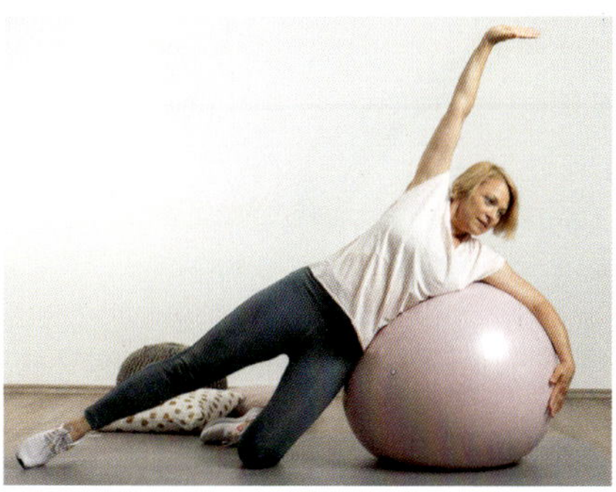

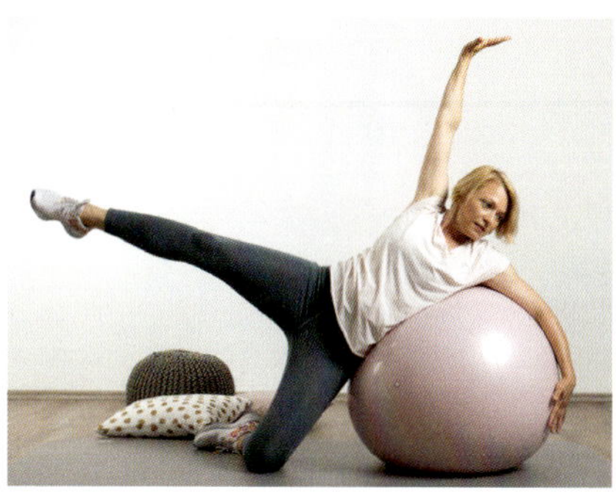

2. Hüftmobilisation, Kräftigung der Oberschenkelvorderseite und der Rumpfmuskulatur

Ausgangsposition:
Legen Sie sich seitlich auf den Pezziball und stützen Sie sich mit einer Hand am Boden ab. Damit Sie eine gute Körperspannung aufbauen können, strecken Sie den anderen Arm in Verlängerung des Rumpfs nach oben. Die aktive Körperspannung erleichtert die Bewegung und gibt Ihnen zusätzlich Kraft. Aktivieren Sie den Beckenboden und erhalten Sie dadurch eine gute Körpergrundspannung.

Übungsbeschreibung:
Strecken Sie das angewinkelte Bein nach oben und winkeln es danach wieder ab. Führen Sie die Bewegung langsam und gleichmäßig durch. Anschließend wechseln Sie zur anderen Seite.

Atmen Sie möglichst ruhig und gleichmäßig.

Wiederholungszahl:
- Zu Beginn: fünf Wiederholungen.
- Steigerung: 10-15 Wiederholungen.
- Fortgeschrittene: 20 und mehr Wiederholungen.

Weitere Übungsziele:
- *Kräftigung der Abduktoren.*
- *Kräftigung der Rumpfmuskulatur, besonders der seitlichen Bauchmuskeln.*
- *Kräftigung der Oberschenkelvorderseite.*
- *Verbesserung der Körperspannung und -stabilität.*

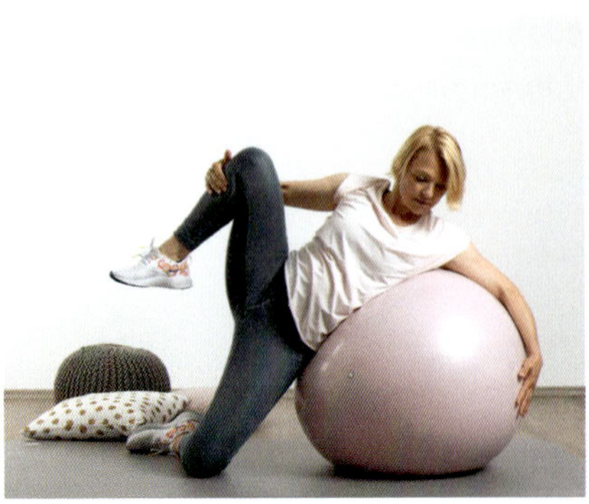

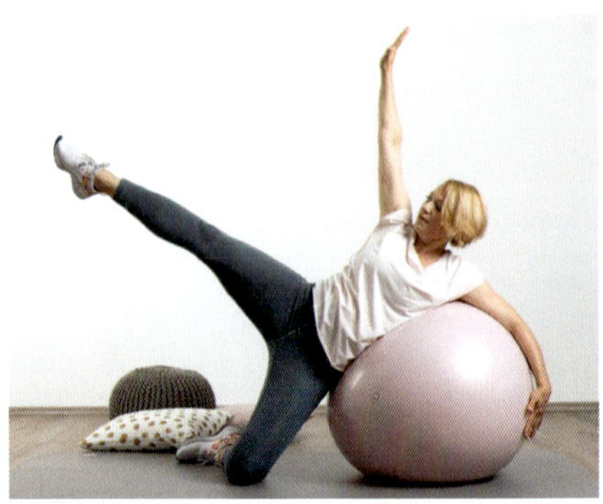

3. Ganzkörperstabilisation

Ausgangsposition:
Legen Sie sich seitlich auf den Pezziball. Aktivieren Sie Ihre Körpergrundspannung, ebenso die Beckenbodenmuskeln – holen Sie sich die Kraft aus Ihrer Körpermitte.

Körpergrundspannung: *Alle Muskeln im Körper anspannen! Den Bauch einziehen, das Gesäß spannen, die Beckenbodenmuskeln aktivieren, das Brustbein aufrichten und somit die Schultern nach hinten ziehen, als ob Sie eine Medaille zeigen möchte. Strecken Sie beide Beine komplett aus den Hüftgelenken – einfach gesagt: Bringen Sie Ihren Körper in eine gute Ganzkörperspannung und halten Sie diese Spannung – dabei ruhig und gleichmäßig weiteratmen!*

Übungsbeschreibung:
Halten Sie diese Position 30-60 Sekunden lang.

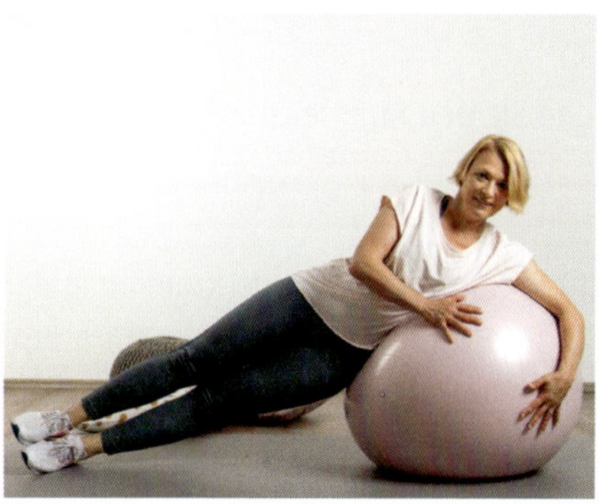

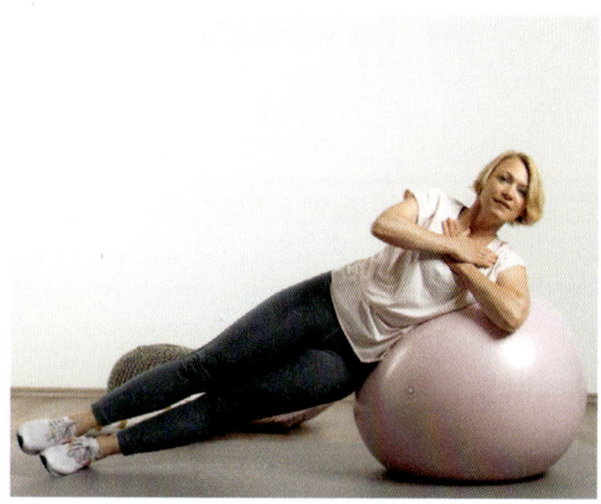

Als erschwerte Variante können Sie nun das obere Bein im Wechsel anheben und wieder senken.

Führen Sie die Bewegung langsam und gleichmäßig durch. Anschließend wechseln Sie zur anderen Seite.

Atmen Sie möglichst ruhig und gleichmäßig.

Wiederholungszahl:
- Zu Beginn: fünf Wiederholungen.
- Steigerung: 10-15 Wiederholungen.
- Fortgeschrittene: 20 und mehr Wiederholungen.

21.4 PEZZIBALLÜBUNGEN IN RÜCKENLAGE

Die Rückenlage mit den Unterschenkeln auf dem Pezziball ist eine sehr entspannende und entlastende Lagerung für Rücken, Becken und Beine. Deshalb nennt man sie auch „Entlastungslagerung".

Die Unterschenkel sollten allerdings nicht zu steil nach oben zeigen, besser ist die waagerechte Lage.

Nehmen Sie die Lage Ihres Körpers wahr.

Die Ausgangsstellung ist eine möglichst flache Lagerung des Rückens mit einer breiten Auflagefläche.

- Wie liegt Ihr Kopf am Boden auf?
- Neigt er sich leicht zur Seite oder nach hinten?
- In welcher Position spüren Sie ihn?

Drehen Sie den Kopf sanft hin und her. Neigen Sie den Kopf leicht vor und zurück.

- Hat sich dadurch etwas verändert?

Wenn Sie Schwierigkeiten mit Ihrer Kopfhaltung haben (durch eine Krümmung der BWS kann es eventuell sein, dass Sie das Gefühl haben, der Kopf hängt nach hinten), den Kopf am Boden flach aufzulegen, legen Sie sich ein Kissen unter den Kopf.

- Nehmen Sie die Auflagepunkte der Schulterblätter wahr?
- Spüren Sie die Brustwirbelsäule stabil auf der Matte aufliegen?

Wandern Sie gedanklich nach unten zur Lendenwirbelsäule.

In dieser Haltung hat die Lendenwirbelsäule guten Kontakt zum Boden.

Bevor Sie mit den Übungen beginnen, richten Sie zunächst Ihre Konzentration auf Ihre bewusste Atmung:

- „Atme ich durch die Nase oder durch den Mund?"
- „Atme ich mit dem Bauch oder mit dem Brustkorb?"
- „Atme ich tief oder flach?"
- „Schnell oder langsam?"
- „Ruhig oder hektisch?"

Atmen Sie ruhig und entspannt einige Atemzüge.

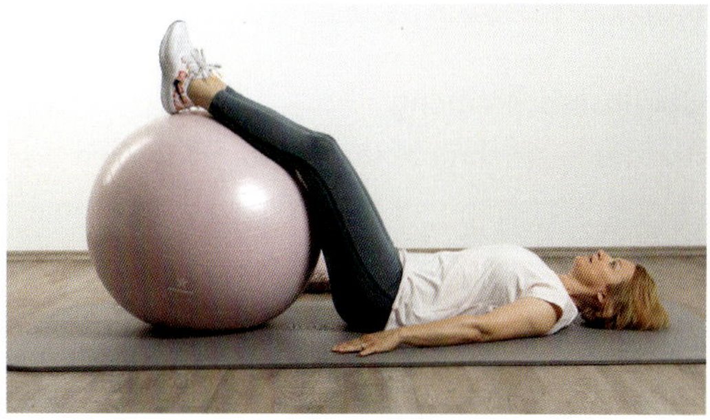

1. **Beckenbrücke**

Ausgangsposition:
Aus der entspannten Rückenlage aktivieren Sie zuerst Ihren Beckenboden, sodass Sie eine gute Grundspannung im Becken spüren.

Übungsbeschreibung:
Heben Sie zuerst Ihr Gesäß an, um dann den Rücken Wirbel für Wirbel nach oben abzuheben, bis Sie nur noch mit Ihren Schulterblättern auf dem Boden aufliegen.

Oben angekommen, haben Sie nun mehrere Übungsvarianten:

Variante 1 – den Beckenboden spannen und lösen

Übungsbeschreibung:
In dieser Position lösen und spannen Sie Ihren Beckenboden im Wechsel an. Variieren Sie in Intensität und Dauer der Anspannung. Mal stärker, mal weniger stark anspannen. Mal die Spannung länger halten, mal kurze Spannungssequenzen einbauen.

Beginnen Sie diese Übung mit 15 Wiederholungen und steigern Sie sich dann auf 30, 40, 50 Wiederholungen – wie es Ihnen guttut. Dabei ruhig und entspannt atmen.

Weiteres Übungsziel: *Anbahnen der Schnellkraft der Beckenbodenmuskeln durch schnelle und wechselnde Kontraktionen (Anspannungen-Pulsieren).*

Variante 2 – das Becken heben und senken

Übungsbeschreibung:
Aus der Beckenbrücke senken Sie Ihr Becken bis fast zum Boden und heben es wieder ab, bis Beine und Rumpf wieder eine Linie bilden. Während dieser Bewegung halten Sie Ihre Beckenbodenmuskeln in einer guten Grundspannung (so, dass Sie Ihren Beckenboden ohne Spannungsverlust über den ganzen Bewegungszeitraum gut halten können).

Beginnen Sie diese Übung mit 10 Wiederholungen und steigern Sie sich dann auf 20, 30 Wiederholungen – wie es Ihnen guttut. Dabei ruhig und entspannt atmen.

***Weiteres Übungsziel:** Kräftigung der Gesäß- und Rückenmuskeln, der Beckenboden arbeitet mit der Schwerkraft.*

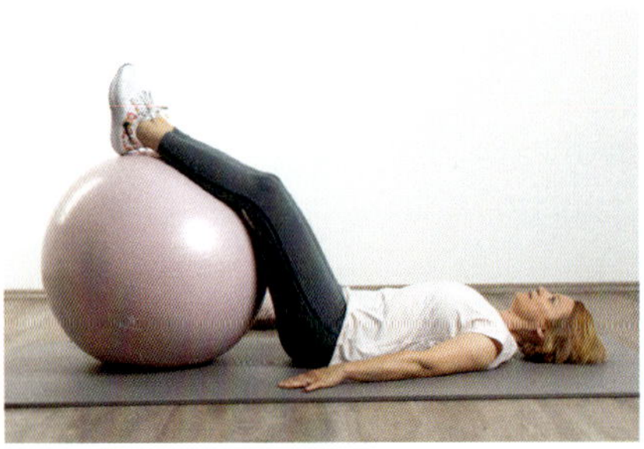

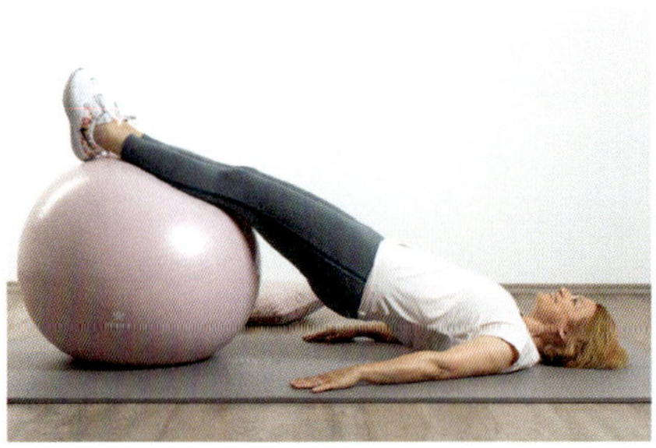

Hier geht es zum Video

Variante 3 – den Ball heranrollen

Übungsbeschreibung:

Aus der Beckenbrücke stellen Sie Ihre Füße auf den Ball und rollen ihn Schritt für Schritt zu sich heran. Nahe am Gesäß angekommen, rollen Sie den Ball Schritt für Schritt wieder von sich weg, bis die Beine wieder gestreckt sind. Während dieser Bewegung halten Sie Ihre Beckenbodenmuskeln in einer guten Grundspannung (so, dass Sie Ihren Beckenboden ohne Spannungsverlust über den ganzen Bewegungszeitraum gut halten können).

Beginnen Sie diese Übung mit 10 Wiederholungen und steigern Sie sich dann auf 20, 30 Wiederholungen – wie es Ihnen guttut. Dabei ruhig und entspannt atmen.

Weitere Übungsziele:

- *Kräftigung der Gesäß- und Rückenmuskeln.*
- *Kräftigung der Oberschenkelrückseite.*
- *Der Beckenboden arbeitet mit der Schwerkraft. Dies bedeutet eine Entlastung für den Beckenboden, was sich gleichzeitig positiv auf seine Kraftfunktion auswirkt.*

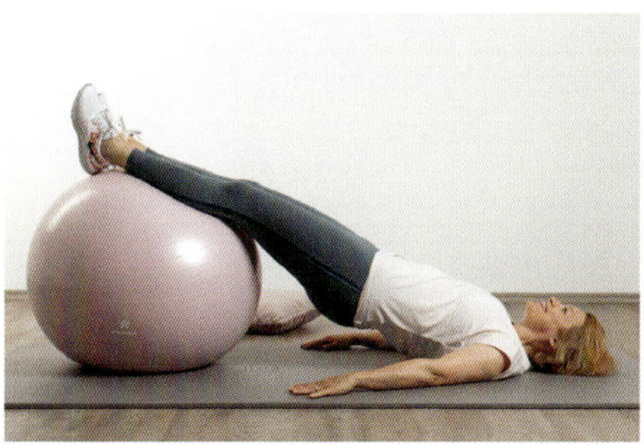

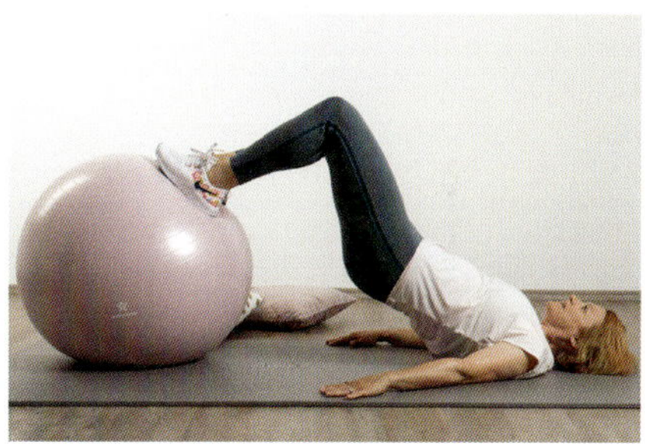

Hier geht es zum Video

Variante 4 – das gestreckte Bein abheben

Übungsbeschreibung:
Aus der Beckenbrücke heben Sie ein Bein gestreckt vom Ball ab. Senken und heben Sie das gleiche Bein wieder ab. Beginnen Sie diese Übung mit 10 Wiederholungen pro Seite und steigern Sie sich dann auf 20, 30 Wiederholungen – wie es Ihnen guttut. Dabei ruhig und entspannt atmen. Das Bein anschließend wechseln.

Während dieser Bewegung halten Sie Ihre Beckenbodenmuskeln in einer guten Grundspannung (so, dass Sie Ihren Beckenboden ohne Spannungsverlust über den ganzen Bewegungszeitraum gut halten können).

Weitere Übungsziele:
- *Kräftigung der Gesäß- und Rückenmuskeln.*
- *Kräftigung der Oberschenkelrückseite.*
- *Koordinatives Training der Gleichgewichtsfähigkeit beim Beinabheben.*
- *Der Beckenboden arbeitet mit der Schwerkraft. Dies bedeutet eine Entlastung für den Beckenboden, was sich gleichzeitig positiv auf seine Kraftfunktion auswirkt.*

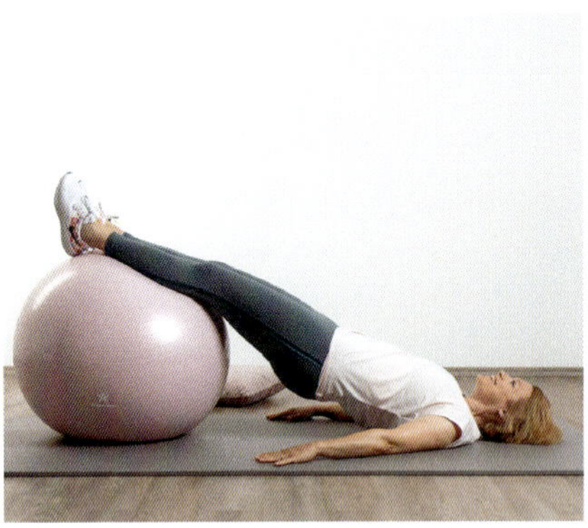
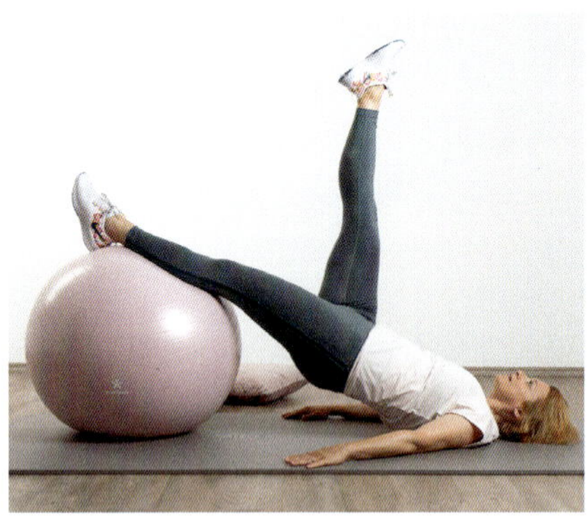

Hier geht es zum Video

Variante 5 – das Knie heranziehen und wieder strecken

Übungsbeschreibung:
Aus der Beckenbrücke heben Sie zunächst ein Bein gestreckt vom Ball ab. Ziehen Sie das Knie gebeugt zu sich heran und strecken es dann wieder nach oben. Achten Sie auf eine ruhige, fließende Bewegung. Nehmen Sie sich ausreichend Zeit – es geht weniger um die Wiederholungszahl, mehr um die ausdauernde Spannung, die Sie halten.

Beginnen Sie diese Übung mit 10 Wiederholungen pro Seite und steigern Sie sich dann auf 20, 30 Wiederholungen – wie es Ihnen guttut. Dabei ruhig und entspannt atmen. Das Bein anschließend wechseln.

Während dieser Bewegung halten Sie Ihre Beckenbodenmuskeln in einer guten Grundspannung (so, dass Sie Ihren Beckenboden ohne Spannungsverlust über den ganzen Bewegungszeitraum gut halten können).

Weitere Übungsziele:
- *Kräftigung der Gesäß- und Rückenmuskeln.*
- *Kräftigung der Oberschenkelrückseite.*
- *Koordinatives Training der Gleichgewichtsfähigkeit beim Beinabheben.*
- *Der Beckenboden arbeitet mit der Schwerkraft. Dies bedeutet eine Entlastung für den Beckenboden, was sich gleichzeitig positiv auf seine Kraftfunktion auswirkt.*

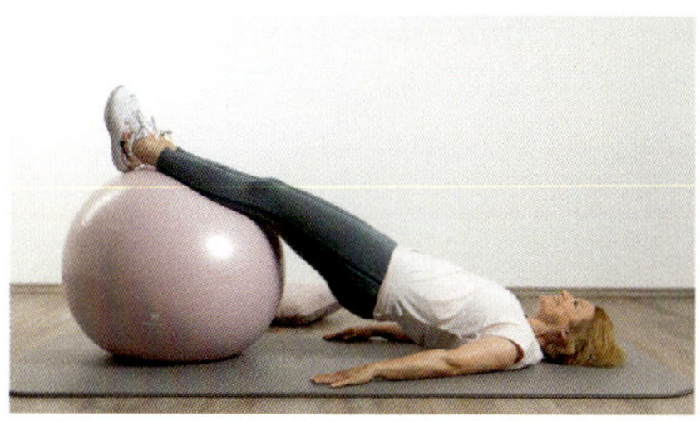

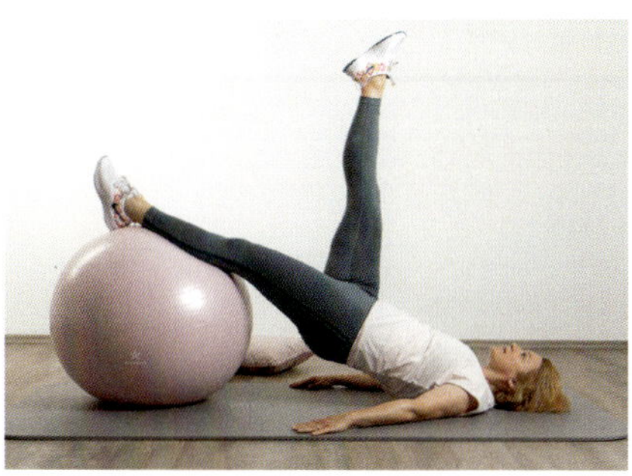

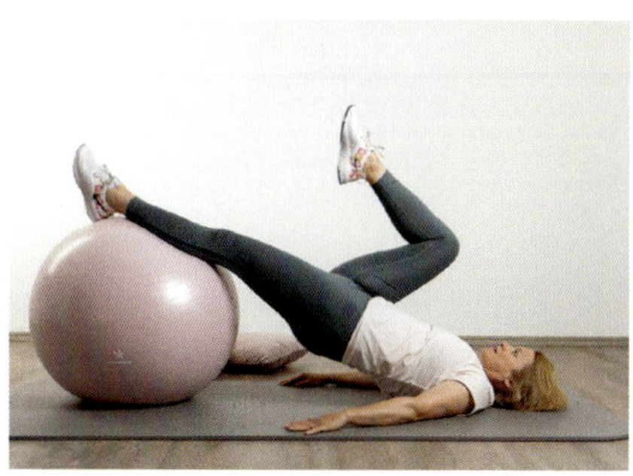

2. Den Ball heben und senken

Ausgangsposition:
Umklammern Sie den Ball mit beiden Unterschenkeln und strecken Sie beide Beine gerade nach oben. Zur idealen Unterstützung des Rückens legen Sie beide Hände unter das Gesäß. Somit ist gewährleistet, dass Sie bei der Übungsausführung nicht in die Hyperlordose fallen.

Übungsbeschreibung:
Beugen und strecken Sie beide Beine. Achten Sie auf eine ruhige, fließende Bewegung. Nehmen Sie sich ausreichend Zeit – es geht weniger um die Wiederholungszahl, mehr um die ausdauernde Spannung, die Sie halten.

Beginnen Sie diese Übung mit 10 Wiederholungen und steigern Sie sich dann auf 20, 30 Wiederholungen – wie es Ihnen guttut. Dabei ruhig und entspannt atmen.

Während dieser Bewegung halten Sie Ihre Beckenbodenmuskeln in einer guten Grundspannung (so, dass Sie Ihren Beckenboden ohne Spannungsverlust über den ganzen Bewegungszeitraum gut halten können).

Weitere Übungsziele:
- *Kräftigung der Oberschenkelinnenseiten durch das Umklammern des Pezziballs.*
- *Je nachdem, wie weit die Beine vom Schwerpunkt in Richtung Beine abweichen, arbeiten die Bauchmuskeln mehr.*
- *Kräftigung der Oberschenkelvorderseite.*

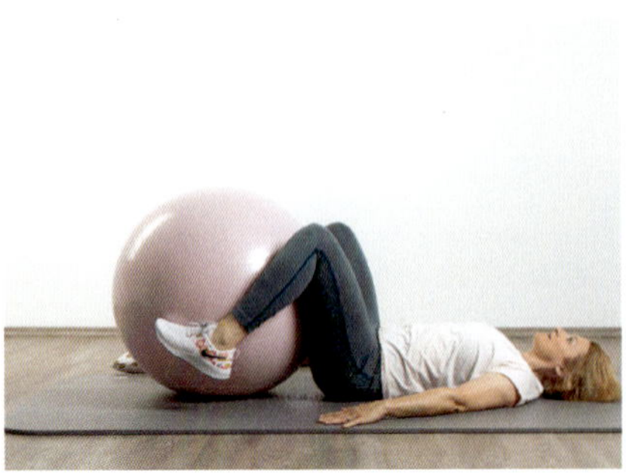

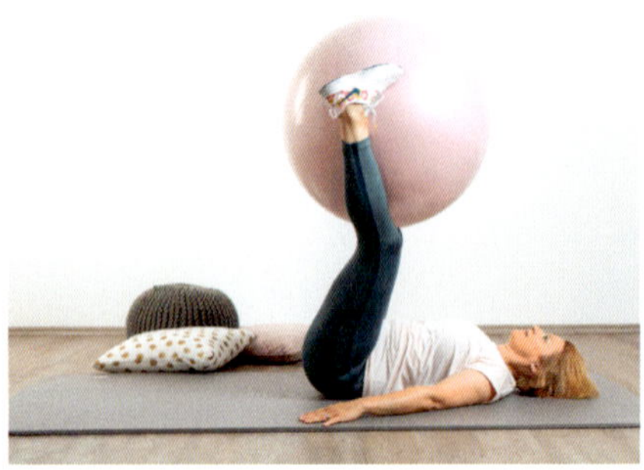

Hier geht es zum Video

3. Ballschere

Ausgangsposition:
Wie bei Übung 2 halten Sie den Ball mit beiden Unterschenkeln umklammert, die Beine strecken gerade nach oben. Zur idealen Unterstützung des Rückens legen Sie beide Hände unter das Gesäß. Somit ist gewährleistet, dass Sie bei der Übungsausführung nicht in die Hyperlordose fallen.

Bewegungsausführung:
Drehen Sie die Beine nun in einer Scherbewegung hin und her, so weit diese Drehung Ihnen möglich ist.

Beginnen Sie diese Übung mit 10 Wiederholungen und steigern Sie sich dann auf 20, 30 Wiederholungen – wie es Ihnen guttut. Dabei ruhig und entspannt atmen.

Während dieser Bewegung halten Sie Ihre Beckenbodenmuskeln in einer guten Grundspannung (so, dass Sie Ihren Beckenboden ohne Spannungsverlust über den ganzen Bewegungszeitraum gut halten können).

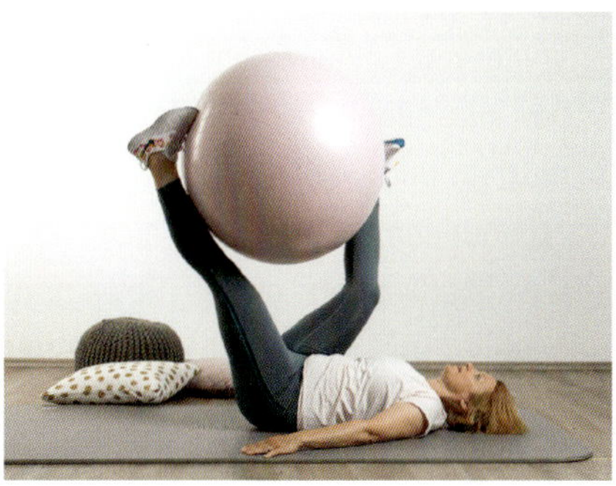

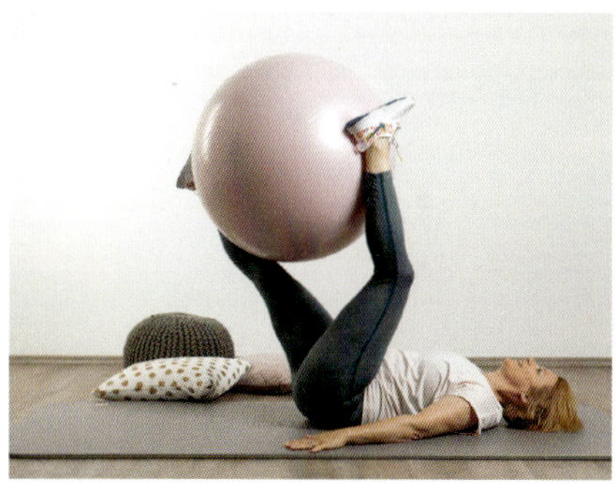

Hier geht es zum Video

Eine Zusammenstellung einiger Kräftigungsübungen auf und mit dem Pezziball finden Sie in diesem Video.

Hier geht es zum Video

22

WORKOUT-KOMBI FÜR BECKENBODEN UND UMLIEGENDE MUSKELGRUPPEN

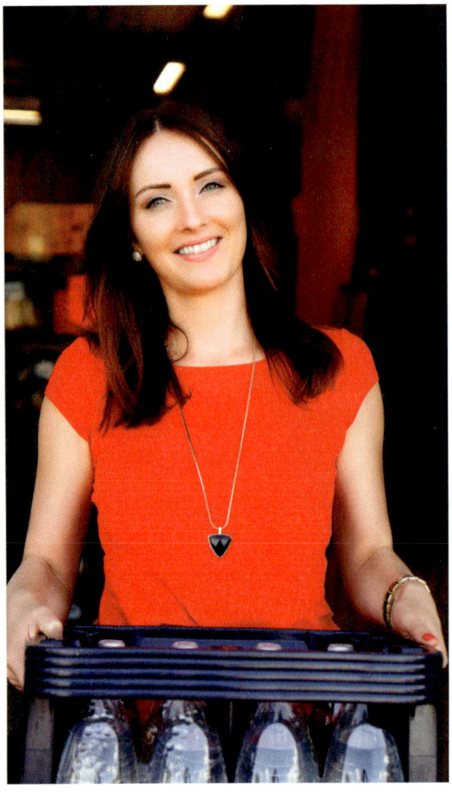

Die Beckenbodenmuskeln arbeiten immer mit umliegenden Muskelgruppen zusammen. Je nach Bewegungsmuster und -ablauf sind die Beckenbodenmuskeln willkürlich oder unwillkürlich an dieser Bewegung beteiligt und können somit mit ihrer Kraft unterstützen.

Ein Beispiel: das Anheben eines schweren Gegenstandes. Machen Sie sich bewusst, wie Sie etwas Schweres, zum Beispiel einen vollen Kasten mit Wasserflaschen, anheben und tragen.

Machen Sie sich Gedanken zu diesem Bewegungsablauf? Wahrscheinlich eher nicht, denn häufig kommt das bewusste Nachdenken erst dann, wenn man mit Rückenproblemen zu kämpfen hat.

Die meisten Menschen heben den schweren Gegenstand mit der Kraft ihrer Arme und des Rückens an, ohne weitere Muskelgruppen mitarbeiten zu lassen. Deshalb verteilt sich das Gewicht des Kastens nur auf diese zwei Bereiche. Wenn Sie nun beim Anheben des Wasserkastens auch den Beckenboden aktivieren, stabilisieren die Beckenbodenmuskeln besonders gut die Lendenwirbelsäule und geben zusätzlich Kraft! Probieren Sie es aus!

Machen Sie sich diese zusätzliche, unterstützende Kraft aus dem Beckenboden zunutze – nämlich für alle Bewegungsaktivitäten, bei allen Sportarten.

Die Beckenbodenspannung dient bei manchen Sportarten sogar dem Schutz vor Blaseninkontinenz, besonders wenn die Sportart ohne Beckenbodenschutz und über Jahre ausgeführt wird, zum Beispiel hüpfende, springende, stauchende Sportarten (Joggen, Ballsportarten, Tennis, Trampolinspringen, Turnen).

Die Kraft aus dem Beckenboden und die Muskelkraft von Beinen, Rücken, Gesäß und Bauch bedingen sich gegenseitig.

Sie verbessern zum einen Ihre ***Körpergrundspannung, Ihre Haltung und damit Ihre Ausstrahlung, unterstützen*** die arbeitende Muskelgruppe und ***trainieren*** natürlich die ***Beckenbodenmuskeln***.

FÜR ALLE ÜBUNGEN GILT

Finden Sie Ihre individuelle Wiederholungszahl, indem Sie ausprobieren, wie viele Wiederholungen Sie kraftvoll und konzentriert ausführen können. Alle 2-3 Wochen erhöhen Sie dann bitte die jeweilige Wiederholungszahl pro Übung.

Alle Übungen können Sie in mehreren Sätzen (1-3) wiederholen.

23

DAS CORE-SYSTEM

Aktivieren Sie beim Bauch-, Beine-, Rücken- und Gesäß-Workout immer das **Core-System** – die tiefste lokale Muskelschicht des Rumpfs. Dazu gehören der M. transversus abdominis, die Beckenbodenmuskeln, die Mm. multifidii (tiefe Rückenmuskulatur) und das Zwerchfell.

Das Zusammenspiel dieser Muskelgruppe sollte immer gut funktionieren. Denn sie ist zuständig für Atmung und segmentale Stabilität im Rumpf. Dadurch ist der Rücken geschützt, der Beckenboden stark und der intraabdominelle Druck hält die Organe, sich gegenseitig stabilisierend, im Bauchraum. Über eine Bauchanspannung alleine erreichen Sie das Core-System nicht, dazu bedarf es folgender Ansteuerung:

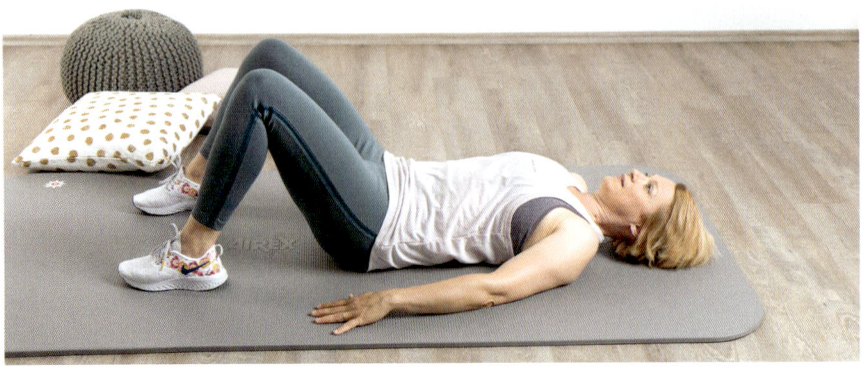

Als Ausgangsposition eignet sich die Rückenlage mit angestellten Beinen. Auflagepunkt im Rücken ist das Kreuzbein. Brustwirbelsäule und Brustkorb liegen entspannt auf dem Boden, dadurch ist die Lendenwirbelsäule leicht lordosiert (gewölbt). Bitte vergrößern Sie nicht bewusst den Abstand zwischen Boden und Lendenwirbelsäule. Ebenfalls nicht das Becken aufrichten und die Lendenwirbelsäule dadurch abflachen.

23.1 CORE-ANSTEUERUNG

Konzentrieren Sie sich auf Ihre Beckenbodenmuskeln. Verschließen/verschnüren Sie die Körperöffnungen und ziehen Sie die spürbaren Muskelplatten sanft nach innen, oben und vorne. Bitte achten Sie auf eine leichte Anspannung von nur circa 20-30 Prozent Ihrer möglichen Muskelkraft. Dabei natürlich weiteratmen!

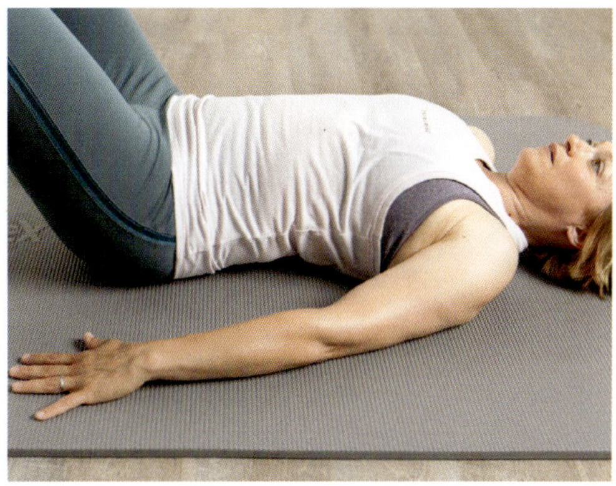

Stellen Sie sich vor, Sie möchten den Unterbauch, vom Schambein beginnend, bis zum Bauchnabel wie einen Reißverschluss nach innen zuziehen. Diese Spannung halten Sie circa 3-4 Atemzüge lang und atmen dabei bewusst in den Bauch ein und wieder aus. Anhand dieser Bauchatmung erkennen Sie, dass die Core-Ansteuerung nicht zu stark sein darf. Dann entspannen Sie wieder.

Den Core wieder ansteuern. Halten Sie Ihr Becken und Ihre LWS stabil und heben Sie nun im Wechsel einen Fuß vom Boden ab. 3-4 Wiederholungen pro Bein.

23.2 INTELLIGENTES UND FUNKTIONELLES BAUCHMUSKELTRAINING

Die Core-Ansteuerung fällt zu Beginn vielleicht etwas schwer, denn sie bedarf einer zunächst hohen Konzentration. Nach und nach fällt Ihnen diese Ansteuerung nach regelmäßigem Üben so leicht, dass Sie direkt die Ausgangsposition und die Core-Aktivität einnehmen können.

Alle Übungen trainieren durch die Core-Ansteuerung die Beckenbodenmuskeln.

1. Fersendips

Ausgangsposition:
Nehmen Sie die Rückenlage und eine 90-Grad-/90-Grad-/90-Grad-Position ein. Steuern Sie das Core-System an und atmen Sie während der Übung gleichmäßig ein und aus.

Übungsbeschreibung:
Senken Sie die Fersen im Wechsel zum Boden ab. Führen Sie die Übung mit 5-10 Wiederholungen pro Seite durch (Ziel sind drei Sätze).

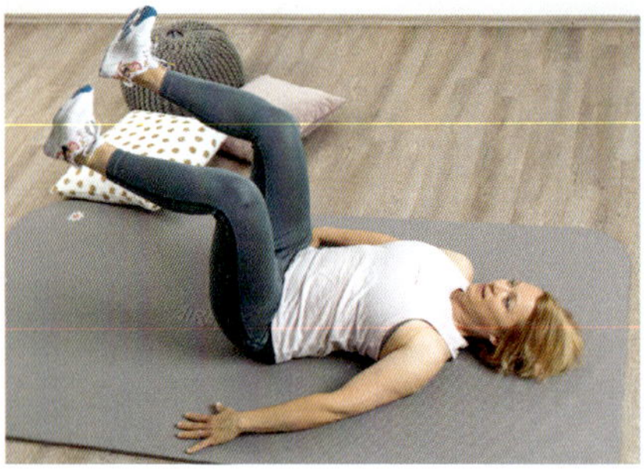

Abb. 60: Core-Ansteuerung – Fußgelenke, Kniegelenke und Hüftgelenke befinden sich jeweils 90 Grad angewinkelt.

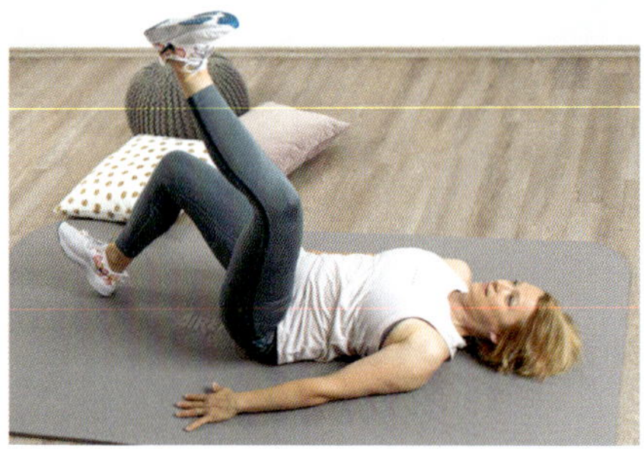

Abb. 61: Tippen Sie im Wechsel mit den Fersen am Boden auf.

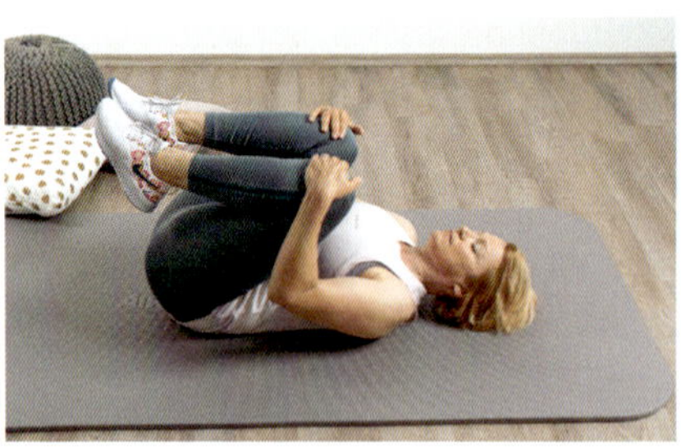

Abb. 62: In der Entspannungsphase umfassen Sie mit beiden Händen die Knie.

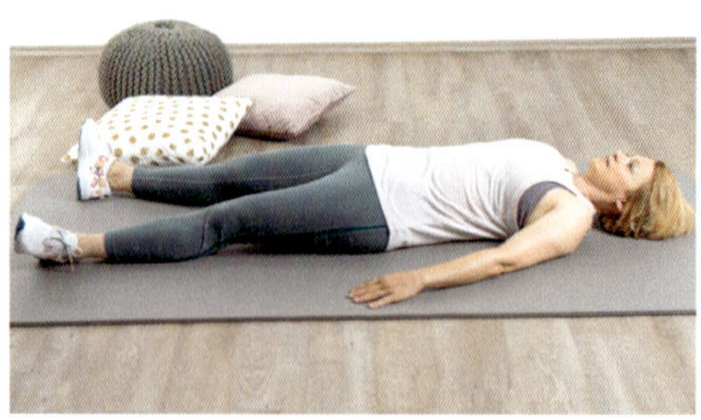

. . . oder Sie liegen komplett ausgestreckt und völlig entspannt.

Hier geht es zum Video

2. Fersendips mit Beinstrecker

Ausgangsposition:
Nehmen Sie die Rückenlage und eine 90-Grad-/90-Grad-/90-Grad-Position ein. Steuern Sie das Core-System an und atmen Sie während der Übung gleichmäßig ein und aus.

Übungsbeschreibung:
Beginnen Sie mit einem Fersendip und bringen Sie dieses Bein dann direkt in die Streckung, dann wieder in die 90-Grad-/90-Grad-/90-Grad-Position. So führen Sie 10 Wiederholungen pro Seite durch in 2-3 Sätzen.

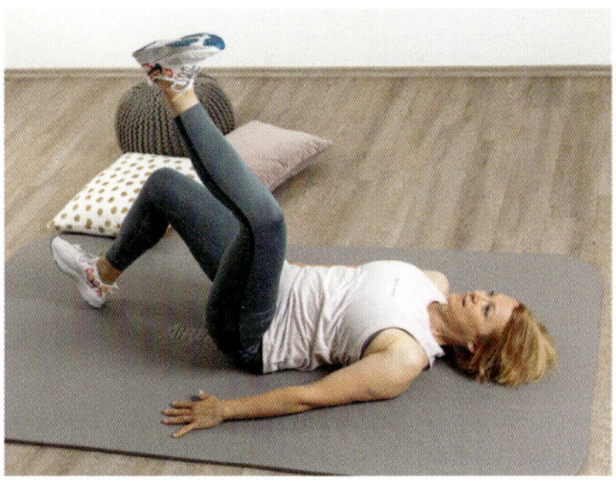

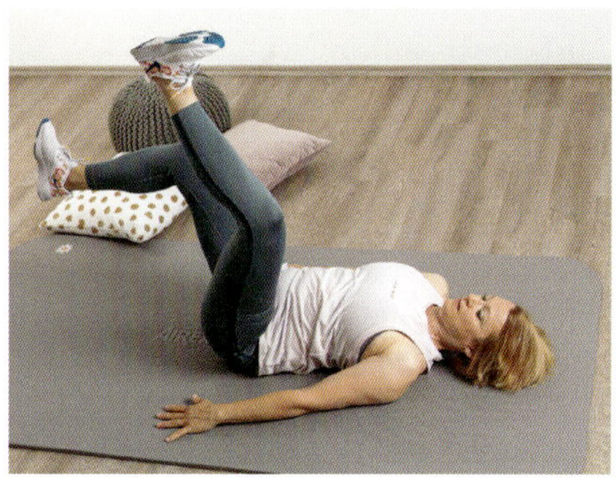

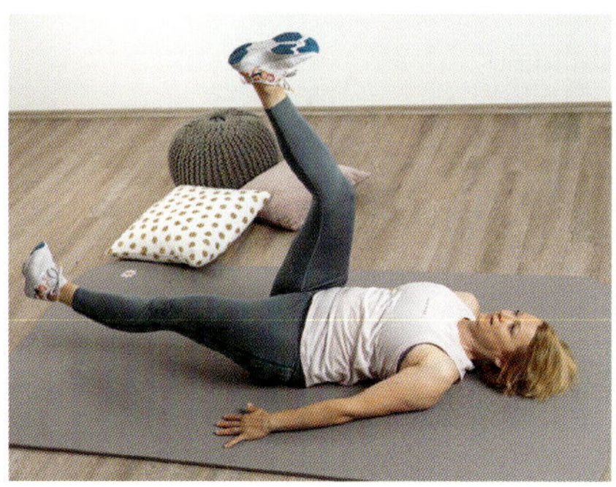

Übung 1 und 2 eignen sich auch hervorragend in der Rückbildungsphase, da sie die Rektusdiastase in ihrer Schließung und die damit einhergehende Stabilisierung des Core-Systems unterstützen.

Hier geht es zum Video

Bei den folgenden Übungen nehmen Sie zusätzlich zur Core-Ansteuerung folgende Ausgangsstellung ein:

Ausgangsposition:
Heben Sie Kopf und Schulterblätter vom Boden ab, fixieren Sie einen Punkt schräg vor sich an der Wand und halten Sie den Blick (damit gewährleisten Sie, dass der Kopf bei der Übungsausführung gerade gehalten wird), das Kinn ist locker und bietet Platz für eine imaginäre Orange zwischen Kinn und Brust (das Kinn nicht klemmen).

3. Die Arme schieben im Wechsel nach unten

Ausgangsposition:
Nehmen Sie die Rückenlage und eine 90-Grad-/90-Grad-/90-Grad-Position ein. Steuern Sie das Core-System an und atmen Sie während der Übung gleichmäßig ein und aus. Heben Sie beide Arme circa 5-10 Zentimeter vom Boden gestreckt ab.

Übungsbeschreibung:
Nun schieben Sie im Wechsel den rechten und linken Arm nach unten in Richtung Füße. Der obere Rücken dreht sich immer mit.

Beginnen Sie diese Übung mit 10 Wiederholungen pro Seite und steigern Sie sich dann auf 20, 30 Wiederholungen – wie es Ihnen guttut. Dabei ruhig und entspannt atmen.

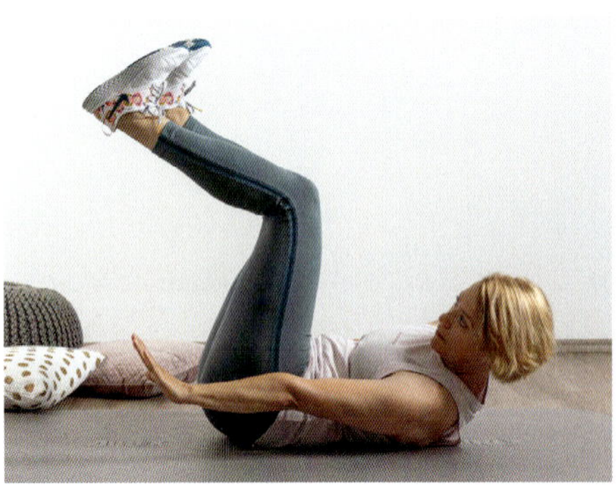

Abb. 63: Halten Sie auch die Arme in einer guten Grundspannung waagerecht vom Boden abgehoben.

Hier geht es zum Video

4. Die Arme schieben nach oben

Ausgangsposition:
Nehmen Sie die Rückenlage und eine 90-Grad-/90-Grad-/90-Grad-Position ein. Steuern Sie das Core-System an und atmen Sie während der Übung gleichmäßig ein und aus.

Strecken Sie beide Arme nach hinten, die Finger greifen ineinander. Die Arme sind circa 20-30 Zentimeter vom Boden abgehoben.

Übungsbeschreibung:
Nun neigen Sie sich im Wechsel nach rechts und links und halten dabei immer noch beide Arme gestreckt. Sie trainieren dabei auch die Beweglichkeit der Brustwirbelsäule. Die Bewegung kommt aus dem Bauch und dem oberen Rücken.

Beginnen Sie diese Übung mit 10 Wiederholungen pro Seite und steigern Sie sich dann auf 20, 30 Wiederholungen – wie es Ihnen guttut. Dabei ruhig und entspannt atmen.

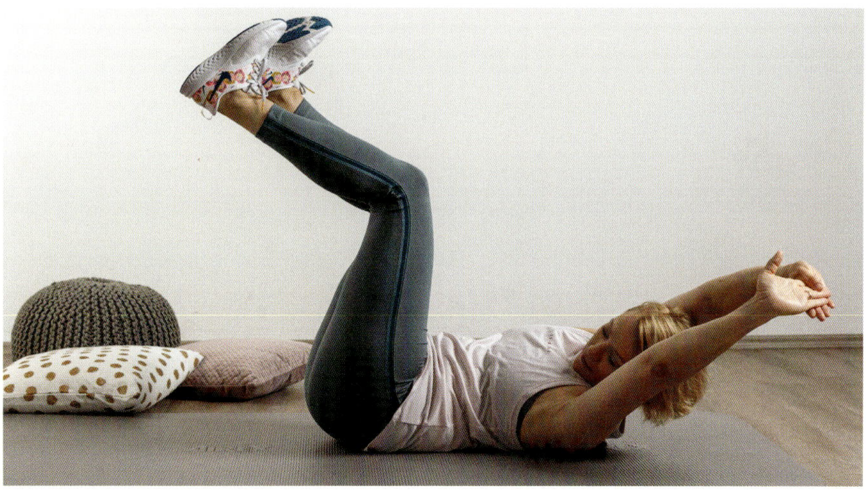

Hier geht es zum Video

5. Crunches mit gestrecktem Bein

Ausgangsposition:
Nehmen Sie die Rückenlage ein, steuern Sie das Core-System an und atmen Sie während der Übung gleichmäßig ein und aus.

Überkreuzen Sie beide Arme vor der Brust und strecken ein Bein nach unten weg, ziehen Sie die Fußspitze in Richtung Nase, um eine gute Körperspannung zu erreichen. Um den unteren Rücken zu stabilisieren, ziehen Sie den Bauchnabel leicht nach innen und aktivieren Sie zusätzlich den Beckenboden.

Übungsbeschreibung:
Heben Sie den oberen Rücken ab und senken Sie ihn wieder. Legen Sie den Rücken während der gesamten Übung nicht auf dem Boden ab. Führen Sie zuerst alle Wiederholungen mit einem Bein aus und wechseln Sie dann die Seite.

Beginnen Sie diese Übung mit 10 Wiederholungen pro Seite und steigern Sie sich dann auf 20, 30 Wiederholungen – wie es Ihnen guttut. Dabei ruhig und entspannt atmen.

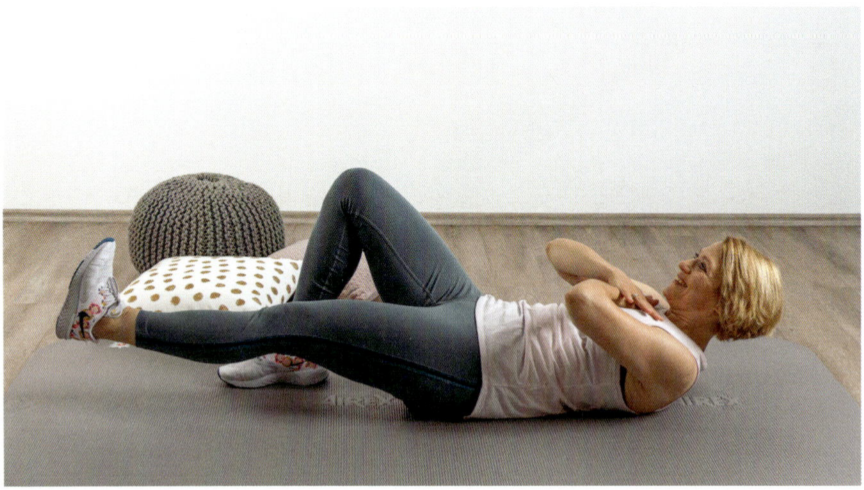

Hier geht es zum Video

6. Crunches mit gegrätschten Beinen

Ausgangsposition:
Nehmen Sie die Rückenlage ein und steuern Sie das Core-System an. Atmen Sie während der Übung gleichmäßig ein und aus.

Grätschen Sie beide Beine in einer angenehmen Streckung auseinander. Strecken Sie beide Arme zwischen den Beinen durch.

Übungsbeschreibung:
Heben Sie den oberen Rücken ab, schieben Sie beide Arme weit nach vorne aus den Schultern heraus, und senken Sie den Rücken wieder. Legen Sie den Rücken während der gesamten Übung nicht auf dem Boden ab.

Beginnen Sie diese Übung mit 10 Wiederholungen und steigern Sie sich dann auf 20, 30 Wiederholungen – wie es Ihnen guttut. Dabei ruhig und entspannt atmen.

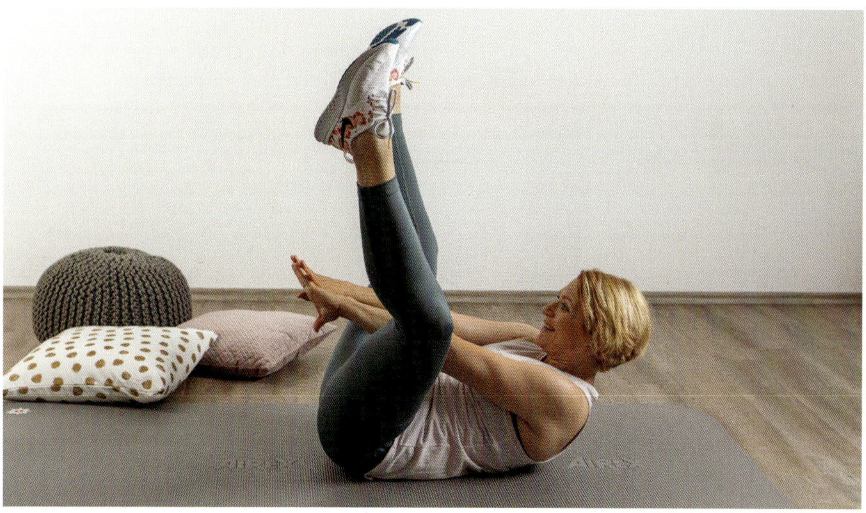

7. Beinschieber

Ausgangsposition:
Nehmen Sie die Rückenlage ein. Steuern Sie das Core-System an und atmen Sie während der Übung gleichmäßig ein und aus.

Überkreuzen Sie beide Beine und strecken Sie sie nach oben in Richtung Decke. Für eine gute Grundspannung ziehen Sie die Fußspitzen beider Füße nach unten. Beide Arme liegen entspannt auf dem Boden.

Übungsbeschreibung:
Ziehen Sie beide Beine gestreckt in Richtung Kopf, als hingen die Beine an einer schweren Feder.

Beginnen Sie diese Übung mit 10 Wiederholungen und steigern Sie sich dann auf 20, dann auf 30 Wiederholungen – wie es Ihnen guttut. Dabei ruhig und entspannt atmen.

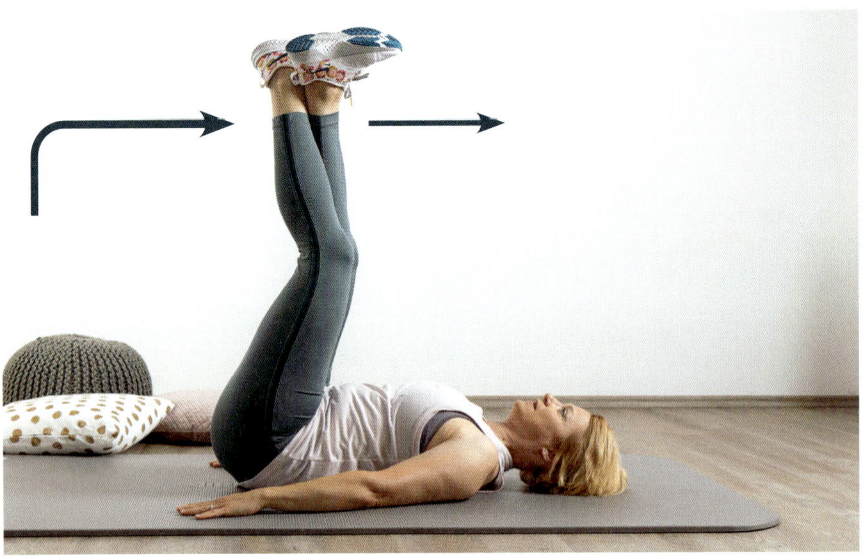

8. Crunches für die seitlichen Bauchmuskeln

Ausgangsposition:
Nehmen Sie die Rückenlage ein und steuern Sie das Core-System an. Atmen Sie während der Übung gleichmäßig ein und aus.

Legen Sie das rechte Bein angewinkelt auf das linke Knie, sodass der rechte Fuß auf dem linken Knie liegt. Die rechte Hand liegt an der rechten Schläfe, der linke Arm ist vom Boden waagerecht abgehoben und streckt nach unten zum linken Fuß.

Übungsbeschreibung:
Heben Sie den oberen Rücken ab, kontrahieren Sie dabei die Bauchmuskeln und senken Sie den Rücken wieder. Legen Sie den Rücken während der gesamten Übung nicht auf dem Boden ab.

Beginnen Sie diese Übung mit 10 Wiederholungen pro Seite und steigern Sie sich dann auf 20, 30 Wiederholungen – wie es Ihnen guttut. Wechseln Sie dann die Seite.

Dabei ruhig und entspannt atmen.

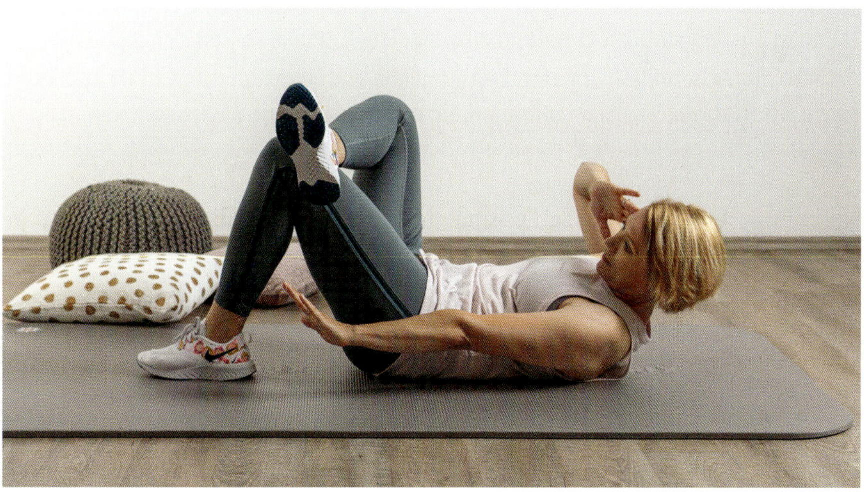

Hier geht es zum Video

23.3 STABILISATIONS- UND KRÄFTIGUNGS-ÜBUNGEN IN VERSCHIEDENEN AUSGANGSPOSITIONEN

Kräftigungsübungen mit dem eigenen Körpergewicht sind wichtig und effektiv zugleich. Zum einen benötigen Sie keine Geräte und Materialien außer der Matte oder einem Handtuch. Zum anderen schulen Sie Ihr Körpergefühl, denn Sie werden schnell feststellen, dass Sie nach regelmäßigem Training viel mehr Kraft und Beweglichkeit entwickelt haben.

Die tragenden Gelenke, die während der Übungen Ihr Körpergewicht halten und stabilisieren, werden in ihrer Festigkeit und Elastizität verbessert, zum Beispiel die Schultern, Hand- und Ellbogengelenke.

Dieses Training ist also mehrfach wirksam: zur Gelenkstabilisation, Muskelaufbau und -erhalt, Beweglichkeit und Kraftausdauer der trainierten Muskulatur.

1. **Knieheber im Unterarmstütz**

Ausgangsposition:
Nehmen Sie den stabilen Unterarmstütz ein. Die Gelenke sollten sich rechtwinklig/untereinander befinden, um eine bestmögliche Unterstützung und Kraft zu bieten. Der Kopf befindet sich in Verlängerung der Wirbelsäule, die Augen schauen zu Boden.

Nehmen Sie Kontakt zu Ihrem Beckenboden auf und bauen dann eine Grundspannung im Beckenboden auf (so, dass Sie Ihren Beckenboden ohne Spannungsverlust über den ganzen Bewegungszeitraum gut halten können).

Übungsbeschreibung:
Heben Sie nun beide Knie gleichzeitig ab, 5-10 Sekunden halten und wieder ablegen. Beginnen Sie diese Übung mit 10 Wiederholungen und steigern Sie sich dann auf 20, später auf 30 Wiederholungen – wie es Ihnen guttut. Dabei ruhig und entspannt atmen.

Übungsziele:
- *Kräftigung der Schulter-, Arm- und Rumpfmuskulatur.*

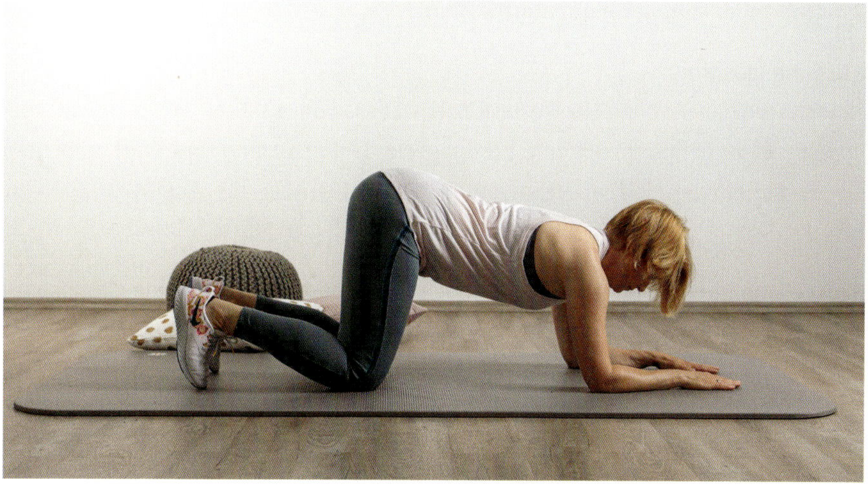

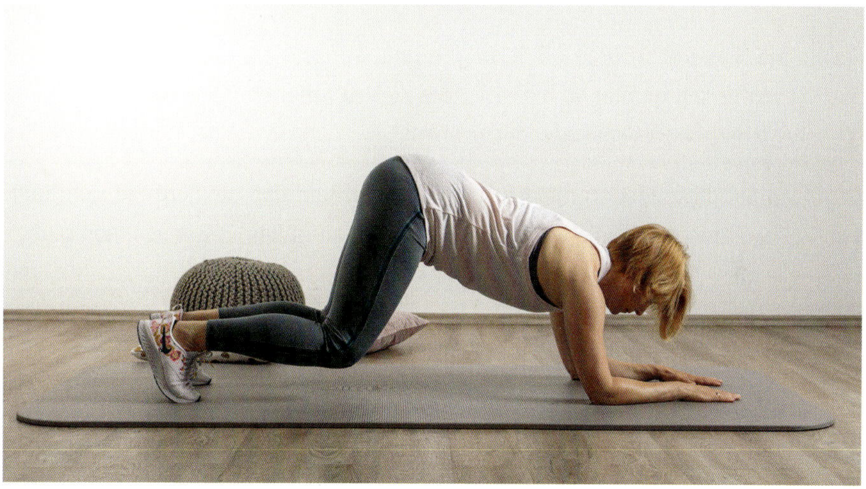

2. Oberschenkelfeder – gebeugtes Bein

Ausgangsposition:
Nehmen Sie den stabilen Unterarmstütz ein. Die Gelenke sollten sich rechtwinklig/untereinander befinden, um eine bestmögliche Unterstützung und Kraft zu bieten. Der Kopf befindet sich in Verlängerung der Wirbelsäule, die Augen schauen zu Boden.

Nehmen Sie Kontakt zu Ihrem Beckenboden auf und bauen dann eine Grundspannung im Beckenboden auf (so, dass Sie Ihren Beckenboden ohne Spannungsverlust über den ganzen Bewegungszeitraum gut halten können).

Übungsbeschreibung:
Heben Sie ein Bein nach oben, Knie und Hüfte sind 90 Grad angewinkelt, die Zehenspitze zeigt nach unten in Richtung Boden.

Federn Sie dieses Bein circa 45 Sekunden lang auf und ab, die Bewegung kommt aus der Hüfte. Ich empfehle, hier über die Zeit zu arbeiten, es wäre etwas müßig, schnelle, federnde Bewegungen mitzuzählen.

Beginnen Sie diese Übung mit 45 Sekunden pro Bein und steigern Sie sich dann auf 60 Sekunden pro Bein, später auf 90 Sekunden pro Bein – wie es Ihnen guttut. Hören Sie dazu rhythmische Musik, die Sie in Ihrer Übung motiviert, dabei ruhig und gleichmäßig atmen.

Übungsziele:
- *Kräftigung der Rumpfmuskulatur.*
- *Kräftigung der Oberschenkelrückseite und der Gesäßmuskulatur.*

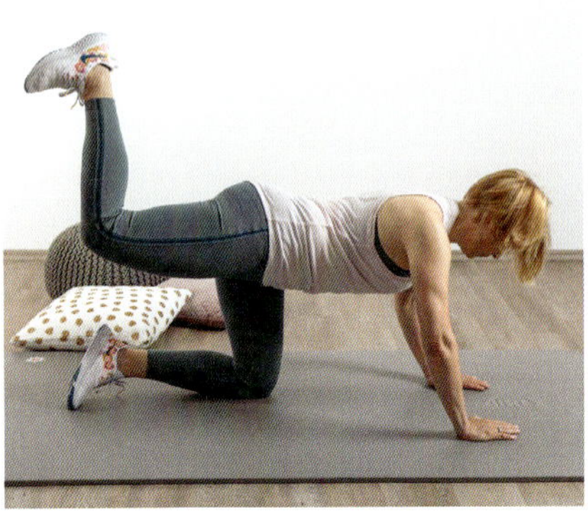

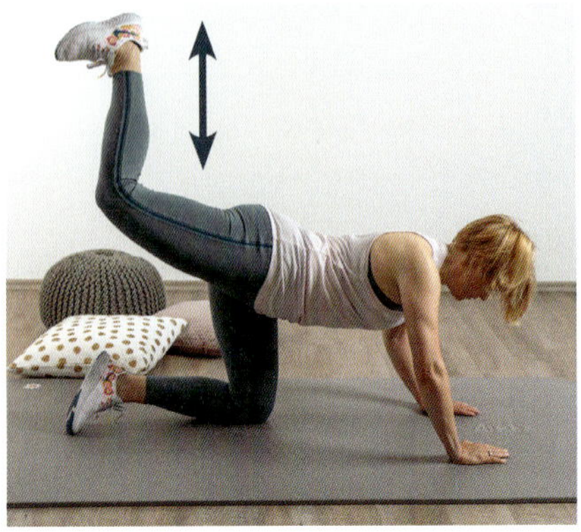

3. Beckenmobil und beinstabil

Ausgangsposition:
Nehmen Sie den Vierfüßlerstand ein und achten Sie bitte darauf, dass alle Gelenke übereinanderstehen. Die Schulter steht über dem Ellbogen, der über dem Handgelenk, sowie Hüft- über Kniegelenk steht. Die Arme stehen schulterbreit, die Beine stehen hüftbreit auseinander.

Übungsbeschreibung:
Ziehen Sie nun ein Knie bis unter den Bauch zu sich heran und strecken es anschließend weit nach hinten aus der Hüfte raus. Die Bewegung sollte fließend ablaufen und der ganze Körper bewegt sich mit – dynamische Bewegung.

Beginnen Sie diese Übung mit 15 Wiederholungen pro Seite und steigern Sie sich dann auf 20, dann auf 30 Wiederholungen – wie es Ihnen guttut. Wechseln Sie dann die Seite, dabei stets fließend atmen.

Während dieser Bewegung können Sie Ihre Beckenbodenmuskeln in einer guten Grundspannung aktivieren (so, dass Sie Ihren Beckenboden ohne Spannungsverlust über den ganzen Bewegungszeitraum gut halten können).

Übungsziele:
- *Kräftigung der Schulter-, Arm- und Rumpfmuskulatur.*
- *Kräftigung der Gesäßmuskulatur und der Oberschenkelrückseite.*
- *Mobilisation von Becken und Lendenwirbelsäule.*

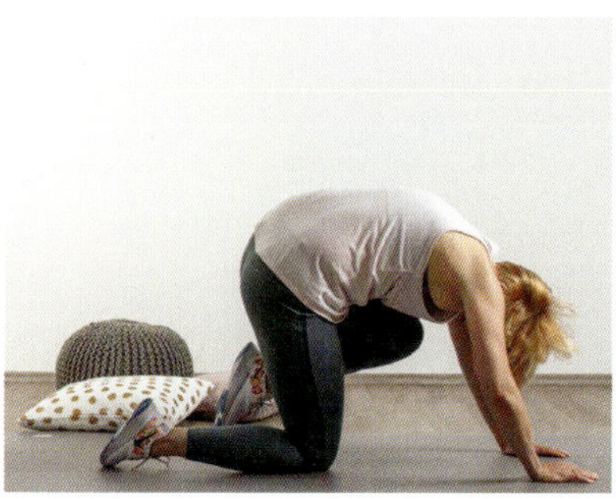

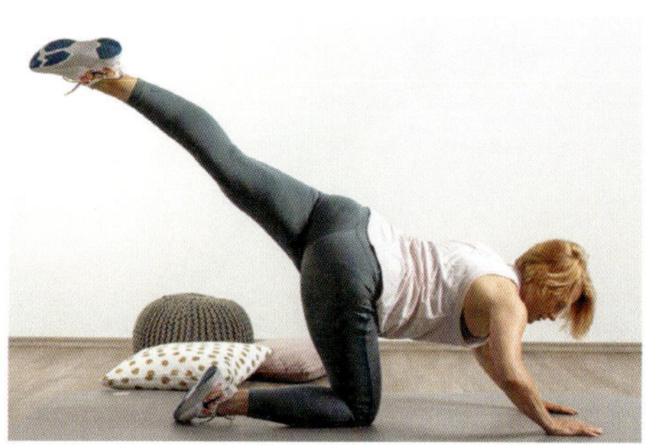

Hier geht es zum Video

4. Hüftfeder

Ausgangsposition:
Nehmen Sie den Vierfüßlerstand ein und achten Sie bitte darauf, dass alle Gelenke übereinanderstehen. Die Schulter steht über dem Ellbogen, der über dem Handgelenk steht. Das Hüftgelenk steht über dem Kniegelenk. Die Arme nehmen Sie schulterbreit auseinander und die Beine stehen hüftbreit auseinander.

Übungsbeschreibung:
Hier bleibt das Bein nach hinten gestreckt und wird nur im Hüftgelenk auf und ab bewegt. Die Bewegung wird weich und dynamisch ausgeführt, aus der waagerechten Beinposition bis zum Ende ihres Bewegungsausmaßes.

Beginnen Sie diese Übung mit 15 Wiederholungen pro Seite und steigern Sie sich dann auf 20, dann auf 30 Wiederholungen – wie es Ihnen guttut. Wechseln Sie dann die Seite, dabei stets fließend atmen.

Während dieser Bewegung können Sie Ihre Beckenbodenmuskeln in einer guten Grundspannung aktivieren (so, dass Sie Ihren Beckenboden ohne Spannungsverlust über den ganzen Bewegungszeitraum gut halten können).

Übungsziele:
- *Kräftigung der Schulter-, Arm- und Rumpfmuskulatur.*
- *Kräftigung der Gesäßmuskulatur und der Oberschenkelrückseite.*

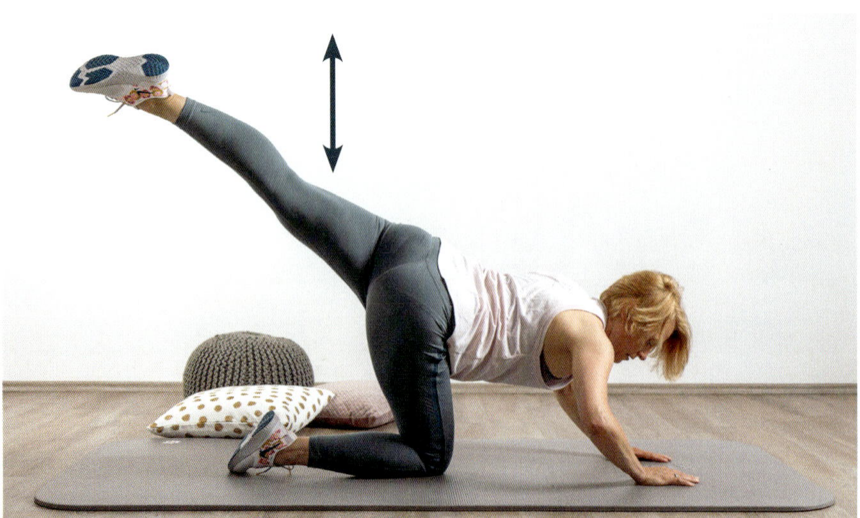

5. Hüftmobil

Ausgangsposition:
Nehmen Sie den Vierfüßlerstand ein und achten Sie bitte darauf, dass alle Gelenke übereinanderstehen. Die Schulter steht über dem Ellbogen, der über dem Handgelenk steht. Das Hüftgelenk steht über dem Kniegelenk. Die Arme nehmen Sie schulterbreit auseinander und die Beine stehen hüftbreit auseinander.

Übungsbeschreibung:
Heben Sie nun ein Bein seitlich an, das Knie sollte mindestens bis in Hüfthöhe abgehoben werden, die Bewegung wird weich und dynamisch ausgeführt.

Beginnen Sie diese Übung mit 15 Wiederholungen pro Seite und steigern Sie sich dann auf 20, dann auf 30 Wiederholungen – wie es Ihnen guttut. Wechseln Sie dann die Seite, dabei stets fließend atmen.

Übungsziele:
- *Stabilisation der Schulter-, Arm- und Rumpfmuskulatur.*
- *Kräftigung der Gesäßmuskulatur und der Abduktoren.*
- *Hüftmobilisation.*

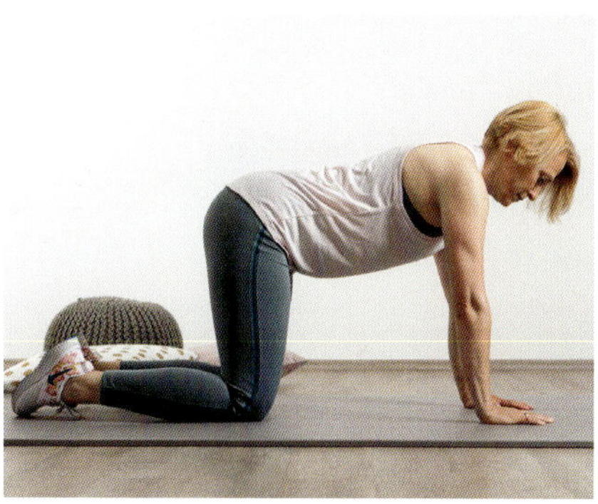

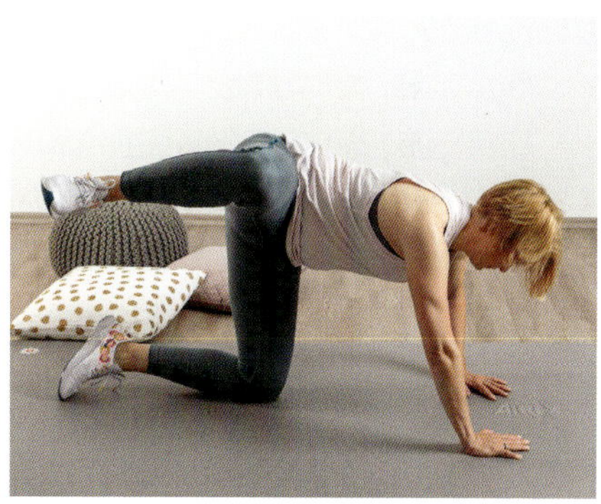

6. Diagonales Beugen und Strecken

Ausgangsposition:
Nehmen Sie den Vierfüßlerstand ein und achten Sie bitte darauf, dass alle Gelenke übereinanderstehen. Die Schulter steht über dem Ellbogen, der über dem Handgelenk steht. Das Hüftgelenk steht über dem Kniegelenk. Die Arme nehmen Sie schulterbreit auseinander und die Beine stehen hüftbreit auseinander.

Übungsbeschreibung:
Führen Sie den linken Ellbogen und das rechte Knie unter dem Bauch zueinander und strecken Sie anschließend den Arm und das Bein diagonal weit auseinander. So, als möchten Sie sich regelrecht auseinanderziehen. Spüren Sie dabei die Spannung auch im Rücken.

Um den Rücken zu stabilisieren, ziehen Sie den Bauchnabel leicht nach innen und aktivieren Sie zusätzlich den Beckenboden.

Beginnen Sie diese Übung mit 15 Wiederholungen pro Seite und steigern Sie sich dann auf 20, dann auf 30 Wiederholungen – wie es Ihnen guttut. Wechseln Sie dann die Seite, dabei stets fließend atmen.

Übungsziele:
- *Kräftigung der Schulter-, Arm- und Rumpfmuskulatur.*
- *Kräftigung der Gesäßmuskulatur und der Oberschenkelrückseite.*
- *Mobilisation von Becken und Lendenwirbelsäule.*

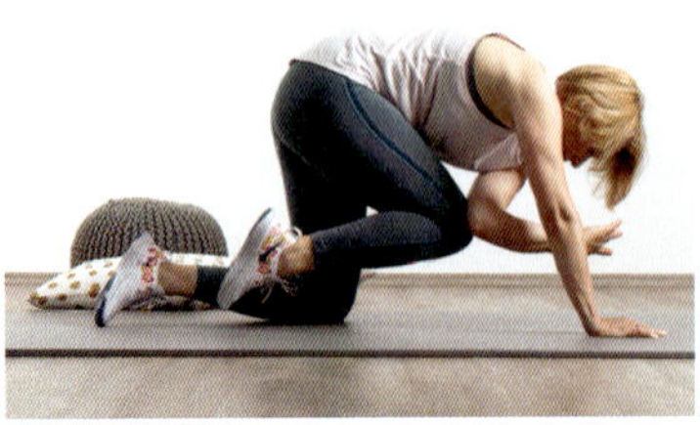

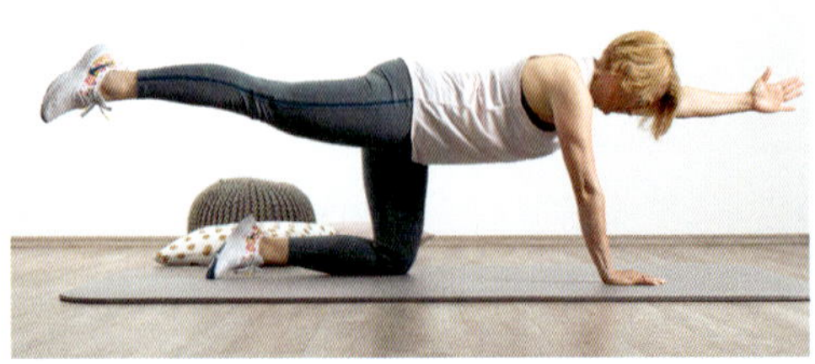

7. Höchste Spitze

Ausgangsposition:
Nehmen Sie den Vierfüßlerstand ein und achten Sie bitte darauf, dass alle Gelenke übereinanderstehen. Die Schulter steht über dem Ellbogen, der über dem Handgelenk steht. Das Hüftgelenk steht über dem Kniegelenk. Die Arme nehmen Sie schulterbreit auseinander und die Beine stehen hüftbreit auseinander.

Übungsbeschreibung:
Schieben Sie sich mit Ihrem Gesäß als höchste Spitze so weit wie möglich nach oben. Arme und Beine befinden sich in einer angenehmen Streckung.

Probieren Sie aus, bei dieser Übung sanft nachzufedern.

Beginnen Sie diese Übung mit 10 fließenden Wiederholungen und steigern Sie sich dann auf 20, dann auf 30 Wiederholungen – wie es Ihnen guttut. Atmen Sie dabei stets gleichmäßig.

***Übungsziele*:**
- *Kräftigung der Schulter-, Arm- und Rumpfmuskulatur.*
- *Kräftigung der Gesäßmuskulatur und der Oberschenkelrückseite.*
- *Gelenkbeweglichkeit.*
- *Dehnen von Becken und Lendenwirbelsäule.*

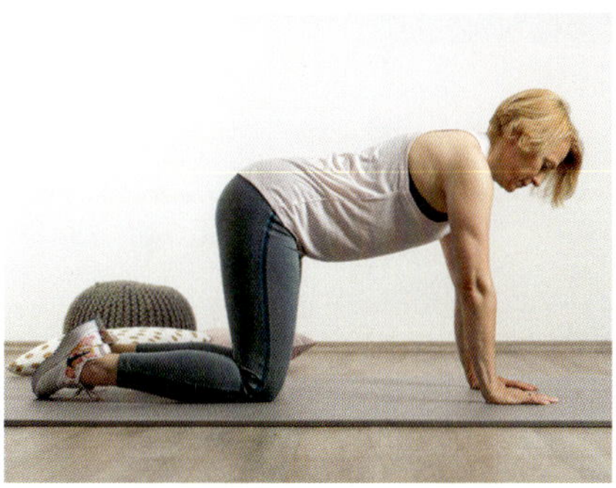

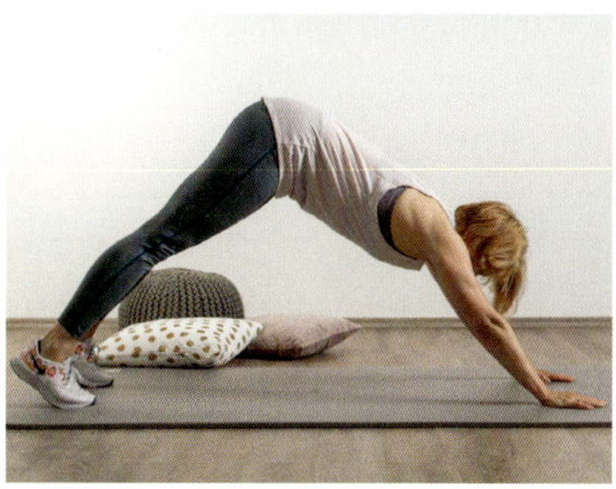

8. Rückenmobil

Ausgangsposition:
Nehmen Sie den Vierfüßlerstand ein und achten Sie bitte darauf, dass alle Gelenke übereinanderstehen. Die Schulter steht über dem Ellbogen, der über dem Handgelenk steht. Das Hüftgelenk steht über dem Kniegelenk. Die Arme nehmen Sie schulterbreit auseinander und die Beine stehen hüftbreit auseinander.

Übungsbeschreibung:
Schieben Sie einen Arm ganz tief und weit unter sich zur anderen Seite. Der ganze Oberkörper beugt und dreht sich mit. Dann ziehen Sie den Arm zurück und strecken ihn weit nach oben. Der Kopf dreht immer mit der Bewegung mit, Sie schauen Ihrer Hand einfach immer nach. Diese Bewegung wird weich, fließend und langsam ausgeführt.

Durch das langsame Bewegen würden Sie sofort spüren, wenn die Bewegung unangenehm würde.

Beginnen Sie diese Übung mit 10 Wiederholungen pro Seite und steigern Sie sich dann auf 15, dann auf 20 Wiederholungen – wie es Ihnen guttut. Wechseln Sie dann die Seite, dabei stets fließend atmen.

Übungsziele:
- *Kräftigung der Schulter-, Arm- und Rumpfmuskulatur.*
- *Erweiterung der Beweglichkeit von Schulter und Wirbelsäule.*
- *Mobilisation von Thorax/Brust- und Halswirbelsäule.*

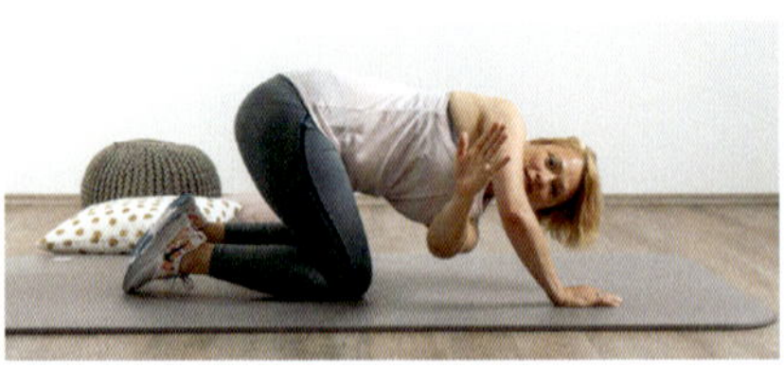

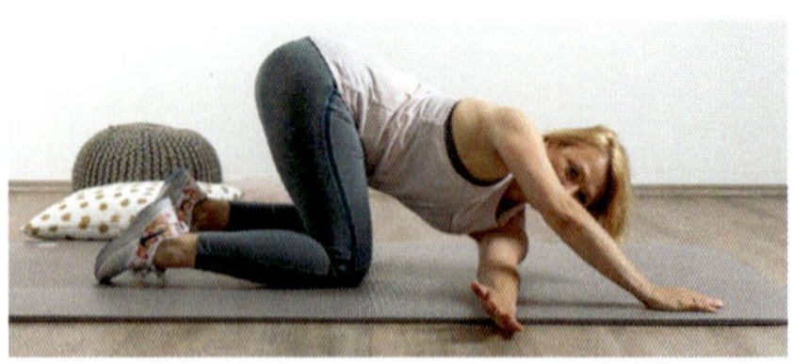

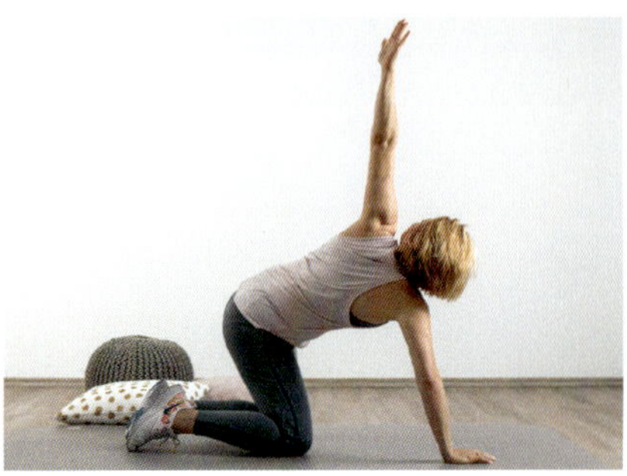

9. Hüftstabil

Ausgangsposition:
Nehmen Sie die stabile Seitlage ein. Der Ellbogen befindet sich zur besseren Unterstützung unter dem Schultergelenk. Damit Sie in der Hüfte nicht abknicken und die Stabilität verlieren, schieben Sie Ihr Becken nach vorne und aktivieren die Beckenbodenmuskeln. Winkeln Sie beide Beine nach hinten ab, beide Oberschenkel sind vom Boden abgehoben.

Übungsbeschreibung:
Strecken Sie nun beide Beine nach vorne und beugen Sie sie wieder nach hinten. Die Beine sollten bei dieser Übung komplet abgehoben bleiben.

Beginnen Sie diese Übung mit 15 Wiederholungen pro Seite und steigern Sie sich dann auf 20, dann auf 30 Wiederholungen – wie es Ihnen guttut, dabei stets fließend atmen. Wechseln Sie dann die Seite, dabei stets fließend atmen.

Übungsziele:

- *Ganzkörperstabilisation.*
- *Kräftigung der Oberschenkelvorder- und -rückseite.*

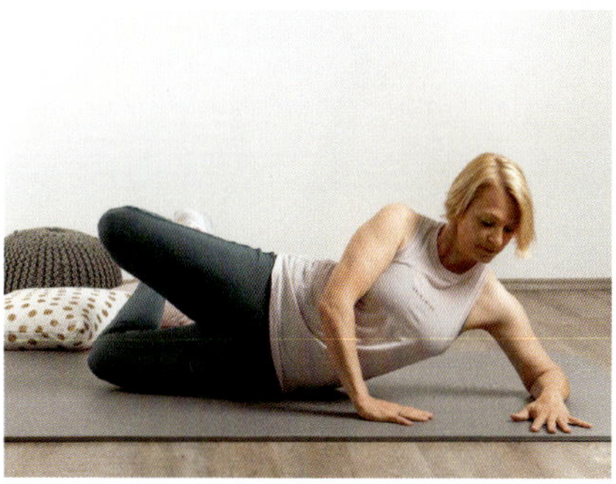

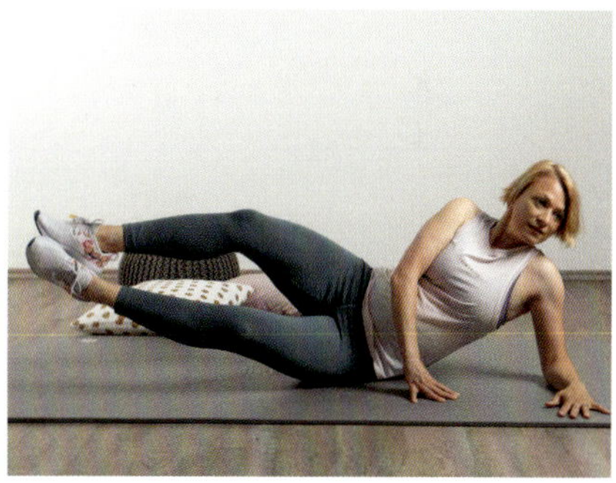

10. Seitliche Schere

Ausgangsposition:
Nehmen Sie die stabile Seitlage ein. Der Ellbogen befindet sich zur besseren Unterstützung unter dem Schultergelenk. Damit Sie in der Hüfte nicht abknicken und die Stabilität verlieren, schieben Sie Ihr Becken nach vorne und aktivieren die Beckenbodenmuskeln. Heben Sie beide Beine vom Boden ab, dazu hilft Ihnen die Kraft aus dem Beckenboden. Die Spannung geht bis in die Füße.

Übungsbeschreibung:
Heben und senken Sie den oberen Arm und das obere Bein und führen Hand und Fuß zusammen. Die Beine sollten bei dieser Übung komplett abgehoben bleiben.

Beginnen Sie diese Übung mit 15 Wiederholungen pro Seite und steigern Sie sich dann auf 20, dann auf 30 Wiederholungen – wie es Ihnen guttut. Wechseln Sie dann die Seite, dabei stets fließend atmen.

Übungsziele:
- *Kräftigung der Schulter-, Arm- und Rumpfmuskulatur*
- *Kräftigung der Ab- und Adduktoren.*

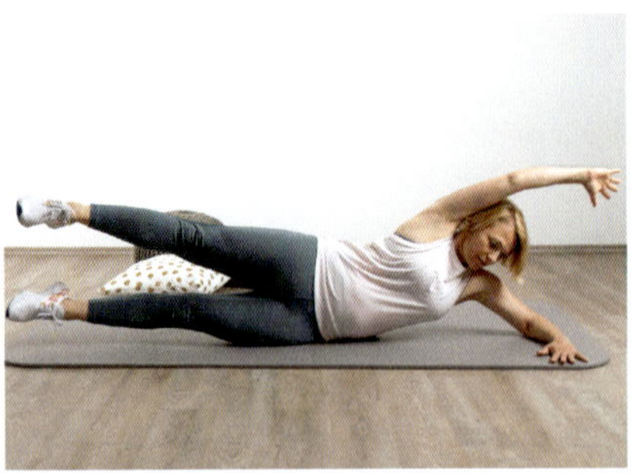

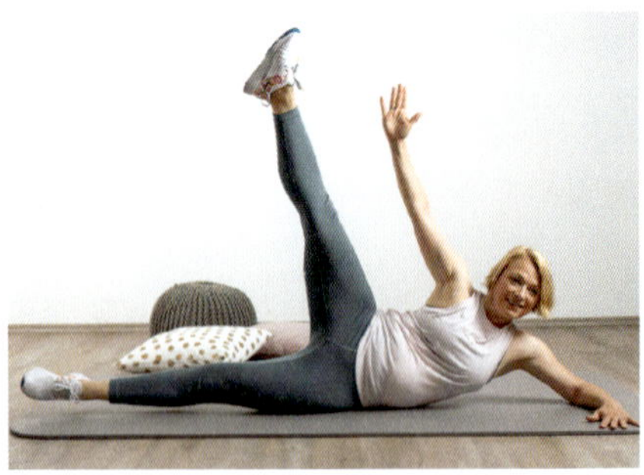

11. Adduktorlift

Ausgangsposition:
Nehmen Sie die stabile Seitlage ein. Legen Sie das oberen Bein angewinkelt und entspannt vorne auf der Unterlage ab, Hüft- und Kniegelenk sollten im rechten Winkel sein. Das untere Bein wird gestreckt und vom Boden aus der Hüfte abgehoben.

Übungsbeschreibung:
Heben und senken Sie nun das gestreckte Bein aus der Hüfte nach oben, so weit es Ihnen möglich ist. Auch der Oberschenkel ist vom Boden abgehoben.

Beginnen Sie diese Übung mit 15 Wiederholungen pro Seite und steigern Sie sich dann auf 20, dann auf 30 Wiederholungen – wie es Ihnen guttut, dabei stets fließend atmen. Wechseln Sie dann die Seite, dabei stets fließend atmen.

Übungsziel:
- *Kräftigung der Adduktoren.*

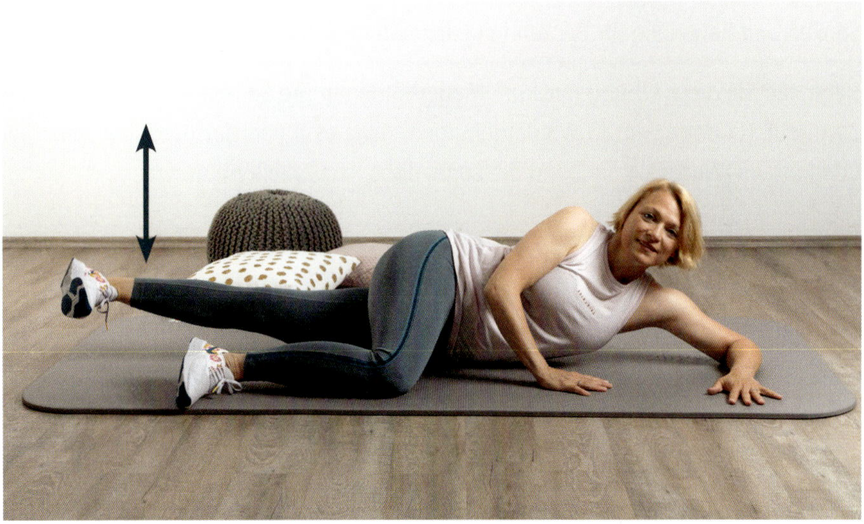

12. Beckenlift in Seitlage

Ausgangsposition:
Nehmen Sie zuerst die Seitlage mit angewinkelten Beinen ein und stützen Sie sich mit dem Unterarm ab. Heben Sie nun Ihr Becken nach oben. Aktivieren Sie dabei Ihre Beckenbodenmuskeln sanft und atmen Sie ruhig und gleichmäßig.

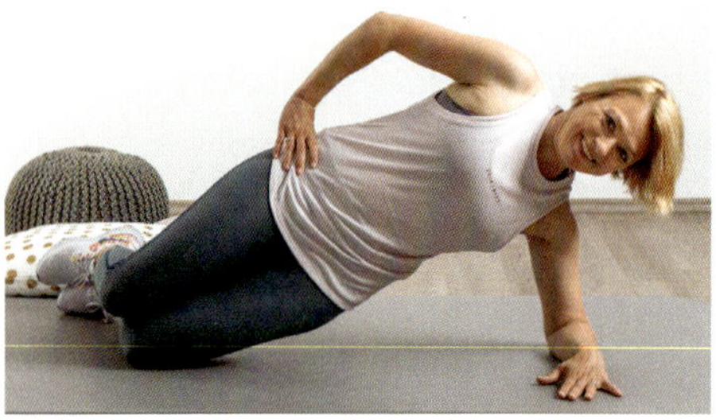

Übungsbeschreibung:
Oben angekommen, haben Sie nun mehrere Übungsvarianten:

Variante 1 – einfacher Beckenlift

Übungsbeschreibung:
Senken und heben Sie Ihr Becken in gleichmäßigem Tempo.

Beginnen Sie diese Übung mit fünf Wiederholungen pro Seite und steigern Sie sich dann auf 10, dann auf 20 Wiederholungen – wie es Ihnen guttut, dabei stets fließend atmen. Wechseln Sie dann die Seite, dabei stets fließend atmen.

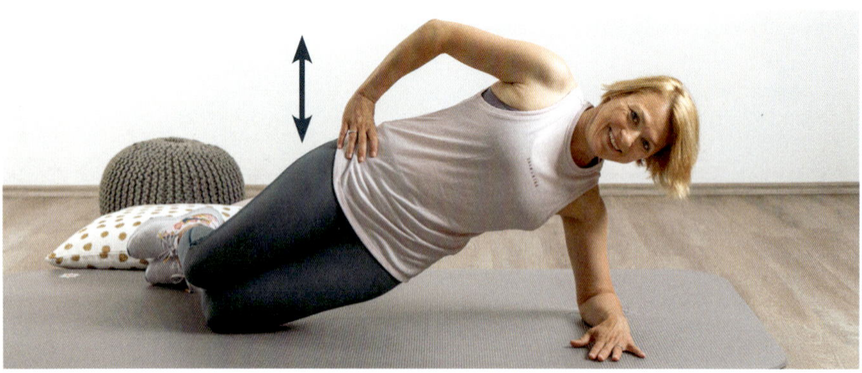

Abb. 64: Bleiben Sie während des Beckenhebens gerade – Beine und Rumpf bilden eine Linie.

Hier geht es zum Video

Variante 2 –Beckenlift mit Bein und Arm

Übungsbeschreibung:
Heben Sie das obere Bein ab und ziehen das Knie nach vorne oben. Mit dem Ellbogen des freien Arms berühren Sie dieses Knie. Anschließend strecken Sie Arm und Bein jeweils so weit wie möglich voneinander weg. Diese Bewegung findet in einer aktiven Grundspannung statt.

Beginnen Sie diese Übung mit fünf Wiederholungen pro Seite und steigern Sie sich dann auf 10, dann auf 20 Wiederholungen – wie es Ihnen guttut, dabei stets fließend atmen. Wechseln Sie dann die Seite, dabei stets fließend atmen.

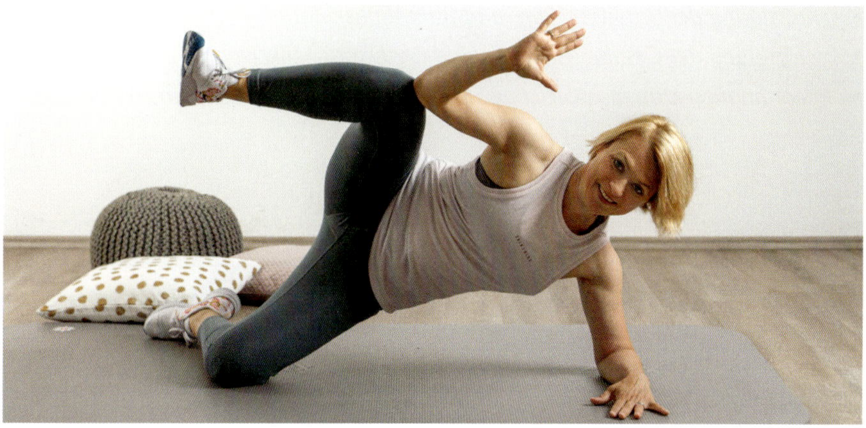

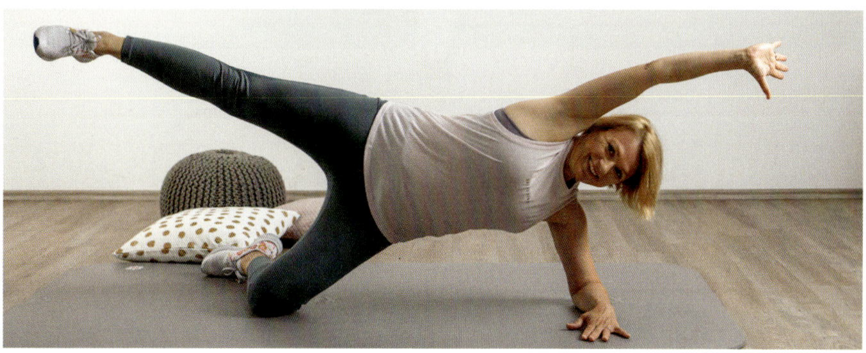

Variante 3 – Beckenlift und Rumpfbeuge

Übungsbeschreibung:
Beugen Sie sich mit dem Rumpf nach vorne unten, als möchten Sie mit dem oberen Ellbogen die Matte berühren. Das Becken bleibt stabil abgehoben.

Beginnen Sie diese Übung mit fünf Wiederholungen pro Seite und steigern Sie sich dann auf 10, dann auf 20 Wiederholungen – wie es Ihnen guttut, dabei stets fließend atmen. Wechseln Sie dann die Seite, dabei stets fließend atmen.

Übungsziele:
- *Ganzkörperstabilisation.*
- *Kräftigung der Schulter-, Arm- und Rumpfmuskulatur.*
- *Kräftigung der Gesäßmuskulatur und der Oberschenkelvorder- und -rückseite.*
- *Koordinationstraining (Gleichgewichts-, Reaktions- und Kopplungsfähigkeit).*

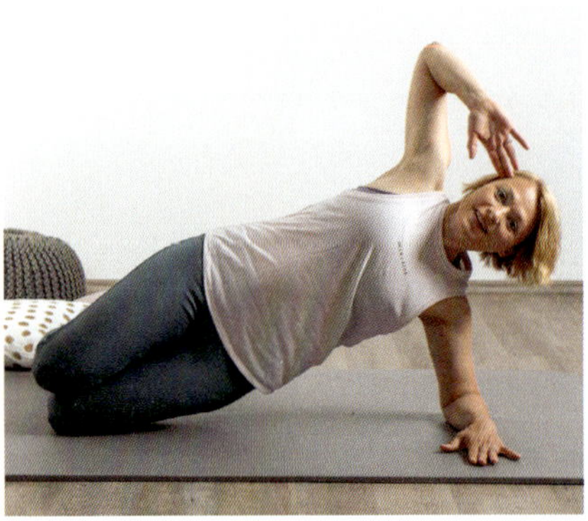

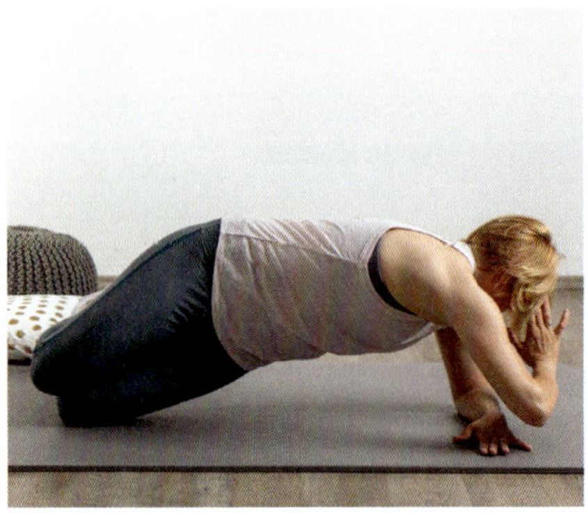

Hier geht es zum Video

13. Das Becken heben

Ausgangsposition:
Legen Sie sich zunächst entspannt auf den Rücken, beide Beine sind hüftbreit angestellt. Die Arme liegen bequem neben dem Oberkörper. Bauen Sie eine gute Grundspannung in der Beckenbodenmuskulatur auf, sodass Sie Ihren Beckenboden ohne Spannungsverlust über den ganzen Bewegungszeitraum gut halten können. Heben Sie Ihr Becken vom Boden so weit nach oben, dass Oberschenkel und Oberkörper eine Linie bilden.

Übungsbeschreibung:
Oben angekommen, senken und heben Sie Ihr Becken im Wechsel. Beginnen Sie diese Übung mit 15 Wiederholungen und steigern Sie sich dann auf 20, dann auf 30 Wiederholungen – wie es Ihnen guttut, dabei stets fließend atmen.

Beim Stehen, Gehen, Sitzen, Laufen wirkt die Schwerkraft stark auf die Beckenbodenmuskeln ein. Diese Übung ist im Gegensatz dazu eine Wohltat für den Beckenboden, entlastet und entspannt zugleich. Das Aktivieren des Beckenbodens fällt nun besonders leicht, Sie haben vielleicht fast das Gefühl, als käme Ihnen Ihr Beckenboden entgegen.

Übungsziele:

- *Kräftigung der Rumpfmuskulatur.*
- *Kräftigung der Gesäßmuskulatur und der Oberschenkelrückseite.*

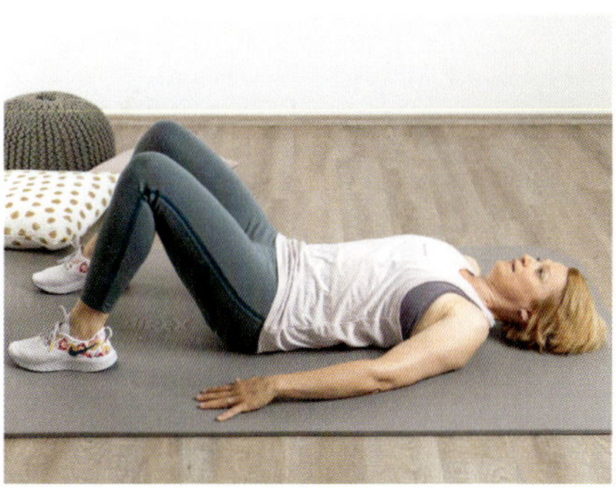

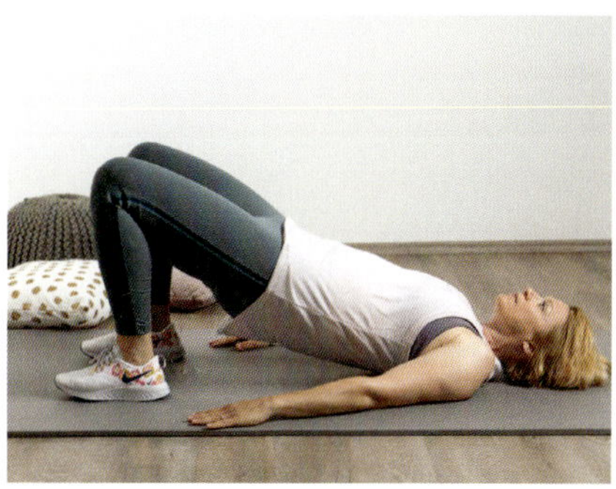

14. Becken- und Beinheben

Ausgangsposition:
Heben Sie Ihr Becken, wie in Übung 13, vom Boden ab und legen einen Fuß auf das andere Knie.

Bewegungsausführung:
Oben angekommen, senken und heben Sie Ihr Becken im Wechsel. Beginnen Sie diese Übung mit 10 Wiederholungen pro Seite und steigern Sie sich dann auf 15, dann auf 20 Wiederholungen – wie es Ihnen guttut. Wechseln Sie dann die Seite, dabei stets fließend atmen.

Übungsziele:
- *Kräftigung der Rumpfmuskulatur.*
- *Kräftigung der Gesäßmuskulatur und der Oberschenkelrückseite.*

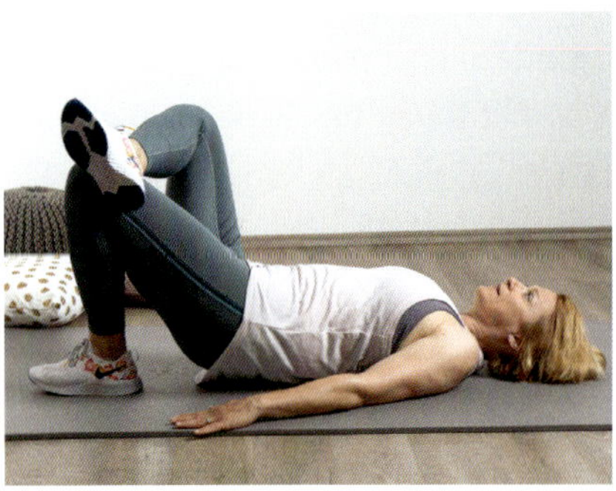

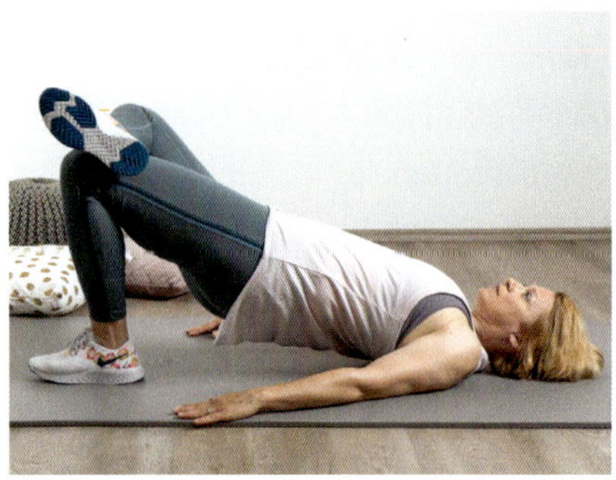

15. Zum Abschluss – seitliches Aufrollen aus der Rückenlage

Die ideale und für den Rumpf gesündeste Methode, um aus der Rückenlage ins Sitzen zu kommen, ist das seitliche Aufrollen.

Übungsbeschreibung:
Strecken Sie einen Arm nach hinten und rollen Sie sich vom Rücken auf diese Seite. Schieben Sie sich mithilfe der Hände nach oben ins Sitzen.

Im Sitzen angekommen, bleiben Sie immer noch einen Augenblick sitzen, bis sich Ihr Kreislauf stabilisiert hat.

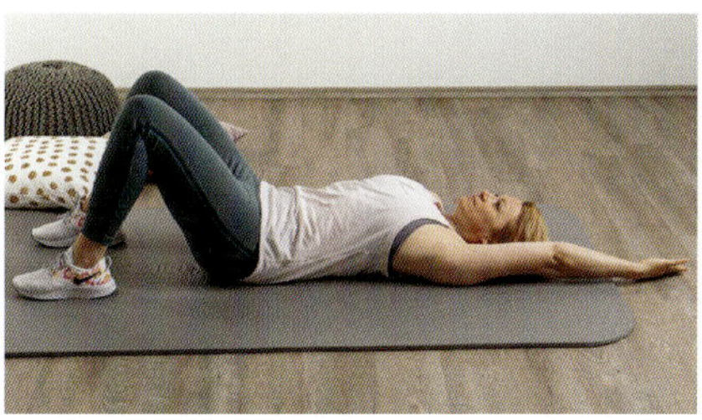

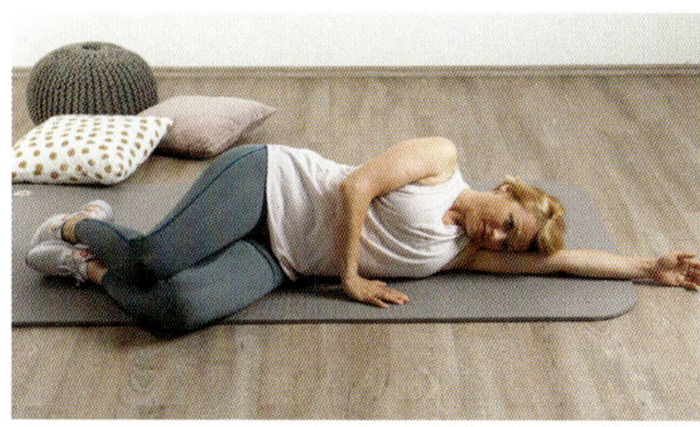

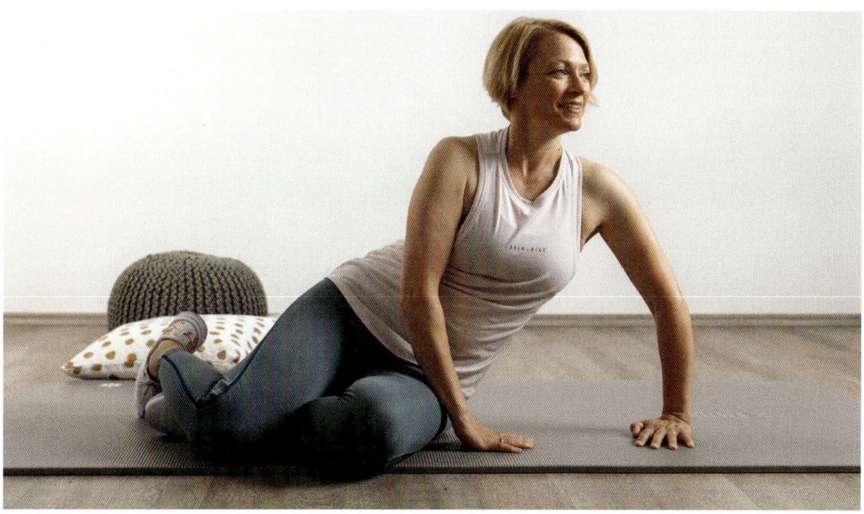

24

TIPPS FÜR ZU HAUSE

Häufig kommen die Verspannungen oder das ungute Gefühl im Rücken, wenn man unterwegs keine Übungsmöglichkeit hat, keine Matte zur Hand hat oder auch bei längerer Auto-/Bahnfahrt.

Manchmal hat man solche Tage, dass sich plötzlich eine Art Blockade oder Verkrampfung einstellt. Sei es, weil Sie sich im Schlaf verlegen haben, oder wenn Sie körperlich oder seelisch anstrengende Tage hinter sich haben.

Unruhige Gedanken oder Sorgen, die in der Nacht in Ihnen nachwirken, lassen unsere Muskeln verspannen, uns unruhig schlafen. Und am Morgen wachen Sie auf und stellen fest, dass Sie plötzlich, wie aus heiterem Himmel, Rückenschmerzen haben. Obwohl Sie sogar regelmäßig Ihre Übungen machen.

Gerade dann möchten Sie schnell Abhilfe schaffen.

Im Bett – für den unteren Rücken

Schieben Sie Ihre ausgestreckten Beine im Wechsel nach unten aus den Hüften raus. Bewegen Sie sich weich und langsam. So können Sie spüren, wie weit Sie schieben können, und was Ihnen angenehm ist. Sie können damit gut lokalisieren, wo der Schmerz herkommt und sich beweglich machen.

- Versuchen Sie, nacheinander Ihre Beine anzustellen. Wenn es nur mit einem Bein klappt, ist dies auch in Ordnung. Ziehen Sie im Wechsel Ihre Beckenschaufeln hoch. Sobald Sie Widerstände spüren, ist dies ein Zeichen, sich nur so weit zu bewegen.

Bitte arbeiten Sie nie bewusst in den Schmerz hinein! Schmerzen sind immer ein Alarmsignal des Körpers und keine Einladung, weiterzumachen.

- Richten Sie Ihr Becken auf und kippen es anschließend sanft nach hinten – wie eine sanfte Wellenbewegung.
- Schaukeln Sie sanft mit beiden Beinen hin und her, variieren Sie in Tempo und Bewegungsausmaß.
- Lassen Sie beide Beine rechts und links zur Seite sinken (beide Beine sind angebeugt) und schließen Sie die Beine wieder.
- Kombinieren Sie die Bewegung – die Beine sinken lassen – und – das Becken aufrichten und rückkippen – miteinander: Beim Absenken der Beine kippen Sie das Becken zurück, beim Aufrichten des Beckens schließen Sie oben beide Beine wieder.

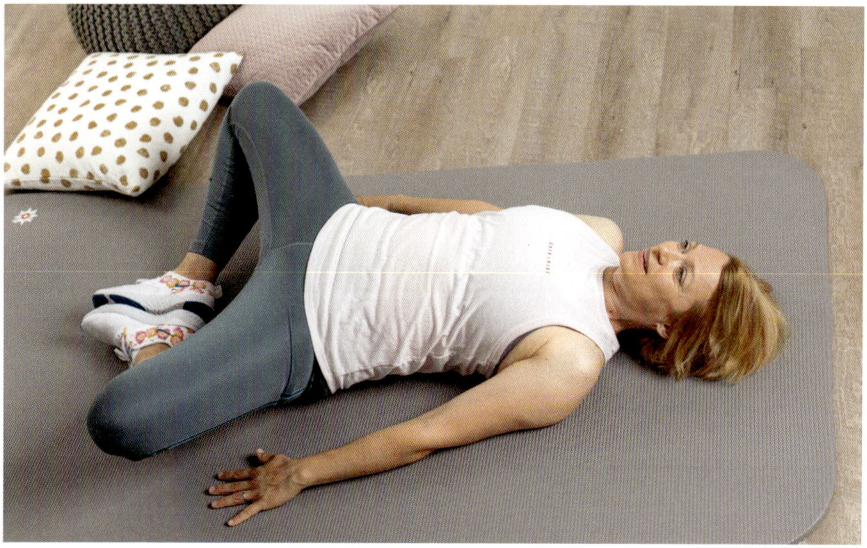

Durch diese Bewegungen im unteren Rücken, ISG und Becken können Sie zum einen austesten, wo genau Ihr Schmerz herrührt, und Sie sorgen somit für eine gute Durchblutung der Muskulatur.

Im Bett – für den oberen Rücken

Die Verspannung/Blockade im oberen Rücken kann aus verschiedenen Bereichen herrühren, z. B. aus dem Schulter-Arm-Bereich, aus der LWS, BWS, HWS, Kieferregion. Häufige Symptome sind: Schmerzen bei verschiedenen Bewegungsabläufen, z. B. den Arm heben, sich bücken, den Kopf drehen, den Rücken aufrichten, atmen.

Häufig sind die Schmerzen muskulär bedingt, die Muskeln sind nicht mehr im Gleichklang, sondern außer Balance geraten. Hier spricht man dann von einer Muskeldysbalance. Dies kann unterschiedliche Ursachen haben: einseitige Tätigkeit über einen längeren Zeitraum hinweg, Überlastung beim Sport oder bei der Arbeit, zu wenig Bewegung (Couch-Potatoe), schlechte Körperhaltung, Schonhaltung (aufgrund von Problemen in anderen Körperregionen) usw . . .

- Kreisen Sie beide Schultern im Wechsel nach hinten.
- Während Sie eine Schulter nach oben in Richtung Ohren ziehen, schieben Sie den anderen Arm aus den Schulter nach unten.
- Legen Sie beide Arme locker neben sich und heben dann beide Arme nach oben ab, um sie dann über dem Kopf hinter sich abzulegen.
- Legen Sie beide Arme locker neben sich. Versuchen Sie, beide Schulterblätter aneinander anzunähern, dann wieder lösen.
- Strecken Sie beide Arme nach hinten, strecken und räkeln Sie sich und atmen Sie dabei tief und gelassen durch.

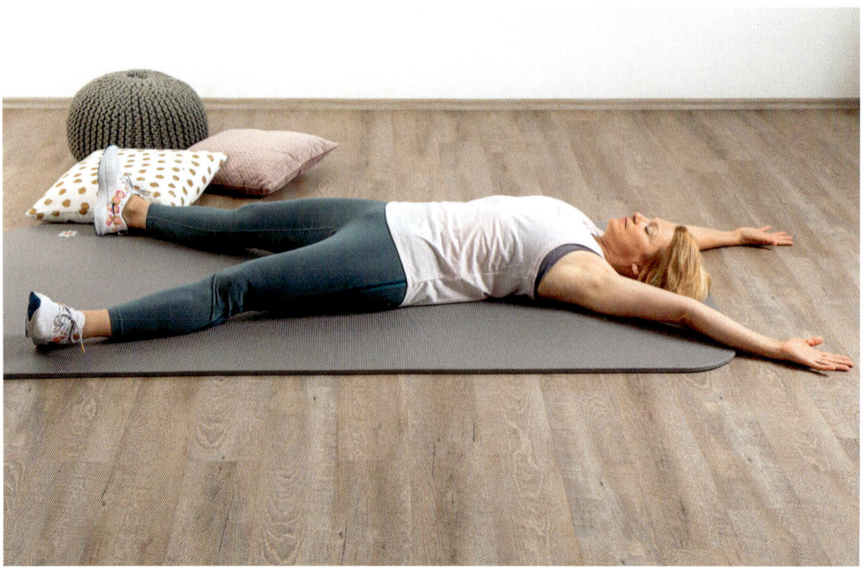

Führen Sie alle Übungen zunächst langsam und geschmeidig durch. Variieren Sie in Tempo und Bewegungsausmaß – Sie können alle Bewegungen so lange durchführen, wie sie Ihnen guttun!

Die Bewegung „ölt" die verspannte Muskulatur und hilft Ihnen, Ihre Beweglichkeit zu erhalten und zu verbessern.

NOTFALLHILFE BEI STARKEN SCHMERZEN

Wenn Sie so große Schmerzen haben, dass Sie nahezu nicht allein aufstehen können: Wichtig ist, dass Sie überhaupt aus dem Bett und in Bewegung kommen.

Versuchen Sie, sich aus dem Bett zu drehen (z. B. über die Bauchlage), oder Sie lassen sich vom Partner von hinten aufrichten. So weit wie möglich die Beine aus dem Bett strecken, damit die Füße den Boden berühren. Dann kann Sie der Partner von hinten mit einem großen Kissen aufrichten.

Sobald Sie sitzen: Atmen Sie ruhig und tief durch. Wenn Sie erst einmal in dieser Position angekommen sind, kommen Sie schnell in die Gänge. Lassen Sie sich vom Partner einreiben oder machen Sie es selbst. Eine muskelentspannende Salbe sorgt für eine gute Durchblutung und wirkt entspannend.

ANHANG

1 LITERATUR, ADRESSEN UND LINKS

Collard, Dr. P. & Weingart, K. (2016). *Das kleine Buch vom achtsamen Leben: 10 Minuten am Tag für weniger Stress und mehr Gelassenheit.* München: Heyne Verlag.

Collard, Dr. P. (2018). *Das kleine Buch vom Meditieren: 10 Minuten am Tag für mehr Entspannung, Energie und Kreativität.* München: Heyne Verlag.

Feldenkrais, M. (1996). *Bewußtheit durch Bewegung: Der aufrechte Gang.* Berlin: Suhrkamp Verlag.

Fischer, A. (2015). *Die mündige Beckenbodenpatientin.* Eigenverlag.

Gerster-Mühleck, I. & Hambrecht, K. (2010). *Rückengymnastik mit dem Overball®.* Aachen: Meyer & Meyer Verlag.

Hall, J. (2018). *Atmen: Einfache Atemübungen für ein bewussteres Leben.* Stuttgart: Trias Verlag.

Hambrecht, K. (2016). *Train hard love tight.* München: Riva Verlag.

Huss, S. & Wentzel, B. (2015). *Diaphragmen und die Zirkulation. Fasziale Aspekte und Anwendung in Osteopathie und Yoga.* Stuttgart: Thieme Verlag.

Hüter-Becker, A. & Dölken, M. (2004). *Physiotherapie in der Gynäkologie.* Stuttgart: Thieme Verlag.

Schünke, M., Schulte, E. et al. (2018). *Allgemeine Anatomie und Bewegungssystem: Lern Atlas der Anatomie.* Stuttgart: Thieme Verlag.

Staugaard-Jones, J. (2014). *Psoas-Training: Der große Lendenmuskel als Schlüssel zu körperlichem, seelischem und emotionalem Wohlbefinden.* Grünwald: Copress.

Tacke, L. & Stüwe, M. (2013). *Wochenbett- und Rückbildungsgymnastik.* Stuttgart: Hippokrates Verlag.

Tanzberger, R., Baumgartner, U. et al. (2019). *Der Beckenboden – Funktion, Anpassung und Therapie: Das Tanzberger-Konzept®.* Amsterdam: Elsevier.

Verstegen, M. (2014). *Core Performance für Frauen.* München: Riva Verlag.

LINKS

https://www.ag-ggup.de/therapeutenliste/ – Urogynakologisch ausgebildete Physiotherapeuten

https://www.urologenportal.de/patienten/patienteninfo/patientenratgeber/vorzeitiger-samenerguss-ejaculatio-praecox.html

https://www.agr-ev.de/de/tag-der-rueckengesundheit

https://www.bk-waldenburg.de/no_cache/fortbildungsinstitut/lehrangebot/uebersicht/ - Weiterbildungen für Therapeuten

www.stb.de – Schwäbischer Turnerbund – Weiterbildung für und zur Übungsleiterin

https://www.badischer-turner-bund.de/startseite – Badischer Turnerbund – Weiterbildung für und zur Übungsleiterin

https://www.vhs-bw.de/fortbildung/kurse – Fortbildungen für Trainerinnen und Übungsleiterinnen

https://die-friedliche-geburt.de/ – Spannende und interessante Podcasts und positive Geburtsvorbereitung

BECKENBODENTRAINING MIT BIOFEEDBACK

https://de.perifit.co/

https://www.fizimed.com/de/beckenbodentrainer-emy/

https://www.elvie.com/de-de/shop/elvie-trainer

https://innocept.de/

KONSERVATIVE BECKENBODENTHERAPIE MIT DEM (WÜRFEL-)PESSAR:

https://www.buettner-frank.de/wuerfel-pessar-frank-aus-silikon/

https://dr-arabin.de/

https://restifem.com/

http://contam.info/

MEHR ÜBER MICH

www.beckenbalance.de

https://www.facebook.com/katjahambrecht

https://www.instagram.com/katja_hambrecht/

https://www.youtube.com/channel/UCuo0Vgaz_wA1ZAu87v5IVfA

2 DIE AUTORIN

Katja Hambrecht

Ich bin staatlich anerkannte Sport- und Gymnastiklehrerin und Sporttherapeutin mit über 20 Jahren Berufserfahrung. Ich bin vielseitig und neugierig und strecke gerne meine Fühler nach neuen, für mich interessanten Dingen aus. So habe ich mich als Trainerin und Systemischer Coach ausbilden lassen und bin in mehreren Themen beruflich unterwegs.

Als Purser fliege ich für eine große Airline um die Welt, als Dozentin unterrichte ich die Fächer Bewegungserziehung und Psychomotorik an der Bernd-Blindow-Schule in Heilbronn. Ich plane und leite Gesundheitskurse und Fortbildungen für den Schwäbischen und Badischen Turnerbund. Als Beckenbodentrainerin unterstütze ich Frauen in Einzeltherapie bei Beschwerden rund um Beckenboden und Urogenitaltrakt. Ich bin auch online unterwegs und habe passend zu meinen Büchern Online-(Beckenboden-)Kurse, Webinare und kostenlose Info-Downloads erstellt.

Mehr über mich unter www.katjahambrecht.de

Instagram: katja_hambrecht

Facebook: Katja Hambrecht

Hier geht es zum Warm-up-Video als Bonusmaterial.

Hier geht es zum Video

3 BILDNACHWEIS

Covermotiv:	Barbara Wagner, https://barbara-wagner-fotografie.de/
Covergestaltung:	Katerina Georgieva
Fotos Innenteil:	Barbara Wagner, https://barbara-wagner-fotografie.de/
Adobe Stock:	15, 16, 20, 26, 33, 34, 37, 38, 39, 43, 53, 55, 62, 89, 109, 119, 133, 136, 175, 179, 224
Anatomische Abbildungen:	Sigrid Drechsler
Innenlayout:	Katerina Georgieva
Satz:	www.satzstudio-hilger.de
Lektorat:	Dr. Irmgard Jaeger

Abonnieren Sie unseren kostenlosen Newsletter unter **www.dersportverlag.de**

SO BLEIBEN SIE IN FORM

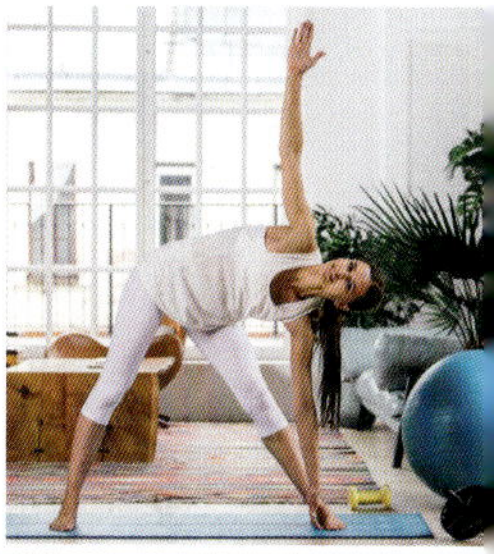

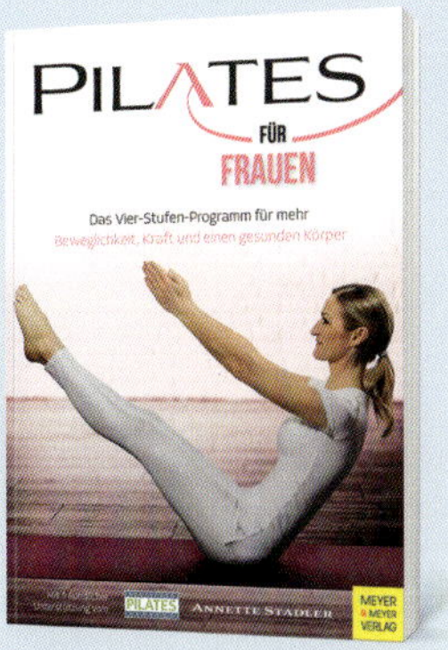

ISBN 978-3-8403-7801-0
€ [D] 32,00/[A] 32,90

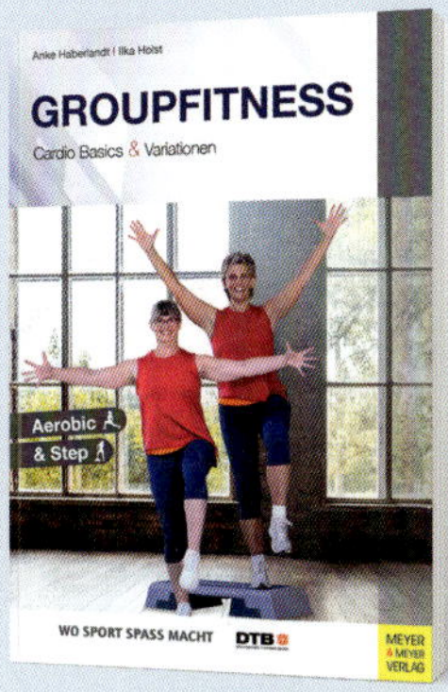

ISBN 978-3-8403-7583-5
ca. € [D] 26,00/[A] 26,80

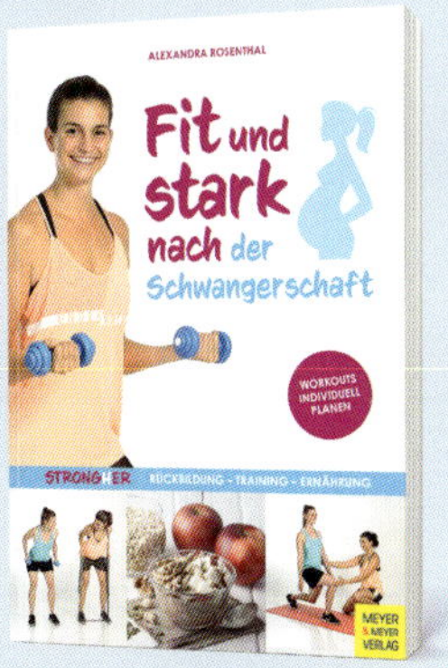

ISBN 978-3-8403-7731-0
€ [D] 20,00/[A] 20,60

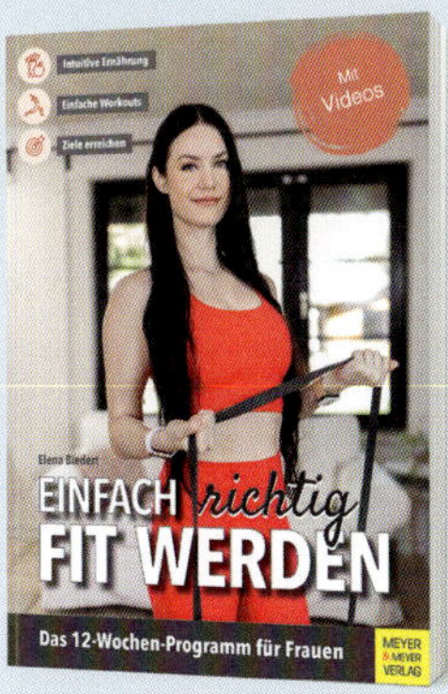

ISBN 978-3-8403-7773-0
€ [D] 22,00/[A] 22,70

Preisänderungen vorbehalten und Preisangaben ohne Gewähr! Bild oben rechts © AdobeStock

MEYER & MEYER Verlag
Von-Coels-Str. 390
52080 Aachen

Telefon	02 41 - 9 58 10 - 25
Fax	02 41 - 9 58 10 - 10
E-Mail	vertrieb@m-m-sports.com
Website	www.dersportverlag.de

MEYER & MEYER VERLAG